养生学

杨玉辉 ⊙ 编著

养生学基于中国传统养生理论与方法，致力于身心和生活调养，是一门关于提升生活水平，使人更加健康、快乐、幸福的学问。

下册

中医古籍出版社

目 录 下

第三篇　各　论

第十六章　饮食调养

第一节　饮食调养及其重要意义 / 378
　一、何谓饮食调养 / 378
　二、饮食调养的重要意义 / 379
第二节　从中西饮食的差异看中华饮食的养生价值 / 383
　一、食物来源：天然为主与加工为主 / 384
　二、食物品种：多样与单一 / 384
　三、食物加工：讲究烹饪口味与讲究成分营养 / 385
　四、食物搭配：营养保证、性味平衡与营养提供、成分平衡 / 386
　五、食物功效：注重整体补养、功能调理与注重成分补给、营养纠偏 / 387
　六、食物汤水：原料制作与成分配制 / 388
第三节　饮食调养应坚持的基本原则和方法 / 389
　一、谨和五味 / 389
　二、食饮有节 / 390
　三、以食为补 / 391
　四、讲究宜忌 / 392
第四节　饮食调养应注意的几个问题 / 394
　一、根据需要进食，并保持心情舒畅 / 394
　二、少食多餐，饥饱适当 / 395
　三、注重饮食程序和方法 / 396

四、细嚼慢咽，滋味清淡 / 397

　　五、避免饱食即睡 / 397

　　六、食后适当运动 / 398

第五节　常用食物性味功效及营养成分 / 400

　　一、谷物及豆类 / 400

　　二、蔬菜 / 401

　　三、水果 / 404

　　四、干果 / 405

　　五、肉类 / 406

　　六、蛋奶油 / 407

　　七、料物 / 408

第六节　饮食调养方举例 / 409

第十七章　药物调养

第一节　药物调养及其重要意义 / 416

　　一、何谓药物调养 / 416

　　二、药物调养的重要意义 / 417

第二节　药物的性味功效 / 419

　　一、药物的四气 / 419

　　二、药物的五味 / 419

　　三、药物的归经 / 420

　　四、药物的功效 / 421

第三节　从中西药物的差异看中华药物的养生价值 / 421

　　一、药物来源：自然产物与人工产物 / 421

　　二、药物构成：复杂多样与简单单一 / 422

　　三、使用方式：口服、口服与外用、外用、注射、静脉输注 / 423

　　四、作用机制：功能调理、扶正祛邪与结构修补、消除病原 / 424

　　五、作用效果：缓慢平和与迅速强烈 / 425

第四节　药物调养的基本原则与方法 / 425

　　一、平衡阴阳 / 426

　　二、扶正以祛邪 / 427

　　三、虚弱者补养之 / 427

　　四、邪实者祛除之 / 428

五、不顺者通调之 / 428
第五节　运用药物调养应注意的几个问题 / 429
　　一、以养为主、以治为辅 / 429
　　二、熟悉药性、对证用药 / 429
　　三、按需用药、谨慎用药 / 430
　　四、调理为本、补疏结合 / 430
　　五、平稳用药、不过不偏 / 430
　　六、循序渐进、心安不躁 / 431
第六节　常用调养药物 / 432
　　一、健脾消食药 / 432
　　二、补气药 / 433
　　三、理气药 / 434
　　四、养血药 / 434
　　五、活血调经药 / 435
　　六、滋阴药 / 436
　　七、温里药 / 437
　　八、壮阳药 / 438
　　九、解表药 / 439
　　十、清热药 / 440
　　十一、安神药 / 441
第七节　药物调养方举例 / 442
　　一、调养单方 / 442
　　二、调养复方 / 444

第十八章　精神情志调养

第一节　精神情志调养的意义和作用 / 452
　　一、何谓精神情志调养？/ 452
　　二、精神情志调养在养生中的首要地位 / 453
　　三、精神情志调养在养生中的基本作用 / 455
　　四、精神情志调养作用的机制及局限性 / 459
第二节　精神情志调养的基本原则 / 460
　　一、虚静无为 / 460
　　二、自由超然 / 463

三、通和为本 /465
四、自然纯真 /466
五、顺物合道 /467
六、自我认同 /468
七、身心和合 /469
八、慈爱和善 /470
九、信守正念 /471
十、雅趣悦心 /472

第三节　精神情志调养的方法 /473
一、虚静守神法 /473
二、愉悦身心法 /478
三、超越功利法 /481
四、舒情畅神法 /485
五、移情除烦法 /486
六、信仰安神法 /488
七、学习充实法 /492
八、思辨明理法 /493
九、交通心神法 /496
十、关爱暖心法 /500
十一、平和怡神法 /501
十二、内炼健神法 /504
十三、雅趣调神法 /504

第十九章　居处调养

第一节　居处调养的定义及其重要作用 /506
一、居处调养的定义 /506
二、居处调养的重要作用 /506

第二节　居处环境的选择和创造 /507
一、外部自然环境的选择与创造 /507
二、内部居住环境的创造 /508

第三节　起居有常 /510
一、起居有常的养生原理 /510
二、起居有常的基本方面 /512

第四节 劳逸有度 / 518

第二十章 四季调养

第一节 四季调养概述 / 521
　一、何谓四季调养 / 521
　二、四季调养的重要意义 / 521
　三、四季调养的原则与方法 / 522

第二节 春季调养 / 523
　一、春季的日常调养 / 523
　二、春季的运动调养 / 526

第三节 夏季调养 / 528
　一、夏季的日常调养 / 528
　二、夏季的运动调养 / 530

第四节 秋季调养 / 532
　一、秋季的日常调养 / 532
　二、秋季的运动调养 / 534

第五节 冬季调养 / 535
　一、冬季的日常调养 / 535
　二、冬季的运动调养 / 538

第二十一章 睡眠调养

第一节 睡眠及其生理功能 / 540
　一、睡眠的机理 / 540
　二、睡眠的生理功能 / 542
　三、影响睡眠的因素 / 544

第二节 睡眠调养及其重要作用 / 546
　一、睡眠调养的概念 / 546
　二、睡眠调养的重要作用 / 546

第三节 睡眠调养的基本原则 / 547

第四节 睡眠调养的方法 / 549
　一、创造安眠的良好环境和条件 / 549
　二、选择正确适宜的睡眠姿态 / 552
　三、注意睡眠的禁忌 / 554

四、提高睡眠质量的方法 / 555

第二十二章 运动调养

第一节 运动调养及其养生作用 / 557
　　一、何谓运动调养 / 557
　　二、运动调养的养生作用 / 558
第二节 动静有度——运动调养的基本原则 / 559
第三节 常用运动调养 / 561
　　一、散步 / 561
　　二、肢体健身运动 / 563
　　三、田径运动 / 563
　　四、球类运动 / 564
　　五、游泳 / 565

第二十三章 按摩调养

第一节 按摩调养及其养生作用 / 567
　　一、何谓按摩调养 / 567
　　二、按摩调养的作用 / 568
第二节 养生按摩的基本手法及其特点 / 570
　　一、养生按摩的基本手法 / 570
　　二、运用养生按摩手法的基本要求 / 573
第三节 养生按摩的常用方法 / 574
　　一、器官部位健身按摩法 / 574
　　二、穴位健身按摩法 / 577
　　三、头面健脑按摩法 / 578
第四节 足浴 / 580
　　一、什么是足浴 / 580
　　二、足浴的作用 / 580
　　三、足浴的运用 / 582

第二十四章 针灸调养

第一节 针灸调养及其养生作用 / 583
　　一、什么是针灸调养 / 583

二、针灸调养的养生作用 / 584

第二节　针灸调养常用方法 / 585
  一、针法 / 585
  二、灸法 / 586
  三、拔罐法 / 587

第三节　针灸调养的运用 / 588
  一、身体保健 / 588
  二、身体调理 / 589
  三、疾病调养 / 589
  四、减肥健美 / 590

第二十五章　导引调养

第一节　导引概述 / 592
  一、什么是导引？ / 592
  二、导引的主要类型 / 593
  三、导引的特点 / 594
  四、导引锻炼的注意事项 / 594

第二节　五禽戏 / 595
  一、何谓五禽戏？ / 595
  二、五禽戏功法 / 596

第三节　八段锦 / 598
  一、何谓八段锦？ / 598
  二、八段锦功法 / 599
  三、十二段锦功法 / 601

第四节　易筋经 / 603
  一、何谓易筋经？ / 603
  二、易筋经功法 / 604

第五节　太极拳 / 610
  一、什么是太极拳？ / 610
  二、太极拳的养生原理 / 611
  三、太极拳的特点 / 612
  四、太极拳的功法要领 / 614

第六节　瑜伽 / 617
　　一、瑜伽及其养生作用 / 617
　　二、瑜伽的类型 / 618
　　三、瑜伽的修炼方法 / 619

第二十六章　房中调养

第一节　房中调养概述 / 621
　　一、房中调养的概念 / 621
　　二、房中调养的历史发展 / 622
　　三、房中调养的意义 / 626

第二节　房中调养的基本原则 / 629
　　一、男女和合，自然必须 / 629
　　二、宝精守元，欲不可纵 / 630
　　三、身心和合，气调情悦 / 631
　　四、尊道而行，交合有节 / 634
　　五、运用八益，避免七损 / 636
　　六、调性为主，诸法为辅 / 638

第三节　房中调养的基本方法 / 639
　　一、交合知机 / 639
　　二、姿态适宜 / 641
　　三、节宣合度 / 643
　　四、讲究技法 / 644

第四节　房中调养的辅助方法 / 647
　　一、药物调养 / 647
　　二、房中按摩 / 648
　　三、房中导引 / 651

第二十七章　内炼调养

第一节　内炼及其基本类型 / 653
　　一、什么是内炼 / 653
　　二、内炼的基本类型 / 654

第二节　内炼的原理及对养生的作用 / 657
　　一、内炼的原理 / 657

目 录

　　二、内炼的特点 / 664
　　三、内炼的养生作用 / 665
　第三节　内炼三要素 / 668
　　一、调意 / 668
　　二、调息 / 670
　　三、调身 / 672
　第四节　内炼应遵循的基本原则 / 673
　　一、明确原理，掌握方法 / 673
　　二、意气相依，科学用意 / 674
　　三、体松心静，任其自然 / 675
　　四、顺其自然，循序渐进 / 676
　　五、防微杜渐，避免偏差 / 677
　第五节　几种常用内炼养生功法 / 678
　　一、真气运行法 / 678
　　二、六字诀养气功 / 681
　　三、因是子静坐法 / 683
　　四、禅定修习法 / 685
　　五、辟谷养生法 / 688

第二十八章　内丹调养

　第一节　内丹修炼及其三要素 / 691
　　一、内丹的概念 / 691
　　二、内丹修炼三要素 / 693
　第二节　内丹修炼的基本程序 / 695
　　一、炼己筑基 / 697
　　二、炼精化气 / 700
　　三、炼气化神 / 703
　　四、炼神还虚 / 705

第二十九章　雅趣调养

　第一节　雅趣调养概述 / 709
　　一、什么是雅趣调养 / 709
　　二、雅趣调养的基本类型 / 710

三、雅趣调养的养生作用 / 712

第二节　音乐歌舞 / 714
　　一、音乐歌舞的概念 / 714
　　二、音乐歌舞的养生作用 / 715
　　三、作为养生的音乐歌舞的欣赏与参与 / 717

第三节　戏剧影视 / 718
　　一、戏剧影视的概念 / 718
　　二、戏剧影视的养生作用 / 718
　　三、作为养生的戏剧影视欣赏 / 719

第四节　书法绘画 / 720
　　一、书法绘画的概念 / 720
　　二、书法绘画的养生作用 / 721
　　三、作为养生的书法绘画的创作与欣赏 / 722

第五节　阅读、写作与演讲、讨论 / 722
　　一、阅读、写作与演讲、讨论的概念 / 722
　　二、阅读、写作与演讲、讨论的养生作用 / 724
　　三、作为养生的阅读、写作与演讲、讨论的开展 / 724

第六节　社交聚会 / 726
　　一、社交聚会的概念 / 726
　　二、社交聚会的养生作用 / 726
　　三、作为养生的社交聚会的进行 / 727

第七节　棋牌 / 727
　　一、棋牌的概念 / 727
　　二、棋牌的养生作用 / 728
　　三、作为养生的棋牌活动的开展 / 729

第八节　体育观赏 / 730
　　一、体育观赏的概念 / 730
　　二、体育观赏的养生作用 / 731
　　三、作为养生的体育观赏的开展 / 732

第九节　旅游观光 / 732
　　一、旅游观光的概念 / 732
　　二、旅游观光的养生作用 / 734

三、作为养生的旅游观光活动的开展 / 734

第十节　游戏 / 735
  一、游戏的概念 / 735
  二、游戏的养生作用 / 735
  三、作为养生的游戏活动的开展 / 736

第十一节　宠物饲养 / 736
  一、宠物饲养的概念 / 736
  二、宠物饲养的养生作用 / 737
  三、作为养生的宠物饲养的进行 / 738

第十二节　花草种植 / 738
  一、花草种植的概念 / 738
  二、花草种植的养生作用 / 738
  三、作为养生的花草种植的进行 / 739

第十三节　垂钓 / 740
  一、垂钓的概念 / 740
  二、垂钓的养生作用 / 740
  三、作为养生的垂钓活动的开展 / 741

第十四节　茶道 / 741
  一、茶道的概念 / 741
  二、茶道的养生作用 / 742
  三、作为养生的茶道品味 / 744

第十五节　酒道 / 744
  一、酒道的概念 / 744
  二、酒道的养生作用 / 745
  三、作为养生的酒道品味 / 745

第十六节　烟道 / 747
  一、烟道的概念 / 747
  二、烟道的养生作用 / 748
  三、作为养生的烟道品味 / 749

第十七节　香道 / 749
  一、香道的概念 / 749
  二、香道的养生作用 / 751

三、作为养生的香道运用 / 753

第十八节 收藏 / 755
    一、收藏的概念 / 755
    二、收藏的养生作用 / 755
    三、作为养生的收藏活动的进行 / 756

第十九节 摄影 / 756
    一、摄影的概念 / 756
    二、摄影的养生作用 / 756
    三、作为养生的摄影的进行 / 757

第三十章 疾病调养

第一节 疾病调养的概念 / 758
    一、什么是疾病调养？ / 758
    二、疾病调养与疾病治疗的区别 / 759

第二节 疾病调养的意义作用与利好 / 761
    一、疾病调养的意义与作用 / 761
    二、从养病与治病的比较看养病的利好 / 762

第三节 疾病调养的原则 / 765
    一、诸法并用，综合调理 / 765
    二、养心为首，心身并养 / 765
    三、以养为主，以治为辅 / 766
    四、扶正为主，祛邪为辅 / 767
    五、整体调养，生活和调 / 768
    六、方法平稳，不过不偏 / 769
    七、顺其自然，循序渐进 / 770

第四节 疾病调养的方法 / 771
    一、精神心理调养 / 771
    二、起居调养 / 775
    三、饮食调养 / 776
    四、药物调养 / 778
    五、运动调养 / 780
    六、雅趣调养 / 781

七、内炼调养 / 782
　第五节　疾病调养中值得注意的几个问题 / 783
　　一、克服养病和治病的科学迷信 / 783
　　二、养病与治疗结合 / 784
　　三、传统养生与现代保健结合 / 785
　　四、根据个体特性进行调养 / 786
　　五、根据疾病特性进行调养 / 786

主要参考文献
　传统文献：/ 788
　今人著述：/ 790

附录：

建立独立养学学科，发展全新调养产业
　一、导言：解决人民健康和幸福生活追求问题不仅需要医更需要养 / 796
　二、当代社会的养：养生养老养病 / 799
　三、养学学科及其学科内容 / 800
　四、基于养学学科的调养产业内容 / 806
　五、养学学科对调养产业的学术文化教育支撑作用 / 809
　六、养学学科与调养产业建立发展的重大意义和价值 / 811
　七、推动养学学科和调养产业建立发展应采取的措施 / 813

后　记 / 1

第三篇

各 论

第十六章 饮食调养

按照养生学的认识,饮食是后天之本,是人体各种营养的主要来源,正常饮食是构成人体形质和维持人体生命活力的气、血、精、津等要素的基础。同时,饮食不当,营养缺乏和失调,会对人体的各个方面产生一系列的负面影响,而且它也是导致各种疾病的重要原因。历代养生家在养生保健的实践过程中,对饮食与养生防病的关系进行了许多探讨,并提出了不少具有实际意义的饮食调养方法,并成为养生学的重要内容,本章就对饮食调养的内容作一个系统的讨论。

第一节 饮食调养及其重要意义

一、何谓饮食调养

饮食调养,简称食养,就是根据食物和个人的情况,适当地安排饮食活动,控制食用的品种、品质、数量、节律等,以增进人体的健康。饮食调养主要是围绕人的饮食活动及食物的选择、加工、烹饪和摄入所开展的调养活动,其内容包括多个方面:首先是整体的饮食活动,包括饮食的整体安排,食前准备、进食过程、食后活动等各个环节的安排;其次是饮食的品种确定、品质的保障及适当的加工烹饪方式,以确保各种营养的提供,防止不当食物对人体的伤害;第三是进食的数量控制,保证食物量的适当,既无不足又无过量;最后是进食的节律把握,确定合适的进食时间及其间隔。

现代科学对饮食的关注主要是从营养学的角度重视食物的营养

成分，而养生学则不仅关注营养的提供，而且全面关注饮食的各个方面，尤其是饮食活动对人体生命活动的整体影响，强调饮食对人体结构与功能的重要调养作用。

二、饮食调养的重要意义

饮食是人体后天精气之来源，对人体的健康有至关重要的影响。《黄帝内经》指出："阴之所生，本在五味，阴之五宫，伤在五味。……谨和五味，……长有天命。"[1] 正常饮食为机体提供生长发育和维持生命活动所必需的物质，保障机体的健康和活力。饮食失宜，不仅机体会因营养失调影响正常生命活动，而且会导致机体正气降低，易遭外来邪气侵犯而发病。《养性延命录》强调："始而胎气充实，生而乳食有馀，长而滋味不足，壮而声色有节者，强而寿；始而胎气虚耗，生而乳食不足，长而滋味有馀，壮而声色自放者，弱而夭。"[2] 但饮食不当则会对人体的健康带来负面影响，正如《养性延命录》所强调的："百病横夭，多由饮食。饮食之患，过于声色。声色可绝之逾年，饮食不可废之一日。为益亦多，为患亦切，多则切伤，少则增益。"[3] 说明饮食的调养是养生不可缺少的一环。饮食调养的意义可以从以下四个方面体现出来：

（一）饮食是后天之本

"人受气于谷，谷入于胃，以传与肺，五脏六腑，皆以受气。"[4] 饮食水谷进入人体之后，经过脾胃的运化，吸收其中精微物质，再经脏腑的气化作用而同化成为气、血、精、津。气、血、精、津是

---

[1] 素问：生气通天论篇 [M]// 缩印浙江书局汇刻本．二十二子．上海：上海古籍出版社，1986：879.
[2] 养性延命录：教诫篇第一 [M]// 道藏：第 18 册．北京：文物出版社，1988：476.
[3] 养性延命录：教诫篇第一 [M]// 道藏：第 18 册．北京：文物出版社，1988：477.
[4] 灵枢：营卫生会 [M]// 缩印浙江书局汇刻本．二十二子．上海：上海古籍出版社，1986：1011.

构成人体、维持生命活动的基本因素。人体出生以后,自少至壮,形体的逐渐发育成人,有赖饮食水谷所化生的气、血、精、津的不断长养充实。在消化吸收功能正常的前提下,形体的壮硕强健与瘦削羸弱,决定了饮食营养是否充足均衡。另一方面,气、血、精、津作为生命的基本因素,不仅充实长养躯体形骸,而且是人体生命活动的物质基础和动力来源。人体内部脏腑气血的功能活动、四肢躯体的运动动作,以至情志思维等精神活动,无不依靠气、血、精、津作为物质基础。《灵枢·平人绝谷》有"平人不饮食七日而死者,水谷精气津液皆尽故也"[1]之说,说明饮食精微又是人体正常生理活动的维持者,生命活力的强弱盛衰在很大程度上受其影响和制约。《寿亲养老新书》说:"主身者神,养神者精,益精者气,资气者食。食者,生民之天,活人之本也。故饮食进则谷气充,谷气充则气血盛,气血盛则筋力强。"[2]说明饮食水谷是人体生命活动的根本源泉和动力。由水谷精微化生的精气,不仅是人体各种功能活动的动力源泉,而且还能增强人体抗御外部致病因素的能力,提升人体适应自然环境和抗邪防病的能力。从生理角度来说,饮食水谷是人身立命之本,它提供人体生命活动所必需的基本物质,维持正常生理功能,保障人体健康。古人认为"人以水谷为本""人绝水谷则死",正是对饮食营养在人体生命活动中的重要作用的强调。

从当代科学来说,饮食是人体所需要的各种营养素的最重要来源,人体正是通过饮食物的摄入,并通过消化吸收获得包括水、蛋白质、葡萄糖、脂肪、维生素、微量元素等各种营养成分,以维持人体的生命活动的进行。如果人的饮食摄入、消化、吸收出现障碍,人体所需要的营养不能提供,人体的生命活动就要受到影响,甚至

---

[1] 灵枢:平人绝谷 [M]// 缩印浙江书局汇刻本.二十二子.上海:上海古籍出版社,1986:1017.
[2] 陈直原.寿亲养老新书 [M].邹铉增,续.张成博,等,点校.天津:天津科学技术出版社,2003:1.

第十六章 饮食调养

威胁到人体的生命存在。所以,要保持健康,预防疾病,必须重视饮食营养,把它作为保健防病的重要内容和措施。这也就是养生饮食调养所关注的内容。

(二)饮食是致病之源

正常饮食能够保障和促进健康,但饮食失宜又可能引致疾病,危害健康,饮食与人体健康的关系,正如张仲景所说的"水之能载舟,亦能覆舟"。关于饮食失宜对人体的不良影响和致病情况,主要有以下几种情况:

1. 营养不良,影响健康

饮食水谷中的精微物质,即营养成分,是化生气、血、精、津以长养形体,维持生命活力的物质基础,如果摄入的水谷精微不能满足生长发育和能量消耗的需要,就会导致气、血、精、津亏虚,形体衰弱,生命活力低下,健康受损而出现疾病。营养不良可分为两种情况:一种表现为摄入的营养成分绝对量的不足,如过去因贫困产生的普遍的营养不良症就属这种情况;另一种则表现为营养成分的相对缺乏,比如由于偏食导致的某些成分的不足等。不论是摄入的饮食精微在量方面的不足,还是质方面的缺乏,都可能引起人体各种组织器官结构和功能的缺陷和不足,从而影响健康,导致疾病。这也是饮食致病的常见情况。

2. 五味偏嗜,脏气失调

饮食五味是脏腑精气的来源,但五味偏嗜也能引起脏腑气机的盛衰偏颇,失去正常的平衡协调而致病。《吕氏春秋》谓:"大甘、大酸、大苦、大辛、大咸,五者充形则生害矣。"[1]《黄帝内经》对五味偏嗜致病的机制作了明确论述:"味过于酸,肝气以津,脾气乃绝;味过于咸,大骨气劳,短肌,心气抑;味过于甘,心气喘满,色黑,

---

[1] 吕氏春秋:季春纪 [M] // 缩印浙江书局汇刻本.二十二子.上海:上海古籍出版社,1986:636.

肾气不衡;味过于苦,脾气不濡,胃气乃厚;味过于辛,筋脉沮弛,精神乃央。"[1] 现代医学也证明,某一种或某些食物成分摄入过量或不足,都可能引起机体内环境的失调而导致疾病的发生,如糖、脂肪等摄入过多会导致肥胖,纤维素摄入不足会导致大便结燥等。

3. **饮食失当,损伤脾胃**

饮食失当首先是暴饮暴食。由于脾胃是饮食水谷消化吸收的场所,所以"饮食自倍,肠胃乃伤",暴饮暴食将会损伤脾胃,引致脾胃疾病。脾胃受病则消化吸收功能障碍,饮食水谷不能正常摄入或化生精微以充养气、血、精、津。可见暴饮暴食不仅造成脾胃局部病变,而且脾胃损伤饮食摄入不足还会引起营养不良,以致影响整个人体的健康。

饮食失当的另一种情况是寒温失宜。饮食寒温失宜一样会对脾胃造成损伤。常食过热食物易灼伤口咽、食道、胃等上消化道,导致慢性充血而发生炎症;过食生冷则凝滞胃肠气机,影响脾胃运化功能,易致脘腹胀满疼痛,久则可致痰饮积聚。在食物性味方面,过食辛热易耗伤肺胃阴津,导致燥热内结或湿热内聚;过食寒凉则易损伤阳气,导致脾、肾、肺、胃等脏腑阳气虚损而运化失常,气化功能低下,水湿、痰饮滞留而变生腹痛、腹泻、痰饮、咳嗽等诸多病变。

4. **饮食秽毒,招致疾病**

饮食物没有注意清洁消毒,感染了细菌病毒等致病微生物,进食后容易引起腹痛、吐泻、痢疾等胃肠道感染性疾病,严重者甚至可引起霍乱、疫痢、湿温、黄疸等流行性疫病。而进食了受蛔虫卵、蛲虫卵、绦虫卵、囊虫卵等污染的食物,则可能招致消化道或身体其他部位的寄生虫病。这些经食物传染的感染性疾病或寄生虫病,不论是急性还是慢性,都会对身体健康造成不同程度的危害。

---

[1] 素问:生气通天论篇[M]// 缩印浙江书局汇刻本.二十二子.上海:上海古籍出版社,1986:879.

（三）饮食是享乐之途

饮食不仅可以为人们带来营养，满足生理的需要，同时饮食也是人们享受生活快乐、幸福的一种重要方式和途径，在整个身心的调养中具有重要的作用。事实上在今天，对许多人来说吃饱穿暖不仅是生存问题，也是生活是否快乐幸福的问题，享受美食更是不少人展示生活质量和品质的重要方式。成天为吃饭担忧、吃不饱饭的人不可能有生活的快乐和幸福，尤其是对奉行"民以食为天"的中国人来说，吃更是生活中一个极其重要的元素，而吃饱、吃好、吃得健康、吃出格调和品味来更是显得非常的重要。总之，如何享受美食，感受到生活的幸福和快乐，以促进身心的健康，这也是饮食调养所需要关注的问题。

（四）饮食是社交之媒

对今天的中国人来说，饮食还具有一个重要的社会功能，即社会交往的功能。由于其他社会交往途径的缺乏，加之长期对饮食的重视，所以中国人常常把吃饭作为重要的社交手段，人们通过吃饭来团聚和交流感情，通过吃饭来结交朋友，通过吃饭来体验团聚的快乐，通过吃饭来和谐人际关系，通过吃饭来办事、谈生意，总之吃饭不再仅是满足营养的需要和美食的享受，还是重要的社交媒介和社会生活方式。而要发挥良好的社交媒介作用，讲究饮食的健康，吃饭环境的舒适，进餐氛围的热烈与融洽，就显得非常重要。这些自然也是饮食养生所要关注和解决的问题。

第二节　从中西饮食的差异看中华饮食的养生价值

由于地理环境、物产、历史文化、科学技术及风俗习惯等原因，中华传统饮食与现代科技影响下的西方饮食存在巨大的差异，这种差异不仅反映了两种饮食体系具有不同的特色，从中也可以看出中华传统饮食在养生上的独特价值。本节就从食物来源、食物品种、食物制作、食物搭配、食物功效、食物汤水等六个方面来分析中西方饮食的各自特点，并揭示中华传统饮食所具有的独特养生价值。

一、食物来源：天然为主与加工为主

在饮食来源上，中国传统饮食都是以天然的谷物、蔬菜、干果、水果等植物成分和猪肉、牛肉、羊肉、鸡肉、鸭肉、鱼肉等动物成分为基本的食物来源，而且主要食物都是以天然形态和天然成分的形式经过简单的加工、制作、烹饪后食用。现代西方的饮食虽然也包含小麦、玉米、鸡肉、牛肉、蔬菜、水果等天然食物品种，但更多的是各种原料的加工产品，如面包、汉堡、灌肠、奶酪、果酱、沙拉、人工饮料等，尤其是在今天技术越来越发达的情况下，食用加工食品更是成为西式饮食的常制。

从中西方的饮食来源来看，中华传统饮食以天然食物为主，显然更为自然，更为多样化，更少受加工过程中人工添加剂的污染，对人体更少负面的影响，当然也更有利于人的健康，更具有养生的效果。

二、食物品种：多样与单一

中国地大物博，地理、气候条件多样，食物种类繁多，所以在食物品种上，中华传统饮食是一种广谱的饮食，地里种的谷物、蔬菜，树上结的干果、水果，地上跑的猪、牛、羊、兔、鸡、鸭、鹅，天上的飞禽，水中的鱼类等，都是人们的食物，可谓千姿百态、多种多样。中国饮食物的多样性可以从我国的第一部农耕专著《齐民要术》对食物品种的记载中看出。其记载的谷类、豆类植物有十多类，二百余种；蔬菜二十多类，一百余种；鱼、肉、蛋一百余种。反观西方人的食物品种，则显得简单得多，主要是小麦、玉米、鸡肉、牛肉、猪肉、羊肉、奶酪及少量的蔬菜、水果等，而且以动物性食品为主,品种数量根本无法与中华饮食的品质数量相比。

中华传统饮食在品种上的多样性显然更能保证人体营养的多方面需要,同时也更能够在各种营养间建立起一种调节关系,避免营养单一带来的营养失衡,自然也更有利于人体的养生保健。而西方饮食不仅动物性食物多,热量摄取往往过剩,加之蔬菜、水果品种有限,摄入量偏少,难以达到营养膳食平衡,较不利于人体的健康。

三、食物加工:讲究烹饪口味与讲究成分营养

在食物加工上,中华传统饮食讲究烹饪,除了少数食物不加烹饪外,大多数食物都要经过烹饪才食用,而烹饪则又有多种方式,包括煮、蒸、熬、煎、炒、煨、烤、爆等,且多以蒸煮等低温方法为主。同时,中华传统饮食还注重口味,烹饪时一般都要用各种作料来增加食物的口味,让人吃起来更有滋味,也更能刺激食欲。西方饮食在加工上则简单得多,主要用烧、烤、煎等高温方法进行加工;而且西方人从营养学理念出发,将食物的营养成分看作饮食的根本,而为了平衡食物的营养成分,往往运用各种技术方法,从各种食物原料中提取有效成分,在食物制作中进行添加,同时为了不致使食物营养素丧失,也尽量减少对食物的烹饪加工。

从食物加工来看,虽然西方饮食的食物制作更有利于某些食物营养成分的保持和平衡,比如蔬菜的生吃可以避免一些微量元素的丢失,营养成分的添加可以避免某些营养素的缺乏,但其高温加工和技术加工则可能破坏食物的自然性质,影响食物的口味和品质。而中华传统饮食讲究烹饪则可以使食物味道更好,更能刺激食欲,让人享受到食物的美味,营养摄取更多更好,同时,其低温加工和自然方法处理,也更有利于食物自然性质的保持,能更好地维持食物的本色口味和品质,这在一般情况下也更有利于人体的健康。

四、食物搭配：营养保证、性味平衡与营养提供、成分平衡

在食物搭配上，中华传统饮食强调营养功能保证，饮食物要保证各种营养功能的提供，补气、补血、生津、行气、养胃、清热、温阳、调理等各种营养功能的食物都不能缺少。同时，中华传统饮食还强调各种食物搭配的性味平衡：首先，选用的主要饮食物都是性味平和的谷物、蔬菜、果实等，性味较烈的肉类则作为副食，食用量并不大；其次，对性味偏性突出，如大热、大寒、大辛、大燥的食物，则要求配以相对性味的食物或药物加以综合、牵制，以避免或减小对人体的负面影响；第三，对某些性味偏性突出而又是人所需要的动物类和植物类食物，则强调在特定的具有性味纠偏作用的条件下食用，比如大热的羊肉、狗肉主张在冬天食用以发挥其祛寒功效，寒性的苦瓜建议在夏天食用以借助其清热降暑作用。西方食物没有性味概念，只有营养成分概念，所以其食物搭配强调的是营养的充分提供，如果一种食物不能提供所需要的营养成分，则有必要搭配其他包含所缺乏的营养素的食物以弥补缺乏的营养成分，如果一种或一套食物中包含的营养成分已经足够，就不再需要搭配另外的食物。

从食物搭配上看，虽然西方饮食的营养成分搭配可以更好地保证饮食中包含人体所需要的各种营养成分，不致导致营养的缺乏和失衡。不过现代科学对营养的认识主要是现有营养学有限研究的结果，并不一定能反映人体营养成分的实际需要，尤其是无法针对特殊的个人作出恰当的营养成分测定，以保证他获得足够而适当的营养供应。而中华传统饮食不仅要求营养功能的成分丰富多样，而且做到性味平衡，作用平和不偏，这显然更有利于人体各部分的不同需要，更有利于对人体的各种功能活动进行调整和制约，保证人体各种功能活动之间达到协调平衡，这当然也更有利于人体的健康。

第十六章 饮食调养

五、食物功效：注重整体补养、功能调理与注重成分补给、营养纠偏

在食物功效上，中华传统饮食注重整体补养和功能调理。所谓整体补养是指对整个身体在功能作用上的补益滋养，通过各种食物达到补气、补血、生津、益神及补心、补肾、补脾、补肝、补肺等全身的补益滋养作用；同时，中华传统饮食在补养的基础上还强调功能的调理，即通过各种食物的功能调节作用，调养形气神，调和脏腑，疏通经络，使人体的各种功能活动达到协调一致，呈现气血流通、脏腑和调、经络通畅的健康状态。西方现代饮食与中华传统饮食不同，它在功效上则注重营养成分的补给和营养的纠偏。西方现代营养学认为，饮食的最根本目的是提供人体所需要的各种营养成分，缺什么就提供什么，缺水就补水，缺蛋白质就提供蛋白质，缺纤维素就提供纤维素，缺维生素就提供维生素，缺微量元素就提供微量元素，不缺就不提供；同时，饮食的另一个作用就是营养成分的纠偏，一些人因为偏食或其他原因，出现了各种营养成分的偏多偏少，饮食就需要根据其偏多偏少的情况加以纠正，偏多的减少提供，偏少的增加提供，如脂肪偏多则减少脂肪供应和摄入，糖分偏多则减少糖分的供应和摄入，纤维素偏少则增加纤维素的摄入，特定维生素缺乏的则提供特定维生素等，以保持营养成分的平衡。

从食物功效上分析，中华传统饮食注重从功能上的整体补养和调理来安排饮食，比之西方科学从营养成分的补给和纠偏上来安排饮食更为合理、更为科学。因为功能上的表现更充分、更真实地反映了人体对食物和营养的实际需求及食物对人体的实际作用；当饮食能让一个人在功能上表现良好时，也正反映了其饮食的健康与合理。相反，从静止一律的营养成分多少来安排饮食则必然显得机械，而且也只能反映某些特定成分在某个特定情境下的数量多少，并不

能反映人体对营养的实际需要和实际的营养吸收状况,因而其科学合理性也值得怀疑,尤其是当仅仅强调某些个别营养成分的时候更是如此。比如通过简单的血液中钙离子浓度的测定来评判人体对钙的需求,强调运用简单的服用钙片的方法来克服人体缺钙的问题,这种做法显然就是一种不太科学的做法。

六、食物汤水:原料制作与成分配制

在各种饮食中,汤水都是重要的内容。在中华传统饮食中,汤水更受到格外的重视,尤其是在我国南方的饮食中,汤水几乎是每餐饮食中不可缺少的内容。中国传统饮食非常强调汤水的制作,简单的汤水一般用包括肉类、蔬菜、瓜果等食材熬煮制成,而用于补益和调理作用的汤水则通常是用谷物、瓜果熬制,或用动物的肉、骨等通过文火炖、熬、蒸制作。现代西方饮食也很注重食物的汤水饮料,但其制作则多采用营养成分配制的方式,用原料熬制作为食物汤水的较少,现代西式饮食比如快餐更是如此。比如中国人炖熬的鸡汤被认为是一种具有显著气血补益功效的美味,并在病后体虚、产后体虚中广泛用于气血的补养;西方肯德基、麦当劳等快餐店虽然每天都烹制大量的鸡肉食品,却并不用鸡肉来熬制鸡汤出售,甚至根本就没有喝鸡汤的概念。事实上,除了像咖啡、牛奶是用原材料简单熬煮制作出来外,其他西式饮食所饮用的各种汤水多半都是采用原料成分配制的方法生产的,如可乐、果汁、包含各种营养素的饮用水等。

可以说,用原料制作食物汤水尤其是煮、炖、熬营养汤水正是中华传统饮食的一大特色。虽然从西方营养学的角度很难将这种汤水的营养成分和作用阐述清楚,但其显著的养生保健作用则是无疑的,而且也是得到中国几千年饮食和养生实践证明了的。事实上,在中华传统的养生保健中,许多重要的饮食补养功能都是

通过服用特定的汤水来完成的，如病后恢复期的补养多用谷物熬制的稀粥和鸡鱼熬制的营养补汤，生小孩后的补养就多用母鸡炖汤补养。相反，西式饮料虽然注重营养成分，反而容易导致营养成分的失衡而影响人体的健康，如肥胖症正是西式饮食包括西式饮料所容易出现的问题。

第三节　饮食调养应坚持的基本原则和方法

饮食调养是保障身体健康的重要方法，养生十分重视饮食调养，并在长期实践过程中总结出包括饮食内容、饮食方法等在内的很多切实有效的饮食养生的原则和方法。从基本的原则和方法来说，饮食调养主要是谨和五味、食饮有节、以食为补、讲究宜忌四个方面。

一、谨和五味

《寿亲养老新书》谓："人若能知其食性，调而用之，则倍胜于用药也。"[1] 养生学把食物的功效特性分成酸、苦、甘、辛、咸五味，五味对于五脏有相应的亲和和归属关系——酸入肝，苦入心，甘入脾，辛入肺，咸入肾。五味摄入体内以后，分别进入五脏以滋养各脏精气。五脏是人体生命活动的功能中枢，它们具有相生相克的对立统一关系。五味偏嗜会引起脏气失衡，体内环境紊乱而影响健康。《抱朴子内篇》云："五味入口，不欲偏多，故酸多伤脾，苦多伤肺，辛多伤肝，咸多则伤心，甘多则伤肾，此五行自然之理也。"[2] 所以养生在饮食方面必须"谨和五味"，才能保证五脏气机的平衡协调，维持机体的正常生理活动。

---

[1] 陈直原. 寿亲养老新书 [M]. 邹铉增，续. 张成博，等，点校. 天津：天津科学技术出版社，2003：22.

[2] 王明. 抱朴子内篇校释：增订本 [M]// 抱朴子内篇. 北京：中华书局，1985：245.

谨和五味，实质上就是指营养成分的全面和均衡。它不仅指食物酸、苦、甘、辛、咸五种味道的和调适宜，更是指各种具有不同营养成分和营养价值的食物的均衡搭配，"谷肉果菜，食养尽之"。从现代科学的角度来看，各类食物均有其独特的营养价值，不可能包含人体所必需的全部营养成分，例如，肉类食物富含蛋白质、脂肪和脂溶性维生素，而所含的糖分、植物性纤维和水溶性维生素则较少；瓜菜类食物富含纤维素、水溶性维生素，但蛋白质和脂肪的含量则相对较少；而谷类食物则以淀粉、植物性蛋白、B族维生素为主要营养成分。可见，各种不同食物，对人体都各有其特殊的营养价值，只有均衡搭配，混合食用，才能满足人体在生长发育和生命活动过程中对各种营养成分的需求。总之，谨和五味，均衡营养是饮食养生的基本要领，要想维持健康强壮的体魄和充沛旺盛的精力，就要在饮食上调适五味，均衡营养，确保所摄入的营养成分既充沛又全面。

二、食饮有节

养生学的饮食养生除了强调谨和五味外，还非常强调饮食的节制和法度。事实上，许多时候人体健康受损都是因为饮食失去节制所致。关于饮食失节对人体健康的损害，《寿亲养老新书》就曾指出："若生冷无节，饥饱失宜，调停无度，动成疾患。凡人疾病，未有不因八邪而感，所谓八邪者，风、寒、暑、湿、饥、饱、劳、逸也。"[1]因此，调适饮食节律，培养良好饮食习惯，也是养生的重要方面。

食饮有节，就是要按照脾胃的消化吸收能力及其生物节律，以及人体对饮食营养的需求情况，适时适量进食，并形成相对固定的良好习惯。饮食水谷在胃肠中消化吸收，胃肠作为"化水谷而行津液"

---

[1] 陈直原.寿亲养老新书[M].邹铉增,续.张成博,等,点校.天津：天津科学技术出版社,2003：1.

的消化系统的重要脏器，其功能是"传化物而不藏"，其生理特点是"更虚更实""实而不能满"，对饮食水谷有一定的承受量，也有一定的生理活动节律，只有按照胃肠的消化能力和消化节律，形成与之相适应的良好饮食习惯，才能保持其旺盛的消化吸收功能，供应人体所必需的精微物质。同时，人体对营养物的需求也是一定的，营养不足会影响健康，过多的摄入亦会导致营养过剩而影响健康。所以饮食以适量、定时为宜，在可能的情况下，尽量少食多餐，不过饥亦不过饱，既满足机体生长发育和能量消耗的需要，又不给消化系统造成过量负担，影响其消化功能。

三、以食为补

古人认为"药食同源"，食物与药物同样具有酸、苦、甘、辛、咸五味和寒、热、温、凉属性，一些食物除了具有一般的营养作用外，尚有比较明显的滋补强壮作用，适当食用各种具有不同滋补作用的食物，可以补益气血津精，强壮身体而增强防病能力。《寿亲养老新书》认为："人所以盗万物，为滋养之法，其水陆之物，为饮食者，不啻千品。其五色、五味、冷热、补泻之性，亦皆禀于阴阳五行，与药无殊。……人若能知其食性，调而用之，则倍胜于药也。……善治药者，不如善治食。"[1]

民间亦有"药补不如食补"之说，食物性味甘和可口，可避免药物气味苦劣，既难入口又易损伤胃气之弊，为平常养生防病最适宜有效的方法。其实，"药补不如食补，药养不如食养"是非常科学的。因为从根本上说，人体的健康是要靠自身正气，而人体正气来自食物的营养，故有"饮食为后天之本"的说法。与食物相比，药物的作用主要是治病纠偏，而不是补养，中药如此，西药更是如此，所

---

[1] 陈直原. 寿亲养老新书 [M]. 邹铉增, 续. 张成博, 等, 点校. 天津：天津科学技术出版社, 2003：22.

以用药物来补养身体、提供营养是不合适的。而且即使是疾病治疗，也需要依赖人体自身的抗病能力，完全依赖药物反而是危险的事情。事实上，对人体来说，饮食才是后天之本、生命之源，特别是中老年，疾病治疗尤其是慢性疾病的治疗，都应以调养为主，治疗为辅，这就是所谓"养病"。而养病之养，饮食是其关键，只有饮食调理好了，人体的营养有了保障，功能得以保持，正气得以恢复，健康自可到来。

当然，由于具有滋补作用的食物在性味和补益功能方面各有其特点，因此进食滋补食物必须因人制宜，根据不同个体的体质情况而有所选择，如牛肉、羊肉、狗肉、韭菜等具有补阳益气生精功效，宜于平素阳气较弱、肾精不足者；龟鳖、海参、燕窝、鲍鱼等具有滋阴生精功效，宜于阴虚精亏体质者；羊肉、乌鸡、黑糯米、枣等具有补血功效，宜于素有血虚体质者；牛羊乳、蜂蜜、梨、西瓜等具有生津润燥功效，宜于燥热津亏体质者。另外，古人认为食物按其五味不同，分别通应五脏而各有对应的补益作用，如牛肉、粳米、大枣、葵子等味甘入脾补脾；鸡肉、黍米、桃、葱等味辛入肺补肺；猪肉、大豆、板栗等味咸入肾补肾；狗肉、小豆、李子、韭菜等味酸入肝补肝；羊肉、小麦、杏、薤白等味苦入心补心等等，这些理论对运用食补都有一定参考价值。

四、讲究宜忌

关于饮食宜忌，陶弘景在《养性延命录》中引"真人"言进行了详细的阐述："热食伤骨，冷食伤藏，热物灼唇，冷物痛齿。食讫踟蹰，长生。饱食勿大语。大饮则血脉闭，大醉则神散。春宜食辛，夏宜食酸，秋宜食苦，冬宜食咸，此皆助五藏，益血气，辟诸病。食酸咸甜苦，即不得过分食。春不食肝，夏不食心，秋不食肺，冬不食肾，四季不食脾。如能不食此五藏，犹顺天理。燕不可食，入水为蛟蛇所吞，亦不宜杀之。饱食讫即卧，成病，背痛。饮酒不欲多，

第十六章 饮食调养

多即吐，吐不佳。醉卧不可当风，亦不可用扇，皆损人。白蜜勿合李子同食，伤五内。醉不可强食，令人发痈疽生疮。醉饱交接，小者令人面䵟咳嗽，不幸伤绝藏脉损命。凡食欲得恒温暖，宜入易销，胜于习冷。凡食皆熟胜于生，少胜于多。饱食走马成心痴。饮水勿忽咽之，成气病及水癖。人食酪，勿食酢，变为血痰及尿血。食热食汗出，勿洗面，令人失颜色，面如虫行。食热食讫，勿以醋浆漱口，令人口臭及䘌齿。马汗息及马毛入食中，亦能害人。鸡兔犬肉不可合食。烂茅屋上水滴侵者脯，名曰郁脯，食之损人。久饥不得饱食，饱食成癖病。饱食夜卧失覆，多霍乱死。时病新差，勿食生鱼，成痢不止。食生鱼，勿食乳酪，变成虫。食兔肉，勿食干姜，成霍乱。人食肉，不用取上头最肥者，必众人先目之，食者变成结气及疰疠，食皆然。空腹勿食生果，令人膈上热、骨蒸、作痈疖。铜器盖食，汗出落食中，食之发疮、肉疽。触寒未解，食热食，亦作刺风。饮酒热未解，勿以冷水洗面，令人面发疮。饱食勿沐发，沐发令人作头风。荞麦和猪肉食，不过三顿，成热风。干脯勿置秫米瓮中，食之闭气。干脯火烧不动，出火始动，擘之筋缕相交者，食之患人或杀人。羊脾中有肉如珠子者，名羊悬筋，食之患癫痫。诸湿食之不见形影者，食之成疰，腹胀暴疾，后不周。饮酒，膈上变热。新病差，不用食生枣、羊肉、生菜，损颜色，终身不复，多致死，膈上热蒸。凡食热脂饼物，不用饮冷醋、浆水，善失声若咽。生葱白合蜜食害人，切忌。干脯得水自动，杀人。曝肉作脯，不肯燥，勿食。羊肝勿合椒食，伤人心。胡瓜合羊肉食之，发热。多酒食肉，名曰痴脂，忧狂无恒。"[1]孙思邈也对各种食物进行了研究，提出了一系列的饮食禁忌，包括"勿食生肉伤胃，一切肉，惟须煮烂，停冷食之。食毕当漱口数过，令人牙齿不败，口香；热食讫，以冷酢浆漱口者，令

---

[1] 养性延命录：食诫篇第二[M]// 道藏：第18册. 北京：文物出版社，1988：478-479.

人口气常臭，作蠹齿病。……勿食一切脑，大损人。茅屋漏水堕诸脯肉上，食之成瘕结。凡曝肉作脯不肯干者，害人。祭神肉无故自动，食之害人。饮食上蜂行住，食之必有毒，害人。腹内有宿病，勿食陵鲤鱼肉，害人。湿食及酒浆，临上看视，不见人物影者，勿食之，成卒注。若已食腹胀者，急以药下之"。[1] 当然，其中的某些禁忌现在看来确实是没有科学根据的，但大多数的禁忌还是符合营养科学的。在饮食禁忌中，孙思邈还特别指出了饮酒中的禁忌。他说："饮酒不欲使多，多则速吐之为佳，勿令至醉，即终身百病不除。久饮酒者，腐烂肠胃，渍髓蒸筋，伤神损寿。醉不可以当风向阳，令人发强。又不可当风卧，不可令人扇之，皆即得病也。醉不可露卧及卧黍穰中，发癞疮。醉不可强食，或发痈疽，或发瘭，或生疮。醉饱不可以走车马及跳踯。醉不可以接房。醉饱交接，小者面皯、咳嗽，大者伤绝脏脉损命。"[2] 孙思邈提出的饮酒不能多，不能至醉；醉酒后，不能让风吹，也不能临风而卧，不能让人用扇子扇风，醉后不能有性交活动等观点在今天仍然是具有重要价值的。

第四节　饮食调养应注意的几个问题

一、根据需要进食，并保持心情舒畅

养生家认为饮食养生应根据自身的需要进食，有了饥饿感再进食，缺乏什么营养再根据需要补充。所以孙思邈说："是以善养性者，先饥而食，先渴而饮。"[3] 在今天，由于人们生活水平的改善，食物已经不再像过去那样匮乏，加之食物加工技术的提高，各种食物的

---

[1] 千金要方：道林养性 [M]// 道藏：第 26 册．北京：文物出版社，1988：534.
[2] 千金要方：道林养性 [M]// 道藏：第 26 册．北京：文物出版社，1988：534.
[3] 千金要方：道林养性 [M]// 道藏：第 26 册．北京：文物出版社，1988：534.

第十六章　饮食调养

美味很容易对人构成诱惑，而中国人素来有在饭桌上谈生意和工作的习惯，这就容易导致吃得过多，超过身体的需要。这是现代人在饮食上需要特别注意的。

同时，养生家还强调进食时应保持心情的舒畅，使人吃得舒心，吃的愉快，成为一种生活的享受。孙思邈指出："人之当食，须去烦恼（暴数为烦，侵触为恼）。如食五味，必不得曝嗔，多令人神惊，夜梦飞扬。"[1]进食时如果心情不畅，不仅影响消化，而且还会影响人的精神状况，导致心情不安，夜梦难眠等症状。

二、少食多餐，饥饱适当

在养生学看来，进食的目的是为人体提供足够的营养，为了保证食物能够得到很好的消化，所以每次进食量不宜大，而次数则应多一些。而且为了保证营养的及时提供，同时又避免肠胃因进食太多而超负荷，所以要注意从人的主观感受上控制饥饱的度。《养性延命录》认为："所食愈少，心愈开，年愈益；所食愈多，心愈塞，年愈损焉。"[2]"食欲少而数，不欲顿多难销。常如饱中饥、饥中饱。故养性者，先饥乃食，先渴而饮。恐觉饥乃食，食必多；盛渴乃饮，饮必过。"[3]孙思邈也说："食欲数而少，不欲顿而多，则难消也。常欲令如饱中饥，饥中饱耳。盖饱则伤肺，饥则伤气。"[4]"人凡常不饥不饱，……则可延年益寿矣。"[5]说明少食、饥饱适当既可以保证人体精气的后天来源，又可以减少心胸壅塞，使气血舒畅，心情开达，从而保证身心康健。因为进食时间隔得太久会导致营养缺乏，且进食时也容易吃得太多，从而导致胃肠损伤，不利于消化。

---

[1] 千金要方：道林养性 [M]// 道藏：第26册．北京：文物出版社，1988：534.
[2] 养性延命录：教诫篇第一 [M]// 道藏：第18册．北京：文物出版社，1988：476.
[3] 养性延命录：食诫篇第二 [M]// 道藏：第18册．北京：文物出版社，1988：478.
[4] 千金要方：道林养性 [M]// 道藏：第26册．北京：文物出版社，1988：534.
[5] 李长福，李慧雁．孙思邈养生全书 [M]．北京：社会科学文献出版社，2003：80.

时常保持半饥半饱状态则不仅更能保持营养的供应，同时也更利于消化吸收。

三、注重饮食程序和方法

饮食为后天之本，但饮食物转化为身体的营养需要一个复杂的过程，其中进食环节是一个重要的方面，所以养生学非常重视进食过程的科学性和进食方法的合理性，并提出了一系列有利于人体健康的进食程序和方法。在这方面，《抱朴子内篇》指出："不欲极饥而食，食不过饱，不欲极渴而饮，饮不过多。凡食过则结积聚，饮过则成痰癖。""食欲数而少，不欲顿而多，得此意也。凡食总以少为有益，脾易磨运，乃化精液，否则极补之物，多食反至受伤。故曰：少食以安脾也。"[1]《养性延命录》强调："凡食，先欲得食热食，次食温暖食，次冷食。食热暖食讫，如无冷食者，即吃冷水一两嚥,甚妙。"[2]《老老恒言》也说："勿极饥而食,食不过饱；勿极渴而饮，饮不过多。但使腹不空虚，则冲和之气,沦浃肌髓。"[3]阐明了饮食应按照先热后凉、循序渐进的程序进食，以保证胃肠对饮食的适应并利于消化。同时，要注重饮食的方法，不能在饥饿时暴饮暴食。

在这一点上，养生学还特别注意食物的寒热之性问题，强调食物冷热的调适和寒热温凉性味的调和。冷热适宜的食物，既不会对胃肠造成过冷过热的不良刺激，也不致引起阴阳气机的紊乱，有利于人体健康。同时，食物都有寒热温凉"四性"，对人体会产生"温热"或"寒凉"不同效应，正常饮食必须注意平调食物性味的寒热，才能保持阴阳平衡协调的健康状态，这就要求我们在饮食上要根据

---

[1] 王明.抱朴子内篇校释：增订本[M]// 抱朴子内篇.北京：中华书局，1985：245.
[2] 养性延命录：食诫篇第二[M]// 道藏：第18册.北京：文物出版社，1988：478.
[3] 曹庭栋.老老恒言[M].赤峰：内蒙古科学技术出版社，2002：24.

食物性味，选择寒热属性不甚偏颇者，或者运用烹调方法对其寒热属性加以矫正。

四、细嚼慢咽，滋味清淡

为了使食物能得到充分的消化吸收，养生家们提出进食时应细嚼慢咽。孙思邈说："食当熟嚼，使米脂入腹，勿使酒脂入肠。"[1] 对于讲究饮食养生的人来说，进食时应将食物反复咀嚼，做到细嚼慢咽，而不能狼吞虎咽，以有利于食物的消化和吸收。

除了细嚼慢咽，还应该保持滋味清淡。孙思邈指出："咸则伤筋，酢则伤骨。故每学淡食。""每食不用重肉，喜生百病；常须少食肉，多食饭，及少菹菜。"孙思邈强调饮食要注意节制，宜以清淡，膏粱厚味，对人有害。肉食入口，"喜生百病"；久饮酒者，"腐烂肠胃，渍髓蒸筋，伤神损寿"；五味过多，则伤五脏。[2] 老人尤其要注意常食清淡之味，"常宜轻清甜淡之物，大小麦面粳米等为佳"[3] "乳酪酥蜜，常直温而食之，此大益老年"。[4] 尤其是动物食品吃得太多的今天，许多人面临营养过剩的问题，古人对滋味清淡的强调尤其有现实意义。

五、避免饱食即睡

古代养生家认为："饱食即卧，乃生百病，不消成积聚；饱食仰卧成气痞，作头风。……人不得夜食。又云夜勿过醉饱，食勿精思为

---

[1] 千金要方：道林养性 [M]// 道藏：第 26 册．北京：文物出版社，1988：534.

[2] 千金要方：道林养性 [M]// 道藏：第 26 册．北京：文物出版社，1988：534.

[3] 千金翼方：养性：养老大例 [M]// 李长福，李慧雁．孙思邈养生全书．北京：社会科学文献出版社，2003：80.

[4] 千金翼方：养性：养老食疗 [M]// 李长福，李慧雁．孙思邈养生全书．北京：社会科学文献出版社，2003：83.

劳苦事,有损余,虚损人。"[1]在这里古代养生家实际上是提出了两条人在夜间与饮食有关的禁忌,一是不要在夜里进食,二是在夜里进食时不冥思苦想白天的劳苦事,以免影响消化。在今天看来,这两条禁忌对现代人显然难以做到,但对现代人并不是没有意义的。其实,从养生的角度来看,晚上尤其是睡觉前不吃或少吃东西是有益健康的,而在睡觉前进食尤其是吃得太多必然不易消化,积聚体内,阻碍气血运行,影响睡眠,进而影响健康。同时,在晚上进食时思虑太过不仅会影响食物消化吸收,并导致神意不得安静,影响入睡,所以古人提出晚上进食时不要想过多的事情是值得今天的人们重视的。

六、食后适当运动

养生家认为,为了促进饮食的消化,减少胃肠的壅堵,食后应适当运动。陶弘景主张"人食毕,当行步踌躇,有所修为为快也。故流水不腐,户枢不蠹,以其劳动数故也。故人不要夜食,食毕但当行中庭,如数里可佳。饱食即卧生百病,不消成积聚也。……食毕当行,行毕使人以粉摩腹数百过,大益也。……食毕行数百步,中益也。暮食毕,行五里许乃卧,令人除病。"[2]孙思邈亦指出:"每食讫,以手摩面及腹,令津液通流。食毕,当行步踌躇。计使中数里来,行毕,使人以粉摩腹上数百遍,则食易消,大益人,令人能饮食,无百病,然后有所修为为快也。"认为进食后最好做适当的运动以助消化。[3]按照养生家的观点,饭后应做如下几件事:以手摩面及腹部,目的在于使津液流通;稍后,从容自得地散步;行后,以粉摩腹上数百遍,使食易消。

综上所述,饮食调养涉及许多方面的内容,对此清·吴正伦进

---

[1] 千金要方:道林养性[M]// 道藏:第26册.北京:文物出版社,1988:534.
[2] 养性延命录:食诫篇第二[M]// 道藏:第18册.北京:文物出版社,1988:478.
[3] 千金要方:道林养性[M]// 道藏:第26册.北京:文物出版社,1988:534.

第十六章 饮食调养

行了一个很好的系统总结，兹录于此，以作参考："人知饮食所以养生，不知饮食失调亦能害生，故能消息，使适其宜，是贤哲防于未病。凡以饮食，无论四时，常欲温暖。夏月伏阴在内，暖食尤宜，不欲苦饱，饱则筋脉横解，肠澼为痔。因而大饮，则气乃大逆。养生之道，不宜食后便卧，及终日稳坐，皆能凝结气血，久则损寿。食后常以手磨腹数百遍，仰面呵气数百口，趑趄缓行数百步，谓之消食。食后便卧，令人患肺气、头风、中痞之疾。盖荣卫不通，气血凝滞故尔。是以食讫当行步踌躇，有作倦为，乃佳。语曰：'流水不腐，户枢不蠹。'以其动也。食饱，不得速步走焉，登高涉险，恐气满而激，致伤脏腑；不宜夜食，盖脾好音声，闻声即动而磨食。日入之后，万响都绝，脾乃不磨食，食即不易消，不消即损胃，损胃即不受谷气，谷气不受即多吐，多吐即为翻胃之疾矣。食欲少而数，不欲顿而多。常欲饱中饥，饥中饱为善尔。食热物后，不宜再食冷物；食冷物后，不宜再食热物。冷热相激，必患牙疼。瓜果不时，禽兽自死，及生鲜煎煿之物，及夫油腻难消，粉粥冷淘之类，皆能生疾动火，疮疡症癖，并不宜食。五味入口，不欲偏多，多则随其脏腑，各有所损。故咸多伤心，甘多伤肾，辛多伤肝，苦多伤肺，酸多伤脾。《内经》曰：'多食酸则脉凝涩而变色，多食苦则皮槁毛拔，多食辛则筋急而爪枯，多食苦则肉胝皱而唇揭，多食甘则骨肉痛而发落。'偏之为害如此。故上士澹泊，其次中和，此饮食之大节也。酒饮少则益，过多则损，惟气畅而止，可也。饮少则能引滞气，导药力，调肌肤，益颜色，通荣卫，辟秽恶。过多而醉，则肝浮胆横，诸脉冲激，由之败肾毁筋，腐骨伤胃。久之神以魄溟，不能饮食，独与酒宜，去死无日矣。饱食之后，尤宜忌之，饮酒过多，吐之为妙。饮酒后不可饮冷水、冷茶，被酒引入肾中，停为冷毒，久必然腰膝沉重，膀胱冷痛，水肿消渴，挛躄之疾作矣。酒后不得风中坐卧，袒肉操扇，此时毛孔尽开，风邪易入，感之令人四肢不遂。不欲极饥而食，饥食不可过饱。不欲极渴而饮，渴饮不欲过多。食过多则结积，饮过则成痰癖。故曰：大渴勿大饮，大饥勿大食。恐血气失常，卒然不救也。嗟乎，善养生者养内，不善养生者养外。养内者，恬淡脏腑，调顺血气，使一身之气，流行冲和，百病不作；养外者，恣口腹之欲，极滋味之美，穷饮食之乐，虽肌体充腴，容色悦泽，而酷烈之气，内蚀脏腑，形神虚矣。安能保合太和，以臻遐龄。庄子曰：'人之可畏者，衽席饮食之间，而不知为之节，诚过也。'其此之谓乎！"[1]

第五节　常用食物性味功效及营养成分

一、谷物及豆类

1. 粳米：别名大米。性平，味甘。功效：健脾和胃，滋阴润肺，平胃气，断下利，长肌肉，温中。营养成分包括：碳水化合物、蛋白质、膳食纤维、维生素 A、烟酸、钾、磷、镁、钙等。

2. 糯米：性温，味甘。功效：补中益气，治消渴、溲多、自汗、便溏。营养成分包括：碳水化合物、蛋白质、膳食纤维、脂肪、维生素 A、烟酸、钾、磷、镁、钙等。

3. 小米：味甘、咸，性凉。功效：和中，益肾，除热，解毒。营养成分包括：碳水化合物、蛋白质、膳食纤维、脂肪、维生素 A、维生素 E、钾、磷、镁、钙、铁、硒等。

4. 小麦：味甘，性凉。功效：养心，益肾，养肝气，去客热，止烦渴、咽燥，利小便。营养成分包括：碳水化合物、蛋白质、脂肪、膳食纤维、维生素 E、钾、磷、钙、铁、硒等。

5. 玉米：味甘淡，性平。功效：益肺宁心，健脾开胃。营养成分包括：碳水化合物、蛋白质、膳食纤维、脂肪、维生素 A、维生素 E、

---

[1] 饮食论 [M]// 陈耀庭，李子微，刘仲宇. 道家养生术. 上海：复旦大学出版社，1992：544-545.

钾、磷、镁、钙、铁、硒等。

6. 红薯：味甘，性平。功效：健脾胃，补中气，通便秘。营养成分包括：碳水化合物、膳食纤维、维生素 A、维生素 C、钾、磷、钠、钙、镁等。

7. 土豆：味甘，性平。功效：补气，健脾。营养成分包括：碳水化合物、维生素 A、维生素 C、钾、磷、钙、镁等。

8. 高粱：味甘，性温。功效：温中健脾，渗湿止痢。营养成分包括：碳水化合物、蛋白质、膳食纤维、视黄醇、钾、磷、镁、钙、铁等。

9. 黄豆：味甘，性平。功效：健脾宽中，润肺消水。营养成分包括：蛋白质、脂肪、碳水化合物、膳食纤维、维生素 A、胡萝卜素、维生素 E、钾、钙、磷、镁、铁、硒等。

10. 豆腐：味甘、淡，性凉。功效：益气和中，润燥生津，清热解毒。营养成分包括：蛋白质、碳水化合物、脂肪、维生素 E、维生素 A、钾、磷、镁、钙、铁、硒等。

11. 豌豆：味甘，性平。功效：益脾养中，生津止渴。营养成分包括：碳水化合物、蛋白质、膳食纤维、胡萝卜素、维生素 A、维生素 E、钾、磷、钠、镁、钙、钠、铁、锌等。

12. 绿豆：味甘，性凉。功效：清热解毒，消暑利水。营养成分包括：碳水化合物、蛋白质、膳食纤维、胡萝卜素、维生素 A、维生素 E、烟酸、钾、磷、钠、镁、钙、钠、铁、锌、硒等。

13. 蚕豆：味甘，性平。功效：健脾利湿，和胃止泻。营养成分包括：碳水化合物、蛋白质、胡萝卜素、维生素 A、维生素 E、钾、磷、钠、镁、钙、铁等。

二、蔬菜

1. 冬瓜：味甘、淡，性凉。功效：润肺生津，利尿消肿，清热祛暑，解毒排脓。营养成分包括：维生素 C、维生素 A、碳水化合物、钾、钙、磷、镁等。

2. 南瓜：味甘，性温。功效：补中益气，消炎止痛，解毒杀虫。营养成分包括：维生素A、维生素C、碳水化合物、钾、磷、钙、镁等。

3. 苦瓜：味苦，性寒。功效：清热解暑，明目解毒。营养成分包括：维生素C、维生素A、碳水化合物、钾、磷、镁、钙、钠等。

4. 黄瓜：味甘，性凉。功效：清热利尿。营养成分包括：钾、叶酸、维生素C、胡萝卜素、维生素A、维生素E、磷、钙、镁等。

5. 丝瓜：味甘，性凉。功效：清热化痰，凉血解毒，祛风通络。营养成分包括：皂苷、丝瓜苦味质、多量黏液、瓜氨酸、胡萝卜素、钾、叶酸、维生素C、维生素A、磷、钙、镁等。

6. 菠菜：味甘，性凉。功效：养血，止血，敛阴，润燥。营养成分包括：叶酸、维生素A、钾、锰、维生素C、维生素B_2、维生素B_6、磷、钙等。

7. 芹菜：味甘、辛，性凉。功效：清热解毒，宣肺利湿。营养成分包括：胡萝卜素、维生素A、钾、维生素C、钠、磷、钙、镁等。

8. 空心菜：味淡，性凉。功效：清热，解毒，利湿，止血。营养成分包括：胡萝卜素、维生素A、维生素C、钾、钠、磷、钙、镁等。

9. 韭菜：味辛，性温。功效：温中行气，散瘀解毒。营养成分包括：胡萝卜素、维生素A、维生素C、钾、磷、钙、镁等。

10. 油菜：味辛，性温。功效：消肿解毒。营养成分包括：胡萝卜素、维生素A、维生素C、钾、钠、磷、钙、镁等。

11. 莴苣：味甘，性凉。功效：利五脏，通经脉，清胃热。营养成分包括：水分、叶酸、胡萝卜素、维生素C、钾、钠、磷等。

12. 白菜：味甘，性平。功效：解热除烦，通利肠胃。营养成分包括：维生素C、叶酸、钾、维生素A、维生素B_6、钙、铁等。

13. 茄子：味甘，性凉。功效：清热止血，消肿止痛。营养成分包括：胡萝卜素、维生素A、钾、钙、镁等。

第十六章　饮食调养

14. 萝卜：味辛、甘，性凉。功效：消积滞，化痰热，下气，利尿和中，解毒。营养成分包括：胡萝卜素、维生素C、钾、钠、磷、钙、镁等。

15. 胡萝卜：味甘，性平。功效：健脾消食，行气化滞，明目。营养成分包括：胡萝卜素、维生素A、维生素C、钾、钠、磷、钙、镁等。

16. 洋葱：味甘、微辛，性温。功效：平肝，润肠。营养成分包括：糖分、胡萝卜素、维生素A、多种氨基酸、维生素C、钾、磷、钙、镁等。

17. 红薯：味甘，性平。功效：益气生津，润肺滑肠。营养成分包括：糖类、胡萝卜素、维生素A、维生素C、钾、钠、钙、镁等。

18. 莲藕：味甘，性微温。功效：清热，凉血，散瘀。营养成分包括：糖类、胡萝卜素、维生素A、维生素C、钾、钠、磷、钙、镁等。

19. 马铃薯：味甘，性平。功效：健脾，补气，解毒。营养成分包括：糖类、维生素C、钾、钠、磷、钙、镁等。

20. 蘑菇：味甘，性凉。功效：开胃，理气，化痰，悦神，解毒，透疹，止吐，止泻。营养成分包括：糖类、蛋白质、胡萝卜素、维生素A、维生素C、维生素E、烟酸、钾、钠、磷、钙、镁等。

21. 香菇：味甘，性平。功效：补气健脾，和胃益肾。营养成分包括：糖类、蛋白质、纤维、灰分、胡萝卜素、维生素A、维生素C、维生素E、烟酸、钾、镁、磷、钙、钠、锰、锌等。

22. 木耳：味甘，性平。功效：益气补血，凉血止血。营养成分包括：糖类、蛋白质、纤维、灰分、胡萝卜素、维生素E、烟酸、钾、磷、镁、钙、钠、锰、锌等。

23. 银耳：味甘，性平。功效：养阴生津，润肺健脾。营养成分包括：糖类、蛋白质、纤维、灰分、胡萝卜素、维生素E、烟酸、钾、磷、镁、钙、钠、锰、锌等。

24. 海带：味咸，性寒。功效：软坚化痰，清热行水。营养成分包括：糖类、纤维、灰分、胡萝卜素、钾、镁、钙、钠、磷等。

三、水果

1. 苹果：味甘，性凉。功效：补气，健脾，生津，止泻。营养成分包括：维生素 C、糖类、胡萝卜素、维生素 E、钾、磷等。

2. 梨子：味甘、微酸，性凉。功效：生津，润燥，清热，化痰，解酒。营养成分包括：糖类、维生素 C、钾、磷、钙等。

3. 桃子：味酸、甘，性温。功效：敛肺生津，敛汗，活血。营养成分包括：糖类、蛋白质、维生素 C、维生素 E、钾、磷、镁、钙、钠、铁、挥发油、有机酸等。

4. 香蕉：味甘，性凉。功效：清热，生津止渴，润肺滑肠。营养成分包括：淀粉、蛋白质、脂肪、胡萝卜素、维生素 B、维生素 E、维生素 C、维生素 A、钾、磷、镁等。

5. 橘子：味甘、酸，性温。功效：开胃理气，润肺止渴。营养成分包括：糖类、苹果酸、柠檬酸、胡萝卜素、维生素 C、维生素 B_1、维生素 B_2、烟酸等。

6. 橙子：味甘，性平。功效：健胃益气，生津，消肿。营养成分包括：糖类、维生素 C、胡萝卜素、维生素 A、钾、磷、钙、镁等。

7. 西瓜：味甘、淡，性寒。功效：生津止渴，消暑除烦，解酒利尿。营养成分包括：糖类、胡萝卜素、维生素 A、维生素 C、钾等。

8. 葡萄：味甘、酸，性平。功效：补气血，强筋骨，利小便。营养成分包括：葡萄糖、果糖、草酸、苹果酸、柠檬酸、胡萝卜素、维生素 C、维生素 B_1、维生素 B_2、烟酸、钙、磷、镁等。

9. 李子：味甘、酸，性寒。功效：清热，利水，消食积。营养成分包括：糖类、蛋白质、维生素 C、钾等。

10. 甘蔗：味甘，性平。功效：健脾，生津，利尿，解酒。营养成分包括：蔗糖、多种氨基酸、钙、磷、铁等。

11. 杏子：味甘、酸，性平。功效：润肺定喘，生津止渴。营养成分包括：糖类、胡萝卜素、维生素 A、钾等。

12. 草莓：味甘、酸，性凉。功效：润肺，生津，健脾，解酒。营养成分包括：糖类、胡萝卜素、维生素 C、钾等。

13. 菠萝：味甘、微酸，性平。功效：止渴，健脾，消肿，去湿，醒酒，益气。营养成分包括：糖类、胡萝卜素、维生素 C、钾、钙等。

14. 柿子：味甘、涩，性平。功效：清热润肺，生津止渴，健脾化痰。营养成分包括：糖类、胡萝卜素、维生素 C、钾、钙、磷等。

15. 荔枝：味甘、酸，性温。功效：生津，利水。营养成分包括：糖类、蛋白质、脂肪、柠檬酸、苹果酸、胡萝卜素、维生素 C、维生素 B、钾等。

四、干果

1. 胡桃仁：味甘，性温。功效：补肾固精，温肺定喘，润肠通便。营养成分包括：脂肪、蛋白质、糖类、胡萝卜素、维生素 E、维生素 B_2、钙、磷、铁等。

2. 花生：味甘，性平。功效：养血补脾，润肺化痰，止血增乳，润肠通便。营养成分包括：脂肪、蛋白质、氨基酸、卵磷脂、嘌呤、淀粉、食物纤维、矿物质、维生素 B_1、维生素 E、泛酸、生物素等。

3. 葵瓜子：味甘，性平。功效：补脾润肠，止痢消痈。营养成分包括：脂肪、磷脂、谷固醇、蛋白质、单糖类、柠檬酸、酒石酸、咖啡酸、绿原酸、胡萝卜素等。

4. 大枣：味甘，性平。功效：补益脾胃，养血滋阴，养心安神，缓和药性。营养成分包括：皂苷、生物碱、黄酮、氨基酸、糖类、钙、磷、铁、镁、钾、维生素 C、维生素 B_2、烟酸、胡萝卜素等。

5. 芝麻：味甘，性平。功效：补肝肾，润五脏。营养成分包括：脂肪、蛋白质、糖类、胡萝卜素、维生素 B_1、维生素 B_6、烟酸、叶酸、镁、钾、铁、钙、磷、锌等。

6. 栗子：味甘，性温。功效：养胃健脾，补肾强筋，活血止血。营养成分包括：淀粉、维生素 C、维生素 B_1、维生素 B_6、叶酸、钾、镁、铁、钙、磷等。

7. 莲子：味甘、涩，性平。功效：养心安神，健脾止泻，补肾止遗。营养成分包括：糖类、蛋白质、脂肪、烟酸、维生素 C、烟酸、钾、磷、镁、钙等。

8. 松子：味甘，性温。功效：养阴，润肺，润肠。含脂肪油、蛋白质、挥发油、镁、钾、磷、铁、锌、铜、维生素 B_2、维生素 B_6、叶酸、纤维等。

9. 槟榔：味苦、辛，性温。功效：破积行气，利水，杀虫。营养成分包括：槟榔碱、鞣质、槟榔油、氨基酸、儿茶素、胆碱等。

五、肉类

1. 猪肉：味甘、咸，性平。功效：补肾养血，滋阴润燥。营养成分包括：脂肪、蛋白质、钾、磷、铁等。

2. 牛肉：味甘，性平。功效：补脾胃，益气血，强筋骨。营养成分包括：蛋白质、脂肪、纤维素、矿物质等。

3. 羊肉：味甘，性热。功效：温补脾胃，温肝益肾，补血温经。营养成分包括：蛋白质、脂肪、糖类、钙、磷、铁、维生素等。

4. 鸡肉：味甘，性温。功效：温中，益气，补血，添精。营养成分包括：蛋白质、脂肪、钙、磷、铁、维生素 B_1、维生素 B_2、烟酸等。

5. 鸭肉：味甘、咸，性凉。功效：滋阴养胃，解热清肠，利水消肿。营养成分包括：蛋白质、脂肪、钙、磷、铁、矿物质、微量元素、维生素 B_1、维生素 B_2 等。

6. 鲫鱼：味甘，性温。功效：补脾温胃，利尿消肿。营养成分包括：蛋白质、脂肪、碳水化合物、维生素、钙、磷、铁、锌等。

7. 鲢鱼：味甘，性温。功效：温中益气，润泽肌肤。营养成分包括：蛋白质、脂肪、糖类、钙、磷、铁、维生素 B 等。

8. 鲤鱼：味甘，性平。功效：健脾益气，利水消肿，下气通乳。营养成分包括：蛋白质、脂肪、维生素 A、维生素 B_{12}、钾、磷、钠、钙、镁等。

9. 带鱼：味甘、咸，性平。功效：补五脏，和中开胃，润泽肌肤。营养成分包括：蛋白质、脂肪、糖类、维生素 A、钾、钠、钙、镁、磷、铁等。

10. 鳝鱼：味甘，性温。功效：养血补气，健脾温胃，通经络，祛风湿。营养成分包括：蛋白质、脂肪、糖类、维生素 A、卵磷脂、钾、钙、磷、铁、等。

11. 泥鳅：味甘，性平。功效：补中益气，除湿利络。营养成分包括：蛋白质、脂肪、糖类、维生素、钾、钙、磷等。

12. 虾：味甘，性温。功效：温肾壮阳，化痰开胃。营养成分包括：蛋白质、维生素 B_{12}、烟酸、钾、钙、镁、磷等。

13. 蟹：味咸，性寒。功效：清热散血，接骨续损。营养成分包括：蛋白质、灰分、维生素 B_{12}、烟酸、钠、钾、钙、磷、铜、锌等。

六、蛋奶油

1. 鸡蛋：味甘，性平。功效：补血益气，滋阴润燥，养心安神。营养成分包括：蛋白质、脂肪、糖类、钙、磷、铁及维生素等。蛋黄含维生素 B_2 和卵磷脂。

2. 鸭蛋：味甘、咸，性凉。功效：清肺滋阴。营养成分包括：蛋白质、脂肪、糖类、钙、磷、铁、镁、钠、氯及维生素等。

3. 鹌鹑蛋：味甘，性平。功效：补气养血，强筋壮骨。营养成分包括：蛋白质、卵磷脂、铁及维生素等。

4. 牛奶：味甘，性平。功效：补气养血，补肺养胃，生津润肠。营养成分包括：蛋白质、脂肪、糖类、钙、磷、铁及多种维生素等。

5. 羊奶：味甘，性温。功效：养血润燥，益气补虚。营养成分包括：蛋白质、脂肪、糖类、钙、磷、铁、烟酸及多种维生素等。

6. 菜油：味甘，性温。功效：润燥，通便，解毒。营养成分包括：包括亚油酸、油酸亚麻酸等多种脂肪酸及维生素 E 等。

7. 花生油：味甘，性平。功效：润肠下积。营养成分包括：多种脂肪酸，包括油酸、亚油酸、棕榈酸、花生酸、落花生酸、月桂酸等。

8. 豆油：味甘、辛，性温。功效：润肠，驱虫。营养成分包括：多种脂肪酸、磷脂、胡萝卜素、维生素 E 等。

9. 麻油：味甘，性凉。功效：润燥通便，解毒生肌。成分包括：油酸、亚油酸、棕榈酸、花生酸等多种脂肪酸，维生素 E 等。

七、料物

1. 辣椒：味辛，性热。功效：温中散寒，开胃消食，活血消肿。营养成分包括：辣椒素、维生素 C、维生素 A、纤维、柠檬酸、酒石酸、苹果酸、钾、镁等。

2. 胡椒：味辛，性热。功效：温中下气，消痰解毒。营养成分包括：胡椒碱、胡椒脂碱、胡椒新碱、挥发油、蛋白质、糖类等。

3. 花椒：味辛，性大热，有毒。功效：开胃理气，温中止痛，散寒除湿。营养成分包括：固醇、不饱和有机酸、挥发油、纤维、维生素 C、钾、钙、镁、磷等。

4. 葱白：味辛，性温。功效：调味，发表，通阳，解毒，利尿。营养成分包括：纤维素、木质素、糖类、挥发油、胡萝卜素、维生素C、维生素B、钾、钙、镁、磷等。

5. 大蒜：味辛，性温。功效：行气，温胃，消积，解毒，杀虫。营养成分包括：糖类、蛋白质、胡萝卜素、维生素C、钾、磷、钙等。

6. 生姜：味辛，性微温。功效：调味解毒，解表散寒，化痰止呕。营养成分包括：纤维、糖类、胡萝卜素、维生素A、维生素C、钾、钙、镁、磷等。

7. 醋：味酸、苦，性温。功效：解毒，杀虫，调味，散瘀，止血。营养成分包括：乙酸、琥珀酸、草酸、高级醇类、3-羟基丁酮、二羟基丙酮、酪醇、乙醛、山梨糖等。

8. 食盐：味咸，性寒。功效：调味开胃，涌吐消痰，凉血清火，解毒。营养成分包括：主要为氯化钠，还含氯化镁、硫酸镁、钙等。

9. 酱油：味咸，性寒。功效：解热除烦，解毒。营养成分包括：氯化钠、蛋白质、多肽、肽、酪氨酸、胱氨酸、脯氨酸、天冬氨酸、赖氨酸、精氨酸、组氨酸、谷氨酸、硫酸盐、磷酸盐、钙、镁、钾、铁等。

10. 白砂糖：味甘，性平。功效：补中润肺，生津，调味。营养成分包括：主要为蔗糖，可分解为葡萄糖和果糖等。

第六节　饮食调养方举例

1. 莲子白木耳羹（《中华养生药膳大全》）

原料：莲子肉30克，白木耳20克。

制作：莲子肉、白木耳、水400毫升，文火煮烂，放冰糖少许。每日清晨食之。

功效：气阴双补，润肺健脾。适用于身体虚弱，咽干口燥者。

2. 绿豆粥（《中华养生药膳大全》）

原料：绿豆50克，北粳米100克。

制作：绿豆洗净，温水泡2小时，然后与粳米同入砂锅内，加水1000毫升,煮至豆烂米开汤稠。每日2~3次顿服,夏季做冷饮时服之。

功效:解暑止渴,清热解毒,和胃健脾。适用于暑热、汗多、口渴、尿赤者。

3. 百合粥(《药粥治病养生777方》)

原料:百合50克,白糖100克,粳米100克。

制作:先将百合、粳米淘洗干净,放入锅中,加水1000毫升,置火上烧开,熬煮成粥,调入白糖即可。每日服1剂,分数次食用。

功效:养阴清热,润肺调中,镇静止咳。适用于咽干、咳嗽、乏力者。

4. 山药乳鸽(《养生药膳》)

原料:山药30克,玉竹25克,乳鸽(1只)300克,老姜、葱、食盐适量。

制作:将山药、玉竹冲洗后放入锅中,加水8杯,大火煮开,改小火煮至汤汁剩约4杯时,去渣备用。乳鸽去内脏,洗净,放入开水中煮2分钟捞起,漂凉沥干。将乳鸽、调料及药汤入炖盅,加盖入锅蒸至烂熟(约2小时)。随主食食用。

功效:益气养阴,健脾止渴。适用于糖尿病、口渴、手足乏力、消瘦者。

5. 莲米苡仁排骨(《中华养生药膳大全》)

原料:莲米30克,薏苡仁50克,排骨1000克,冰糖100克,姜、蒜、花椒、盐、黄酒、麻油各适量。

制作:莲米浸后去皮、心,与薏苡仁同炒香,捣碎,水煎取汁;排骨洗净,放药液中,加拍破的生姜、蒜、花椒,煮至七成熟时,捞出。将汤倒另一锅内,加冰糖、盐,文火煮浓汁,倒入排骨,烹黄酒,翻炒后淋上麻油食用。

功效:补气健脾,理气和胃。适用于脾胃虚弱,食欲欠佳者。

第十六章 饮食调养

6. 砂仁肚条(《中华养生药膳大全》)

原料:砂仁末 10 克,猪肚 1000 克,胡椒末、花椒、生姜、葱白、猪油、食盐、料酒、味精各适量。

制作:将猪肚洗净,放入沸水锅内氽透捞出,刮去内膜。将清汤倒入锅内,放入猪肚,再下花椒、生姜、葱白,煮熟,将猪肚起锅,晾凉后切片。锅内加原汤 500 毫升,在火上烧开,下入肚条、砂仁末、胡椒面、猪油、味精,然后用水淀粉炒匀即可起锅食用。

功效:行气化湿,和胃醒脾。适用于食欲不振、胃十二指肠溃疡等。

7. 灵芝双鞭(《中华养生药膳大全》)

原料:灵芝 10 克,枸杞子 10 克,肉苁蓉 6 克,牛鞭 100 克,狗鞭 10 克,母鸡肉 500 克,花椒、生姜、盐、料酒、味精、猪油适量。

制作:将牛鞭浸水发胀,去净表皮,剖开、洗净,再用冷水浸漂 30 分钟;狗鞭用油砂炒酥,温水浸泡 30 分钟,刷洗干净;肉苁蓉、枸杞子洗净,装入纱布袋内,扎紧袋口。将牛鞭、狗鞭放入砂锅内,加入清水煮沸,撇去浮沫,投入母鸡肉和适量花椒、生姜、料酒。再烧沸后改用文火煨炖,至六成熟时,滤去花椒、生姜,投入药袋,继续煨炖,以牛鞭、狗鞭酥烂为度。捞去药袋,取出牛鞭切成条,狗鞭切成节,鸡肉切成块,灵芝切成片,一并放入碗中,酌加味精、盐和猪油食用。

功效:暖肾助阳,抗老延年。适宜虚损劳伤、肾气虚衰、阳痿不举、失眠健忘者。

8. 肉麸汤圆(《本草纲目》)

原料:小麦麸 50 克,猪肉 100 克,水磨糯米粉 250 克,葱白、食盐适量。

制作:小麦麸炒黄备用。猪肉剁碎,加小麦麸、葱、盐制成馅心备用。糯米粉放入盆中,加开水合面,包馅心做汤圆煮食。

功效：补气固表。适用于有气虚、自汗等症者。

9. **鳖鱼补肾汤**（《补药与补品》）

原料：鳖鱼 1 只，枸杞 30 克，怀山药 30 克，女贞子 15 克，熟地 15 克。

制作：鳖鱼用沸水烫死，去肠杂及头爪，洗净切块，与其余四味同煮熟后，去药调味食用。

功效：滋阴补肾。适用于肝肾阴虚之腰膝酸软、头昏眼花等症。

10. **怀山鸡**（《常见慢性病食物疗养法》）

原料：怀山药 120 克，老母鸡 1 只（1000 克以上），生姜 3 片、黄酒 1 匙、食盐半匙。

制作：怀山药洗净滤干。母鸡宰杀，去毛，剖腹洗净，切成块。将一半鸡块放碗内，然后放淮山片，再放另一半鸡块，淋上黄酒，撒上生姜片及盐。放入蒸锅中蒸 3 小时，至鸡肉酥烂，取出食用。

功效：补益肺气，强壮筋骨。适用于老年肺虚气短，体弱乏力，久咳畏冷等。

11. **萝卜炖羊肉**（《养生食疗菜谱》）

原料：白萝卜 1000 克，羊肉 800 克，生姜 20 克，葱白 25 克，食盐、料酒、花椒、胡椒、味精各适量。

制作：羊肉洗净，放入沸水锅内氽几分钟后透捞出，用清水漂洗。再入开水氽几分钟，捞出洗净，宰成块。萝卜洗净，切块。姜葱洗净。砂锅置旺火上，锅底放几块羊骨，再加清水及羊肉烧开，撇去血沫，加姜、葱、八角茴、花椒、胡椒、料酒，改用中火烧 30 分钟，再改用小火，炖至将熟时加萝卜炖熟，最后加盐、味精、胡椒，调好味即可使用。

功效：益气血，温阳气，补虚损。适用于气血不足，身体虚弱，畏寒怕冷等。

12. 银杞明目汤(《常见慢性病食物疗养法》)

原料：水发银耳15克，枸杞5克，鸡肝100克，茉莉花24朵，料酒、姜汁、食盐、味精、水淀粉、清汤各适量。

制作：鸡肝洗净，切成薄片，放入碗内，加水淀粉、料酒、姜汁、食盐拌匀待用。将银耳洗净，撕成小片，用清水浸泡待用。茉莉花择花蒂，洗净，放入盘内待用；枸杞洗净，待用。将汤锅置火上，放入清汤，加入料酒、姜汁、食盐和味精，随即下银耳、鸡肝、枸杞烧沸，撇去浮沫，待鸡肝刚熟，装入碗内，将茉莉花撒入碗内即可食用。

功效：补肝益肾，明目美颜。适用于肝肾阴虚之视物模糊、两眼昏花、面色憔悴等。

13. 豆蔻草果炖乌鸡(《本草纲目》)

原料：乌骨鸡1只，草豆蔻20克，草果2枚，葱白、生姜、食盐各适量。

制作：乌骨鸡去毛及内脏，洗净。豆蔻、草果烧存性，装入鸡腹中，用棉线扎紧，放入砂锅中，加清水、黄酒、葱白、生姜，旺火烧沸，撇去浮沫，小火炖至烂熟，再加食盐，略炖即成。

功效：补脾，燥湿，止泻。适用于脾胃虚弱，便溏久泻等。

14. 乌鸡乌贼当归汤(《实用食疗精方选》)

原料：水发乌贼鱼肉500克，乌骨鸡1只(1000克)，当归身30克，黄精60克，鸡血藤120克，葱白、生姜3片、料酒、食盐各适量。

制作：将乌雌鸡宰杀，去毛，洗净；将洗净切好的当归身、黄精、鸡血藤放入鸡腹中，置于砂锅内，加入清水适量。用武火烧至欲沸时，除去浮沫，再将水发乌贼、生姜(拍破)、料酒、葱白、食盐加入，改用文火煨炖，直至鸡肉烂熟即可。

功效：补血，调经。适用于血虚经闭，或大病后身体虚弱，月经不调等。

15. 葱炖猪蹄（《肘后方》）

原料：葱 50 克，猪蹄 4 个，食盐各适量。

制作：将猪蹄去毛，洗净，用刀划口；将葱切段，与猪蹄一同放入锅中，加水适量和食盐少许。先用武火烧沸，后用文火煨炖，直至烂熟。调味食用。

功效：补血，消肿。适用于血虚，消瘦，四肢疼痛，浮肿等。

16. 归参鳝鱼羹（《本经逢原》）

原料：当归 15 克，党参 15 克，鳝鱼 500 克，料酒、葱白、生姜、大蒜、食盐、酱油各适量。

制作：将鳝鱼剖背后，去骨、内脏、头、尾，切丝备用。将当归身、党参装纱布袋内，扎口待用；将鳝鱼丝置铝锅内，放入药袋，再放料酒、酱油、葱、蒜、食盐，加水适量。将锅置炉上，先用武火烧沸，除去浮沫；再用文火煎煮一小时，捞出药袋不用，加入味精食用。

功效：补益气血。适用于身体虚弱、气血不足、疲倦乏力，面黄肌瘦等。

17. 姜橘椒鱼羹（《食物是最好的医药》）

原料：生姜 30 克，橘皮 10 克，胡椒 3 克，鲫鱼 250 克。

制作：将生姜、橘皮、胡椒用纱布包好后，塞入去鳞、腮、内脏的鱼腹内，加适量水，小火煨炖成羹，加食盐少许调味。

功效：温中散寒，补脾开胃。适用于身体虚弱、口淡无味、饮食不化、肠鸣便溏者。

18. 羊肉当归汤（《食物是最好的医药》）

原料：羊肉 250 克，当归 18 克，生姜 15 克，调味盐少许。

制作：将羊肉洗净后，放入汤锅中，加适量水。先武火烧开，再转文火慢慢炖 2 小时，待羊肉煮烂，加入调味盐。将羊肉捞起后，把当归、生姜放入锅中，再煎 1 小时，然后将羊肉放入食用。

功效：温中散寒，补血调经。适用于体质虚弱、阳虚畏寒、月经不调者。

19. 田三七炖鸡（《养生百科1000问》）

原料：母鸡1000克，丹参20克，田三七10克，生姜、食盐、味精各适量。

制作：将母鸡宰杀，洗净，斩切。丹参切片，田三七捣碎。将丹参、田三七与鸡放入砂锅中，加600毫升水，烧开加入姜丝和盐。小火炖1小时，放味精即可。

功效：活血、止血、补中、开胃。适用于有脾胃虚弱、气血不调之症者。

20. 知母玉竹饮

原料：知母60克，玉竹60克，蜂蜜1000毫升。

制作：将知母、玉竹洗净，一起放入瓦罐中，再加上冷水1500毫升，用小火煎1小时。将药汁、蜂蜜一起倒入大瓷盆内，加上盖子，旺火隔水蒸2小时。取出饮用。

功效：生津止渴、除烦润燥。适用于阴虚、烦躁、干渴等。

第十七章 药物调养

药物调养是养生常用的方法之一，传统养生所用的药物主要是中药，经过几千年的探索，大量药物调养的单方和复方被保留下来，这也是当代开发新的药物调养方药的宝贵资源。随着当代药物调养的发展，现代医学的一些药物也逐渐成为药物调养的资源，不过如何将现代医学的药物更好地应用在养生上还需要做更多更深入的研究和探讨。本章将着重讨论传统养生药物调养的重要意义、药物的性味功效、药物调养的基本原则与方法、药物调养的注意事项，同时介绍一些常用的药物调养的方药。

第一节 药物调养及其重要意义

一、何谓药物调养

药物调养，简称药养，是指运用各种养生保健及治疗药物，以消除人体的各种病理失调状况，从而达到祛病健体、延年益寿效果的养生方法。

中国古代，人们很早就十分注重服用药物以祛病养生。在早期的巫术中，有吃某种动物、植物能度人不老、不死的观念。到了战国时期，一些人提出神仙家的思想，相信可以从神山中觅得不死之药，服用可以长生不死，成为神仙。西汉开始，方士开始探索长生不老的仙药。其后，中医和方仙道提出了自己的药物养生的理论和方法，道家还将它发展为养生修仙的重要方法之一。葛洪指出："若

第十七章　药物调养

夫仙人，以药物养身，以术数延命，使内疾不生，外患不入，虽久视不死，而旧身不改，苟有其道，无以为难也。"[1] 陶弘景也认为："《神农经》曰：食谷者，智慧聪明。食石者，肥泽不老。食芝者，延年不死。食元气者，地不能埋，天不能杀。是故食药者，与天相毕，日月并列。"[2]

随着药物养生方法的进一步完善，其所用的药方也越来越多，到后来已累积到十分惊人的数量。就药养方的内容来看，大致可以归纳为三大类：第一类草木药，这类方药数量最多，所用成分包括植物的根、茎、叶、花果以及菌类等；第二类是动物药，成分包括各种动物的角、肉、血、骨、内脏等，这类方药数量次之；第三类是矿物药，即以某些金属如铅、汞、金、银，或石料如钟乳石、云母、硫等作为原料单味药或炼制成合成药，这类方药在三类中数量较少。前两类方药，已被长期的实践证明对人体确有一定保健和医疗作用，如果运用得当，可以收到促进健康、延年益寿的功效；而第三类方药中有些药对某些病症确有一定的疗效，但其中许多对人体也有明显的不良反应，应用时必须相当谨慎。前两类方药中的许多方药都被宋以后的养生书所记载、肯定，还有不少则作为偏方、秘方在民间流传，所以现今药物养生也多半选用前两类中的方药。

二、药物调养的重要意义

对人体来说，健康总是相对的，由于内外因素的变化，随时都会出现各种各样影响健康的阴阳失衡的问题，更有不少人身患各种疾患，阴阳本身就已经失去平衡，这些都需要借助药物进行调养，以促进人体阴阳的平衡协调，保证人体的健康。而且，有不少人体阴阳失衡的问题只有通过药物的调养才能加以解决。所以，药物调

---

[1] 王明.抱朴子内篇校释：增订本 [M]// 抱朴子内篇.北京：中华书局，1985：14.
[2] 养性延命录：教戒篇第一 [M]// 道藏：第18册.北京：文物出版社，1988：475.

养在人体养生中具有重要的意义。具体来说，药物调养在养生中的重要意义主要表现在以下几个方面：

第一，药物调养能增强人的体质，使人能更健康地生活。

对每个人来说，即使是在健康状态下，也会存在或发生阴阳失衡的各种情况，这些情况的发生必然影响到人们的正常生活或生活质量。通过药物调养，则可以纠正人体阴阳失衡的状态，使人体结构更为健全，功能活动更为完善协调，体质更为增强，生活自然也可以过地更为愉快幸福。

第二，药物调养能提升人体的抗病能力。

药物调养既可以补养气血的亏虚，也能调节脏腑的功能活动，从而使人体正气更为强健，正气存内，邪不可干，抗病能力就能得到增强，人体就能有效地抵御各种病邪的入侵，从而减少疾病的发生。

第三，药物调养能消除或缓解人体的病痛。

药物调养能针对人体所患疾病进行有针对性的治疗和调理，以消除疾病，缓解人体的病痛。对许多慢性病患者来说，运用药物调养，寓治疗于调养中，在调养中治疗，比单纯的治疗更为科学、有效。中国传统医学强调"养病"而不是"治病"就是这个道理。事实上，慢性病患者久病致虚，如果对其一味强调治病，必然进一步损伤其正气，正气受损，治疗也不可能有好的效果，所以调养身体，恢复正气，通过正气的恢复去祛除病邪才是更为根本的治疗方法。

第四，药物调养能促进人体更好地康复。

药物调养在本质上更强调对身体的补养和功能的调节，注重人体本身结构和功能的保健，是从人体本身来加强人体的结构和功能，提升人体的健康能力。可见，药物调养的目标与病后康复的目标是完全一致的。事实上，运用药物调养方法不仅可以更好地消除残余病邪，也能更快速有效地促进患者正气的恢复，解除患者疾病的困扰。

第二节　药物的性味功效

药物之所以能对人体产生调理、补养、治疗作用，是因为药物具有自身特殊的性质和作用。对中药来说，这种特殊的性质和作用是通过药物的四气五味和特定的功效体现出来的。所以要理解中药的作用机理，就必须对药物的四气五味、归经和功效有所认识和把握。

一、药物的四气

药物的"四气"又称"四性"，即寒、热、温、凉四种药性。四气是药物的基本性质，它们是通过药物作用于机体所发生的反应概括出来的。凡能治疗温热性疾病的药物，多具有寒性或凉性，或者说寒凉性的药物具有治疗温热性疾病的功效；凡能治疗寒凉性疾病的药物，多具有热性或温性，或者说温热性的药物具有治疗寒凉性疾病的功效。在作用力度上，寒强于凉，热强于温。此外，还有一些寒、热之性不甚明显，作用平和的药物，被称为平性药物。

二、药物的五味

药物的"五味"指药物所具有的五种滋味，即酸、苦、甘、辛、咸。五味也是药物的基本性质，药物具有不同滋味，从而具备不同的功能作用。药物五味所具有的功能作用如下：

辛："能散、能行"，具有发散、行气、行血的作用。一般来讲，解表药、行气药、活血药多具有辛味，多用于治疗表证及气滞、血瘀之病证。

甘："能补、能和、能缓"，具有补益、和中、调和、缓急的作用。一般来讲，滋养补虚、调和药性、缓解疼痛的药物多具有甘味。甘味药多用于治疗正气虚弱、脏腑不和、身体诸痛等病证，或用于调和药性、中毒解救等方面。

酸："能收、能涩"，具有收敛、固涩的作用。一般固表止汗、敛肺止咳、涩肠止泻、固精缩尿、固崩止带的药物多具有酸味，多用于治疗体虚多汗、肺虚久咳、久泻肠滑、遗精遗尿、崩漏带下等病证。

苦："能泄、能燥"，具有清泄火热、泄降气逆、通泄大便、燥湿等作用。一般来讲，清热泻火、下气平喘、降逆止呕、通利大便、清热燥湿的药物多具有苦味，多用于治疗热证、呕恶、便秘、热结、湿热等病证。

咸："能下、能软"，具有泻下通便、软坚散结的作用。一般来讲，泻下、润下通便、软坚化结的药物多具有咸味，多用于治疗大便燥结、痰核、瘿瘤、癥瘕痞块等病证。

三、药物的归经

归，即归属，指药物作用的归属；经，即人体的经络。归经，指药物对机体的选择性作用，即某药对某些脏腑经络有特殊的亲和作用，因而对这些部位的病变有主要和特殊的治疗或调理作用。归经是药物性质作用的一种表现，归经不同，药物的治疗调理的范围不同。归经包含了药物作用定向的概念，是阐明药物作用机理和药效机理，指导临床用药的理论依据。

古人通过长期的临床观察，逐步认识到每种药物治病都有一定的范围，以此确定药物的归经。紫苏、桑叶能治疗咳喘，而咳喘为肺脏功能失调所致，故归肺经；山楂、神曲能消食，而饮食消化属于脾胃功能，所以归脾经、胃经，等等。归经一般采用十二脏腑经络法表述，直接表述为归心、肝、脾、肺、肾、胃、大肠、小肠、膀胱、胆、心包、三焦经等；在某些场合也用其他的表述，如入少阴、入太阴、入厥阴、入少阳，或入少阴心经、入厥阴肝经等。

四、药物的功效

药物的功效即药物所具有的治疗调理功能效用。中药除了由四气五味性质所决定的基本功能作用之外，还因其特殊的成分构成、归经等性质，具有特殊的功能效用，通过这些特殊的功能效用在人体中发挥治疗调理作用。每一种药物的功效都具有其特殊性，如人参大补元气、当归补血活血、黄连清热解毒、陈皮理气和中等，反映的都是各自所具有的独特功效。在临床中，需要根据病人的特殊病证和药物的特殊功效，什么病用什么药，什么药治什么病，有针对性地加以配伍选用，方能起到理想的治疗调理效果。药物的养生功能正是通过药物对人体的治疗调理功效来体现，使人体能从阴阳失衡失调的病理状态走向平衡协调的健康状态。

第三节　从中西药物的差异看中华药物的养生价值

中药与西药虽然都具有治疗的效果，但它们在性质上却完全不同，正是这种不同显示出中药不仅可以治疗疾病，还具有特殊的养生价值或身体调养价值。本节将从药物的来源、构成、使用方式、作用机制、作用效果五个方面来分析中药与西药的差异，并说明中药的养生效用。

一、药物来源：自然产物与人工产物

在药物来源上，中药主要是植物药、动物药，还有少量的矿物药。这些药物都来自大自然，是自然生成或形成的产品。大多数药物在使用前只是进行整理、清洗、晾晒，部分药物需要进行特殊的炮制，但对中药的清洗、晾晒、炮制一般都不会改变其自然本性。西药则

不同，基本上是运用人工的方式制造出来的，是人工技术的产物。西药或者是通过化学方法合成、提炼的，或者是通过生物方法生成制作的，或者是通过某种特殊的化学、物理或生物方法提取纯化的，天然的西药十分稀少。

显然，中药因为来自自然，在长期的生活和进化过程中，人类对其已经产生了相应的适应能力，服用后不会产生大的不良反应；而且各药物之间，成分复杂，可以对其不良反应产生牵制作用，不致对人体产生严重的损害作用。相反，人工的西药因为是来自近百十年人类人工技术制造的东西，人体尚未形成适应能力，且其有效成分单一，作用迅猛，难以根据特殊的个体掌握准确的服用量，所以很容易产生不适应或不良反应从而损害人体的健康。

二、药物构成：复杂多样与简单单一

在药物构成上，中药既有植物药、动物药，还有矿物药，而且每一种植物和动物药本身又包含了数种乃至数十种的成分，使其呈现复杂多样的构成状态。与中药相比，西药的构成则显得简单单一，它一般是由一种或数种化学分子或生物分子构成，成分单一，结构简单。

可以看出，中药构成的复杂多样不仅可以提供更为丰富的药物成分，以从多个方面作用于人体，调节人体的各种功能活动；同时各部分之间可以起到相互牵制作用和综合作用，使药物的不良反应明显降低，降低对人体的伤害。西药则不一样，因为其成分单一，理化特性和生物特性突出，作用偏颇集中，进入人体后能明显影响人体的物质构成、物质过程及生化机制和生理机制，从而产生相应的治疗作用。正因为如此，西药也很容易因为作用过度和其他化学、生物特性产生不良反应，对人体的健康带来不利影响。

三、使用方式：口服、口服与外用、外用、注射、静脉输注

在使用方式上，中药最常见的是口服，还有少量的外用。中药的口服一般是将药加水熬制成汤剂服用，或制作成丸剂、散剂服用，或与其他的食物等一起服用。西药在使用上除了口服和外用外，还包括皮下肌肉注射、静脉注射及静脉液体点滴输注，近年来静脉输注已经成为一种普遍的用药方式。

虽然西药的肌肉注射和静脉输注药效发挥更为迅速、直接，有利于快速消除病因，缓解症状，但它也可能产生一系列的负面影响；相反，中药的口服和外用虽然药效发挥比较缓慢，但它却更为自然，也更为安全，是养生保健更值得遵循的方式。消化道对人体来说是一道重要的防御屏障，它可以有效地防止有毒的食物、药物进入人体产生伤害。如果食物和药物具有毒性，消化道会做出明显的反应，甚至将食物和药物马上吐出，以起到有效保护人体的作用。肌肉注射和静脉输注则迈过了这道屏障，使人体无法先期发现药物的毒性，无法阻止毒物进入身体产生伤害。中药在外用中也因为皮肤的屏障作用，使其使用的安全性也可以保证。所以，如果西药使用口服和外用方式，与中药一样相对比较安全，但肌肉注射尤其是静脉输注，其安全性难以得到保证。因为药物被肌肉注射或静脉输注到身体后，药物就会迅速扩散，如果药物的毒性较大，身体很难将药物局限或排出，尤其是静脉输注，药物会随着静脉迅速传输到全身各个组织器官，如果药物对人体有不良反应，人体更没有办法消除这种毒副作用，只能任其传输。显然，在用药方式上，传统中药的使用方式更有利于人体的健康，近年来一些中药出现中毒问题多半是采用了静脉输注方式引起的，如果用传统的药物服用方式，中毒的可能性要大为降低。

四、作用机制：功能调理、扶正祛邪与结构修补、消除病原

在作用机制上，中药针对的是人体的各种功能活动，其作用是调整失常的功能使之恢复正常。中药并不是明确地补充人体的某种物质成分，也不是要修补组织器官的某个结构缺陷，而是通过其性味特性和特定功效，影响人体的各种功能活动，将疾病引起的功能活动的损伤加以修复，使功能活动得到调整，恢复正常，如反映中药基本性质的四气五味，就是其功能调理作用的具体体现。《东医宝鉴》引李东垣等医家论五味功效说："辛能散结润燥，苦能燥湿软坚，酸能收缓收散，甘能缓急，咸能软坚，淡能利窍。五味之用，酸束而收敛，咸止而软坚，甘上行而发，苦直下而泄，辛横行而散。……辛散，谓散其表里怫郁之气也。酸收，谓收其耗散之气也。淡渗，谓渗其内湿利小便也。咸软，谓软其大便燥结之火热也。苦泄，谓泻其上升之火也。甘缓，谓缓其大热大寒也。"[1]与中药不同，西药首先是从它的化学结构、理化特性或生物活性来理解其药理作用的，由于特定的西药具有特定的化学结构、理化特性，这种化学结构和理化特性决定了其特殊的物理化学性质、生物化学性质与生物活性。根据这种特殊的物理化学性质、生物化学性质和生物活性，就可以阐明其对人体的物理化学结构的作用以及各种功能活动的影响。西药的功能作用是为人体补充缺失的物质成分，或是通过其结构成分修补组织器官的缺陷，或是通过其化学和生物特性影响机体的特定功能活动，或作用于病原体使之失去活力或死亡。

从中西药物的作用机制来看，中药更有利于正常状态下的人体健康。首先，中药的功能调整作用从根本上说是通过机体的内在功能作用的发挥来实现对人体的医疗保健作用的，它也更能体现养生的强身健体本性；西药更多是依赖药物本身的理化特性和生物活性针对病因和病原发挥治疗作用，更具有一种外在性，并不直接对人

---

[1] 许浚原著，高光震等校释.东医宝鉴校释[M].北京：人民卫生出版社，2001：932.

体本身进行调养。其次，中药着眼功能调整，也更能促进人体各部分在机能活动上的提升和协调，促进整体的健康；西药则多作用于局部的物质结构和物质过程，进而影响到某一信息程序过程，无法从整体综合的角度对人体的各个方面加以调整，因而也无法达到对功能活动的整体协调效果。

五、作用效果：缓慢平和与迅速强烈

从作用效果来看，因为中药成分多样，口服后依赖消化道吸收，而吸收有一个过程且分散，因而进入人体相应部位发生作用也较为缓慢平和。西药则不一样，不少是用肌肉注射和静脉输注，加之成分单一集中，所以作用效果往往来得迅速强烈，很快就可以看到效果。

从中西药的作用效果比较可以看出，虽然西药见效快，作用迅速，对治疗是一大优势，但也必然存在风险大、不良反应大的问题，这对一般的养生保健来说反而是不利的。中药作用缓慢平和，治疗过程稍显漫长，但对于养生保健来说却是它的优点，因为它的不良反应小，更适用于身体长期调养，这对患有慢性病和身体虚弱的人来说更具有好处。事实上对慢性病和身体虚弱者来说，身体的调养比疾病的治疗更为重要，身体调养好了，正气恢复了，疾病自然可以消除。总之，中药成分自然多样，作用温和、多面，不良反应小，更有利于养生；西药成分单一，作用猛烈、单面，不良反应大，不利于养生。

第四节　药物调养的基本原则与方法

药物调养主要是通过各种药物对人体的补益调理功效，以及对病原的抑制、杀灭和祛除作用，来调整人体的形气神和脏腑经络，以促进其结构和功能的健全。中药调养多用成方，在长期的药物调

养实践中，养生家们总结出了一系列行之有效的原则和方法，这些原则和方法主要包括平衡阴阳、扶正以祛邪、虚者补之、实者除之、不顺通之等。

一、平衡阴阳

所谓平衡阴阳，即根据人体阴阳的偏盛偏衰，从总体上加以调整，以保证整个人体的阴阳平衡。因为人体是一个阴阳统一体，形气神、脏腑、经络、气血津液都存在阴阳的属性和表现，而且正是通过形气神、脏腑、经络、气血津液的阴阳协调平衡，来维持人体的健康；相反，如果人体不能维持形气神、脏腑、经络、气血津液的阴阳平衡，就会出现各种疾病，甚至威胁到生命。所以养生保健根本的原则与方法就是平衡阴阳，以维持人体各方面的阴阳平衡协调。在正常情况下，人体有能力维持阴阳的平衡协调，但当人体内外环境发生变化及各种病邪入侵，再加上人体正气不足，就会导致阴阳的失衡失调，出现阴盛阳衰、阳盛阴衰等病理变化，从而影响人体的健康。此时，要纠正人体阴阳的失衡失调局面，就需要借助药物的阴阳属性来消除人体阴阳的盛和衰，并调整人体阴阳的关系，以达到阴阳的平衡协调。

平衡阴阳的具体方法，就是根据人体阴阳、表里、寒热、虚实的病理变化，选择具有寒热温凉和酸苦甘辛咸不同性味特性和特定功效的药物，寒证用温热药，热证用寒凉药，肝心脾肺肾五脏病证分别用酸苦甘辛咸五味药物和对特定病证具有调理功效的药物，以使整个人体达到阴阳的平衡协调，保证人体的健康。其实，平衡阴阳是药物调养的总纲领和指导思想，在具体实践中还须根据人体各方面阴阳的具体表现和药物的四气五味及功效的阴阳特性，采用有针对性的药物和方剂来对人体阴阳进行平衡和调整。

二、扶正以祛邪

药物调养中的扶正以祛邪是指运用药物调养时应将扶正放在第一位，祛邪放在第二位，主要通过扶正辅以祛邪来进行调养，切忌本末倒置。人体之所以可被邪气所伤，根本原因是正气的不足，邪气则乘虚而入，伤害人体，出现疾病。人体养生保健最重要的是扶助正气，用补气、补血、生津、行气、理气的药物，使人体的结构和功能更为健全，提升抵御邪气的能力。如果一味地强调清热解毒、杀灭病原、祛除邪气、讲究卫生，虽然可以达到一定的效果，但祛邪的方法也会对人体的正气造成损伤。因为祛邪的药物都具有消除病邪的特定偏性，这种偏性可以消除病邪或病邪导致的病理改变，但因为性有所偏，也会导致人体结构与功能的失衡和损伤，对人体带来伤害。所以养生保健应以扶正为主，祛邪为辅，慎用、少用祛邪药物，尤其是现代医学的各种抗生素类药物在身体正常时更要少用，最好不用。其实，从养生学和中医学的角度来说，包括中西药在内的任何药物都具有偏性和毒性，所谓"是药三分毒"，而且药物也是通过其偏性或毒性来治疗疾病的，药物的偏性和毒性或多或少会对人体产生影响，即使是具有补益作用的药物也具有偏性，也会对正常人体的阴阳平衡产生影响，所以除非必要，一般不要使用。

三、虚弱者补养之

所谓"虚弱者补养之"是指当人体出现各种虚弱的证候时，就用补益的药物来进行补养，以使之强壮。在中国传统医学和养生学中，所谓"虚"都是指"正气虚"，意味着人体自身结构和功能的虚弱和不足，所以对于虚证都应用补养之法来治疗。从养生的角度来看，人体常见的虚证包括气虚、血虚、津液亏虚、肝阴虚、肾阴虚、肾阳虚等，这些虚证的出现说明人体相应的结构和机能出现了亏虚，此时就可选用补气、补血、生津液、滋肝阴、养肾阴、补肾阳的方药进行补养,以恢复人体相应结构和机能的正常。

四、邪实者祛除之

所谓"邪实者祛除之"是指当人体出现各种有形病邪存在的实证时,就用祛邪的药物来将病邪祛除。从养生的角度来看,人体的实证多半是外部病邪的入侵或内部功能虚弱,病气积聚而成,常见病因包括风、热、湿、燥、寒、暑等六淫邪气及食滞、痰饮、水液积聚、瘀血、癥块、寄生虫等,对于这些有形实邪当用祛邪泻实之法治之:邪在表者,用发汗解表法除之;热邪在里者,用清热法除之;寒邪在里者,用温热法除之;痰食、宿食之邪壅塞胸脘者,用涌吐法除之;湿热之邪在胃肠者,用泻下法除之;食积之邪在脘腹者,用消导法除之;湿邪在肌肤腠理者,用祛风除湿法除之;痰饮之邪在肺者,用祛痰法除之;等等。值得注意的是,中国传统医学和养生学在面对各种病邪时,并不像现代医学那样一味地强调在体内杀灭病邪,而是强调将邪气驱逐出身体,通过病邪的祛除来治疗疾病。所以在选择祛邪法时,一定要注意给邪气以出路,善于运用发汗、利尿、泻下、涌吐、放血、排脓等给邪气以出路的祛邪方法,避免用封堵杀灭的方法,杀灭病邪的药物如西医的抗生素应少用。

五、不顺者通调之

所谓"不顺者通调之"是指当身体出现不通导致的病证时,就用疏理通调的方法使之顺调。人体的不顺可能表现为气滞气行不顺,血瘀血行不顺,水滞水流不顺,情郁情绪不顺。其治疗则应运用行气通络、活血祛瘀、通调水道、疏肝解郁的方药进行调治。对人体来说,健康最重要的就是机能活动的顺畅协调,当身体出现问题时首先表现出来的也是机能活动的障碍不顺,所以疏理气机、协调机能就成为养生保健最关键的一环,因此在一般的药物调养中应注意适当服用具有疏通作用的药物，以达调畅气机的保健作用。

第五节　运用药物调养应注意的几个问题

一、以养为主、以治为辅

药物调养给人的印象往往是通过治疗和消除现有的疾病以达到养生的目的，但事实上药物调养并不等同于治病，治病的目的不是养生。养生是利用药物的调养作用而不是治疗作用，所以在药物调养中对药物的运用应始终坚持以养为主、以治为辅的原则，在用药上也应该尽量使用性味相对平和，功效为补益、疏通、调理的药物，少用性味偏颇，功效为峻散、祛邪、大清、大泻、大利、大通的药物。

二、熟悉药性、对证用药

药物调养须熟知药品性味，对证用药。凡药物都有其特殊的性味，正是靠其所特有的性味来纠正身体的阴阳偏盛偏衰，可见药物也是有偏性的，也就是所谓的毒性，运用得当可以治病，运用不当亦可导致疾病。因此，用药物调养时就必须了解药物的药性，知其所偏，根据人体的具体情况，有针对性地使用药物。孙思邈谓："安身之本，必须于食；救疾之道，惟在于药。不知食宜者，不足以全生；不明药性者，不能以除病。故食能排邪，而安脏腑；药能恬神养性，以资四气（指心、肝、肺、肾四脏真气）。故为人子者，不可不知此二事。是故君父有疾，期先命食以疗之。食疗不愈，然后命药。故孝子须深知食药二性。"[1]具体地说，熟悉药性、对证用药就是熟悉药物的寒热温凉四气之性和酸苦甘辛咸五味之性及特定的作用功效之性，根据每个人的特殊情况及药物的性质作用特点进行选择和配伍运用。

---

[1] 李长福，李慧雁. 孙思邈养生全书 [M]. 北京：社会科学文献出版社，2003：82.

三、按需用药、谨慎用药

药物调养应根据人体的需要及具体情况进行,并谨慎用药。因为个体差异,其脏腑经络也各有所宜,阴阳、表里、寒热、虚实各有不同,所以必须针对性地选择药物,以便达到更好的疗效。正如清冯兆张所指出的:"脏各有神,凡酷嗜一物,皆其脏神所欲。斯脏之精气不足,则求助斯味以自救。如娠妇肝肾不足,则嗜酸咸;老人精血亏,则嗜肉食。故凡病人所嗜之物,只可节之,不可绝之。若久药厌烦,可缓之病,不妨暂停药饵,调进所嗜之味,胃气一旺,便可长养精神;若病势不能勿药者,则宜冲和之药味,易于入口,勿伤胃气。设不知此,而绝其脏神所嗜之食,强其胃气所伤之药,胃气既伤,化源绝灭,而欲病退神安者,难矣!"[1] 所以用药必须谨慎,特别是西药,其不良反应普遍较大,不宜作为养生的常规药物日常服用。

四、调理为本、补疏结合

其实,健康人群药物调养的主要目的在于调理,即对人体的气机进行疏理和调节。通过疏理和调节,保证人体各种功能活动的健全,维持各功能活动之间的协调。药物调养除了调理外,也需要适当地补和疏,因为每个个体都可能存在正气虚和气机不顺,通过补益,使人体气血津液能得到更充足的提供;通过疏导,气机才不致阻塞,功能活动才能正常进行,各功能活动之间才能协调一致。

五、平稳用药、不过不偏

药物调养不同于疾病治疗,在用药过程中始终要坚持平稳平和、不过不偏的原则。平稳平和是要求所用药物平稳,性味平和,使用平性、温性、凉性、甘味、微辛、微酸、微苦、微咸的药物,避免

---

[1] 汪茂和.中国养生宝典:第二版下,北京:中国医药科技出版社,1998:2533.

使用大热、大寒、大苦、大酸、大辛、大咸的药物。不过不偏则是要求避免性味偏颇，避免过补过泻，以免打破人体的阴阳平衡，影响人体的健康。

药物调养尤其要防止盲目进补。老年人和体弱多病之人需要用补益之法进行调养，但过补可能导致营养过剩、偏颇，弱不胜补，无法消受，甚至产生气机壅塞等病症。中老年尤其是老年人的药物补养必须注意适当。首先要明确补药是针对虚证的，倘若将补药视为"万灵妙药"，不加辨证，冒然进补，很容易导致机体气血壅滞、阴阳失调。同时还要辨明是阴阳、气血、脏腑的哪些方面亏虚，根据具体的亏虚情况进补，气虚补气，血虚补血，脏腑虚补脏腑，绝不盲目乱补，做到没有体虚的情况下绝不进补。

六、循序渐进、心安不躁

药物调养应制定严格的用药程序，并按照程序循序渐进地进行。由于个人差异，各人对药物的接受能力不同，更由于所用调养中药都是自然原药，包含复杂的成分，需要人体消化吸收后慢慢发挥作用，所以药物调养必须根据人体的具体情况和用药情况循序渐进地进行，以保证取得好的效果。正如《千金要方》所云："夫欲服食（药物），当寻性理所宜，审冷暖之适，不可见彼得力，我便服之。初御药皆先草木，次石，是为将药之大较也。所谓精粗相代，阶粗以至精者也。夫人从少至长，体习五谷，卒不可一朝顿遗之。凡服药物为益迟微，则无充饥之验，然积年不已，方能骨髓填实，五谷居然而自断。今人多望朝夕之效，求目下之应。腑脏未充，便以绝粒；谷气始除，药未有用，又将御女。形神与俗无别，以此致弊，胡不怪哉！服饵大体皆有次第，不知其术者，非止交有所损，卒亦不得其力。故服饵大法，必先去三虫。三虫既去，次服草药，好得药力；次服木药，好得力讫；次服石药。依此次第，乃得遂其药性，庶事安稳，可以延龄矣。"[1]

同时，在用药过程中，还应该调整心态，认识到养生保健是一个长期的过程。身体的调养、疾病的消除、药物作用的发挥，都需要一个过程，不能急于求成，要有耐心地进行调养。只有这样才能得到好的效果，那种企求短时间见效的心态和做法，反而不利于身体的调养和疾病的消除，更容易出现问题。

第六节　常用调养药物

一、健脾消食药

1. 茯苓：性平，味甘、淡，归心、脾、肺、肾经。功效为利水渗湿，健脾和胃，宁心安神。用于便溏泄泻、脾虚食少、水肿、尿少、痰饮眩悸、心神不安、惊悸失眠等症。

2. 山药：性平，味甘，归脾、肺、肾经。功效为补脾养胃，生津益肺，补肾涩精。用于脾虚食少、久泻不止、肺虚喘咳、肾虚遗精、带下、尿频、虚热消渴等症。

3. 莲子：性平，味甘、涩，归心、脾、肾经。功效为补脾止泻，益肾涩清，养心安神。用于脾虚久泻、遗精带下、心悸失眠等症。

4. 麦芽：性平，味甘，归脾、胃经。功效为行气消食，健脾开胃，退乳消胀。用于食积不消、脘腹胀痛、脾虚食少、乳汁郁积、乳房胀痛、妇女断乳等症。

5. 薏苡仁：性微寒，味甘、淡，归脾、肾、胃经。功效为健脾利湿，清热排脓。用于脾虚泄泻、水肿脚气、白带、湿痹拘挛、关节疼痛、肠痈、肺痿等症。

6. 山楂：性微温，味甘、酸，归脾、胃、肝经。功效为消食化积，活血散瘀。用于饮食积滞、胸膈痞满、疝气血瘀、闭经等症。

---
[1] 千金要方 [M]// 道藏：第 26 册. 北京：文物出版社，1988：539.

7. 藿香：性温，味辛，归脾、胃、肺经。功效为化湿醒脾，辟秽和中，解暑，发表。用于湿阻脾胃、脘腹胀满、呕吐、泄泻、感冒初起、恶寒发热、胸脘满闷等症。

8. 大枣：性温，味甘，归脾、胃、心经。功效为补中益气，养血安神。用于脾虚食少、乏力便溏、血虚萎黄、妇人脏躁等症。

9. 砂仁：性温，味辛，归脾、胃、肾经。功效为化湿行气，温中止泻，安胎。用于脾胃虚寒、湿阻脾胃、腹痛泄泻、脘腹胀满、不思饮食、呕吐泄泻、妊娠恶阻、胎动不安等症。

10. 神曲：性温，味甘、辛，归脾、胃经。功效为消食和胃。用于饮食积滞、外感风寒等症。

二、补气药

1. 人参：性微温，味甘、微苦，归脾、肺、心、肾经。功效为大补元气，复脉固脱，补脾益肺，生津养血，安神益智。用于体质虚弱、四肢无力、精神疲倦、心悸气短、体倦乏力、少气懒言、多汗、口渴等症。

2. 党参：性平，味甘，归脾、肺经。功效为健脾益肺，补中益气，养血生津。用于脾肺虚弱、气短心悸、食少便溏、虚喘咳嗽、内热消渴等症。

3. 西洋参：性凉，味甘、微苦，归心、肺、肾经。功效为补气养阴，清热生津。主治气虚阴亏、内热、咳喘痰血、虚热烦倦、消渴、口燥咽干等病症。

4. 黄芪：性微温，味甘，归脾、肺经。功效为补气升阳，固表止汗，利水退肿，生津养血，行滞通痹，托毒排脓，敛疮生肌。用于气虚衰弱、倦怠乏力、脱肛、子宫脱垂、自汗、水肿、面目浮肿等症。

5. 白术：性温，味苦、甘，归脾、胃经。功效为健脾益气，燥湿利水，止汗，安胎。用于脾虚少食、腹胀泄泻、带下、痰饮眩悸、水肿、自汗、胎动不安等症。

6. 甘草：性平，味甘，归心、肺、脾、胃经。功效为补脾益气，清热解毒，祛痰止咳，缓急止痛，调和药性。用于脾胃虚弱、气血不足、疮疡肿毒、咽喉肿痛、咳嗽气喘、腹中挛急作痛等症。

三、理气药

1. 枳实：性微寒，味苦、辛、酸，归脾、胃、大肠经。功效为行气除胀，化痰开痹，消积导滞。用于胸腹胀满、胸痹结胸、痰多咳嗽、风痰眩晕、食积停滞、便秘腹痛、泻痢不畅、里急后重等症。

2. 沉香：性微温，味辛、苦，归脾、胃、肾经。功效为行气止痛，降气止呕，纳气平喘。用于胸腹疼痛、呕吐呃逆、气虚咳喘、胃肠气滞等症。

3. 陈皮：性温，味辛、苦，归脾、肺经。功效为行气除胀，燥湿化痰，健脾和中。用于湿阻中焦、饮食减少、消化不良、恶心呕吐、胸腹胀满、脘腹痞胀、便溏泄泻、痰多咳嗽等症。

4. 木香：性温，味辛、苦，归脾、胃、大肠、胆、三焦经。功效为行气止痛，健脾消食。用于胸腹胀痛、胁肋疼痛、泻痢腹痛等症。

5. 厚朴：性温，味苦、辛，归脾、胃、肺、大肠经。功效为燥湿行气，降逆平喘。用于湿阻脾胃、脘腹胀满、气滞胸腹胀痛、便秘腹痛、痰多咳嗽等症。

6. 香附：性平，味辛、微苦、甘，归肝、脾、三焦经。功效为疏肝解郁，理气宽中，活血调经。用于胁肋疼痛、胸腹胀痛、乳房胀痛、疝气腹痛、月经不调、经行腹痛等症。

四、养血药

1. 当归：性温，味甘、辛，归肝、心、脾经。功效为补血活血，调经止痛，润肠通便。用于血虚萎黄、眩晕心悸、月经不调、经闭痛经、虚寒腹痛、跌打损伤、风湿痹痛、痈疽疮疡、肠燥便秘、久咳气喘等症。

2. 熟地黄：性微温，味甘，归肝、肾经。功效为补血滋阴，益精填髓。用于血虚萎黄、眩晕、心悸、失眠、月经不调、崩漏、肾阴不足、骨蒸潮热、盗汗、遗精、消渴等症。

3. 枸杞：性平、味甘，归肝、肾经。功效为滋补肝肾，益精明目。用于虚劳精亏、腰膝酸痛、眩晕耳鸣、内热消渴、血虚萎黄、目昏不明等症。

4. 何首乌：性微温，味苦、甘、涩，归肝、心、肾经。功效为补肝肾，益精血，润肠通便，解毒。用于血虚萎黄、眩晕、失眠、头发早白、腰膝酸软、筋骨不健、肠燥便秘、瘰疬、疮痈及久疟等症。

5. 白芍：性微寒，味苦、酸，归肝、脾经。功效为养血调经，敛阴止汗，柔肝止痛，平抑肝阳。用于月经不调、经行腹痛、崩漏以及自汗、盗汗，胁痛、腹痛、手足拘挛疼痛、头痛、眩晕等症。

6. 阿胶：性平，味甘，归肺、肝、肾经。功效为补血止血，滋阴润肺。用于血虚萎黄、眩晕、心悸、虚劳咯血、吐血、便血、尿血、崩漏、热病伤阴、虚烦不眠等症。

7. 龙眼肉：性温，味甘，归心、脾经。功效为补心安神，养血益脾。用于心脾虚损的失眠健忘、惊悸怔忡、气血不足、体虚力弱等症。

五、活血调经药

1. 川芎：性温，味辛，归肝、胆、心包经。功效为活血行气，祛风止痛。用于月经不调、经闭痛经、腹痛、胸胁刺痛、跌扑肿痛、头痛、风湿痹痛等症。

2. 丹参：性微寒，味苦，归心、肝经。功效为活血通经，祛瘀止痛，凉血清心，养血安神。用于胸胁刺痛、心悸怔忡、失眠、风湿痹痛、癥瘕结块、疮疡肿痛、跌仆伤痛、月经不调、经闭痛经、产后瘀痛等症。

3. 牡丹皮：性微寒，味苦，归心、肝、肾、肺经。功效为清热凉血，活血散瘀。用于发斑、吐衄、骨蒸潮热、血滞经闭、痛经、痈肿疮毒、跌扑伤痛、风湿热痹等症。

4. 益母草：性微寒，味辛、微苦，归肝、心包、膀胱经。功效为活血调经，利水消肿，凉血消疹。用于月经不调、痛经、产后恶露不尽、瘀滞腹痛、水肿、小便不利、疹痒赤热等症。

5. 木瓜：性温，味酸，归肝、脾经。功效为除湿利痹，缓急舒筋，消食。用于风湿痹痛、吐泻转筋等症。

6. 三七：性温，味甘，微苦，入肝、胃经。功效为散瘀止血，活血止痛。用于吐血、衄血、便血、瘀滞疼痛、跌打伤痛等症。

7. 红花：性温，味辛，归肝、心经。功效为活血通经，祛瘀止痛。用于癥瘕结块、疮痈肿痛、跌仆伤痛、风湿痹痛、月经不调、经闭腹痛、产后瘀痛、斑疹色暗等症。

8. 桃仁：性平，味苦、甘，归心、肝、大肠经。功效为活血祛瘀，润肠通便，消痈排脓，止咳平喘。用于癥瘕结块、肺痈肠痈、跌仆伤痛、经闭痛经、产后瘀痛、肠燥便秘、咳嗽气喘等症。

9. 郁金：性寒，味辛、苦，归心、肺、肝经。功效为活血止痛，疏肝解郁，凉血清心，利胆退黄。用于经行腹痛、月经不调、癥瘕结块、胁肋疼痛、吐血、衄血、尿血、黄疸等症。

六、滋阴药

1. 沙参：性微寒，味甘、微苦，归肺、胃经。功效为润肺止咳，养胃生津。用于肺虚有热、干咳少痰，或久咳声哑、胃阴耗伤、津少口渴等症。

2. 麦冬：性微寒，味甘、微苦，归心、肺、胃经。功效为润肺清心，养胃生津。用于肺阴受损、津少口渴、燥咳、咯血、心烦不安等症。

3. 玉竹：性平，味甘，归肺、胃经。功效为滋阴润肺，养胃生津。用于肺阴受损、肺燥咳嗽、干咳少痰，以及胃热炽盛、津伤口渴、消谷易饥等症。

4. 黄精：性平，味甘，归脾、肺、肾经。功效为补气养阴，健脾，润肺，益肾。用于脾胃虚弱、体倦乏力、肺虚咳嗽、消渴、病后虚羸等症。

5. 女贞子：性凉，味甘、苦，归肝、肾经。功效为补肾滋阴，养肝明目。用于肝肾不足导致的头晕、耳鸣、两目昏糊、头发早白等症。

6. 鳖甲：性微寒，味咸，归肝、肾经。功效为滋阴潜阳，软坚散结，退热除蒸。用于潮热盗汗、热病伤阴、阴虚风动、胸胁作痛、癥瘕积聚等症。

7. 石斛：性微寒，味甘，归胃、肾经。功效为益胃生津，滋阴清热。用于热病伤津、咽干口燥、眼目昏花、筋骨痿软、腰膝无力、吐血咳喘等症。

8. 百合：性寒，味甘，归肺、心经。功效为养阴润肺，清心安神。用于肺热咳嗽、虚烦口渴、失眠多梦等症。

七、温里药

1. 肉桂：性大热，味辛、甘，归肝、肾、脾经。功效为温中补阳，散寒止痛。用于畏寒肢冷、脘腹冷痛、食少溏泄、久病体弱、气衰血少、阴疽色白且漫肿不溃或久溃不敛、寒痹腰痛、经行腹痛等症。

2. 干姜：性温，味辛，归心、肺、脾、胃、肾经。功效为温中，回阳，温肺化痰。用于脾胃虚寒、呕吐泄泻、脘腹冷痛、阴寒内盛、四肢厥冷、脉微弱、肺寒咳嗽、痰稀而多且形如白沫等症。

3. 花椒：性大热，味辛，有毒，归脾、胃、肺、肾经。功效为温中止痛，散寒除湿。用于胃腹冷痛、寒湿泄泻、虫积腹痛等症。

4. 胡椒：性热，味辛，归胃、大肠经。功效为温中散寒，增进食欲。用于胃寒呕吐、腹痛泄泻等症。

5. 丁香：性温，味辛，归肺、胃、脾、肾经。功效为温中降逆，温肾助阳。用于胃腹冷痛、呃逆呕吐、寒湿带下等症

6. 小茴香：性温，味辛，归肝、肾、脾、胃经。功效为理气止痛，调中和胃。用于寒疝腹痛、睾丸偏坠、胃腹冷痛、胃寒呕吐、食少等症。

八、壮阳药

1. 鹿茸：性温，味甘、咸，归肝、肾经。功效为补督脉，助肾阳，生精髓，强筋骨。用于阳痿、肢冷、腰瘦、小便清长、精衰、血少、消瘦乏力及小儿发育不良、骨软行迟、冲任虚损、带脉不固、崩漏带下等症。

2. 肉苁蓉：性温，味甘、咸，归肾、大肠经。功效为补肾助阳，润肠通便。用于肾虚阳痿、遗精早泄、腰膝冷痛、筋骨痉弱、肠燥便秘等症。

3. 杜仲：性温，味甘，归肝、肾经。功效为补肝肾，强筋骨，安胎。用于肝肾不足、腰膝酸痛、乏力、眩晕、阳痿、小便频数、胎元不固、腰酸、胎动等症。

4. 益智仁：性温，味辛，归脾、肾经。功效为补肾固精，缩尿，温脾止泻，摄涎唾。用于遗精、早泄、尿频、遗尿及白浊、脾寒泄泻、腹部冷痛及口涎自流等症。

5. 菟丝子：性平，味辛、甘，归肝、肾经。功效为补肾固精，养肝明目。用于肾虚阳痿、遗精、早泄、耳鸣、小便频数、淋沥、腰痛、带下、两目昏糊等症。

6. 淫羊藿：性温，味辛，归肝、肾经。功效为补肾助阳，祛风湿。用于阳痿、遗精、早泄、腰膝痿软、肢冷畏寒、寒湿痹痛、四肢拘

挛麻木等症。

九、解表药

1. 桂枝：性温，味辛、甘，归心、肺、膀胱经。功效发汗解表，温通经脉，通阳化气。用于发热恶寒、寒湿痹痛、经闭腹痛、痛经、痰饮喘咳、小便不利等症。

2. 紫苏：性温，味辛，归肺、脾经。功效解表散寒，行气和胃，安胎。用于感冒风寒、胸闷、呕恶、妊娠恶阻、胎动不安等症。

3. 荆芥：性温，味辛，归肺、肝经。功效祛风解表，止血。用于感冒风寒以及感冒风热、麻疹透发不畅、疮疡初起、发热恶寒、衄血、便血、崩漏等症。

4. 防风：性微温，味辛、甘，归膀胱、肝、脾经。功效祛风解表，胜湿解痉，止泻止血。用于感冒风寒、发热恶寒、头痛、身痛，以及感冒风热、发热恶寒、目赤、咽痛、风湿痹痛等症。

5. 生姜：性微温，味辛，归肺、脾、胃经。功效发汗解表，温中止呕，化痰止咳，解鱼蟹毒。用于风寒感冒、发热、恶寒、胃寒呕吐、肺寒咳嗽、喘息气促、中鱼蟹毒、呕吐腹泻等症。

6. 葱白：性温，味辛，归肺、胃经。功效发汗解表，通阳散寒，解毒散结。用于感冒风寒、发热、恶寒、腹泻、腹痛、小便不利、腹胀、腹痛等症。

7. 薄荷：性凉，味辛，归肺、肝经。功效疏散风热，清利头目，利咽，透疹，疏肝行气。用于感冒风热、温病初起有表证、咽喉红肿疼痛、目赤肿痛、风疹瘙痒、肝气郁滞、胁肋肿痛等症。

8. 桑叶：性寒，味苦、甘，归肺、肝经。功效疏散风热，清肺润燥，清肝明目。用于外感风热、头痛、咳嗽、咽喉红肿、目赤肿痛、眼目昏花等症。

9. 菊花：性微寒，味甘、苦，归肺、肝经。功效疏散风热，平肝明目，清热解毒。用于外感风热、发热、恶寒、头痛、目赤肿痛、疮疡肿痛，及肝阳上亢引起的头晕、目眩、头胀、头痛等症。

10. 柴胡：性微寒，味辛、苦，归肝、胆、肺经。功效为解表，退热，疏肝解郁，升举阳气。用于感冒、发热、寒热往来、疟疾、肝气郁结、胁肋疼痛、月经不调等症。

11. 金银花：性寒，味甘，归肺、胃、大肠经。功效为清热解毒。用于外感风热或温病初起、疮痈肿毒、咽喉肿痛、热毒引起的泻痢便血等症。

十、清热药

1. 竹叶：性寒，味甘、淡，归心、胃经。功效为清热除烦，生津利尿。用于热病烦躁、口渴、口舌生疮，以及小便黄赤短少、淋痛等症。

2. 夏枯草：性寒，味辛、苦，归肝、胆经。功效为清肝明目，散结消肿。用于目赤肿痛、目珠疼痛、头痛、晕眩、瘰疬、痰核等症。

3. 荷叶：性平，味苦，归肝、脾、胃经。功效为解暑清热，升发清阳。用于感受暑热、头胀胸闷、口渴、小便短赤、夏季暑热泄泻等症。

4. 决明子：性微寒，味甘、苦、咸，归肝、胆经。功效为清肝明目。用于目赤肿痛、羞明多泪等症。

5. 金银花：性寒，味甘，归肺、胃、心、脾经。功效为清热解毒。用于外感风热或温病初起、疮痈肿毒、咽喉肿痛、热毒引起的泻痢、便血等症。

6. 连翘：性微寒，味苦，归心、胆经。功效为清热解毒。用于外感风热或温病初起、热病有高热、烦躁、口渴或发斑疹、疮疡肿毒、瘰疬、丹毒、乳痈等症。

7. 蒲公英：性寒，味苦、甘，归肝、胃经。功效为清热解毒。

用于乳痈肿痛、疔疮热毒、肺痈咳吐脓血痰等症。

8. 鱼腥草：性微寒，味辛，归肺经。功效为清热解毒，消痈肿。用于肺痈、痰热壅滞、咳吐脓血，以及百日咳、各种实热性的痈毒肿痛等病症。

9. 黄连：性寒，味苦，归心、肝、胆、胃、大肠经。功效为清热燥湿，泻火解毒。用于湿热内蕴、胸中烦热痞满、舌苔黄腻、黄疸，以及肠胃湿热留恋、呕吐、泻痢、痔疮、热病高热、口渴烦躁、失眠、心烦、血热妄行、吐血衄血，以及热毒疮疡等症。

10. 黄芩：性寒，味苦，归心、肺、胆、大肠、小肠经。功效为清热燥湿，泻火解毒，安胎。用于湿温发热、胸闷、口渴不欲饮，以及湿热泻痢、黄疸、热病高热烦渴，或肺热咳嗽，或热盛迫血外溢的吐血、衄血、便血、崩漏、热毒疮疡等症。

11. 黄柏：性寒，味苦，归肾、膀胱、大肠经。功效为清热燥湿，泻火解毒，清虚热。用于湿热泻痢、湿热黄疸、小便淋沥涩痛、赤白带下、阴部肿痛、足膝肿痛、痿软无力热毒疮疡、湿疹等症。

十一、安神药

1. 酸枣仁：性平，味甘、酸，归心、脾、肝、胆经。功效为养心安神，益阴敛汗。用于虚烦失眠、心悸怔忡、虚汗等症。

2. 柏子仁：性平，味甘、辛，归心、肝、肾经。功效为养心安神，润肠通便。用于虚烦失眠、心悸怔忡、肠燥便秘等症。

3. 远志：性温，味苦、辛，归肺、心、肾经。功效为安神，祛痰，消痈。用于痰迷神昏、惊悸、失眠、咳嗽痰多等症。

4. 合欢：性平，味甘，归心、脾、肺经。功效为安神，活血，消痈肿。用于心烦失眠、跌打损伤、骨折疼痛、肺痈、疮肿等症。

5. 灵芝：性平，味甘，归心、肝、脾、肺、肾经。功效为滋补强壮，健脑安神，益精气，强筋骨。用于心悸、虚痨、咳嗽、气喘、食欲不振、失眠健忘等症。

第七节　药物调养方举例

一、调养单方

1. 服脂麻法（《太上元变经》）

上党胡麻三斗，淘净甑蒸，令气遍日干，以水淘去沫，再蒸，如此九度，以汤脱去皮，簸净炒香为末，白蜜或枣羔丸，弹子大，每温酒化下一丸，日三服。忌毒鱼狗肉生莱菔。至百日，能除一切痼疾；一年，面泽光，不饥；二年，白发返黑；三年，齿落更生；四年，水火不能害；五年，行及奔马。

2. 服黄精法（《圣惠方》）

黄精根茎不限多少，细锉，用流水掉去苦汁，九蒸九曝，食之。或阴干捣末，每日水调服，任多少，忌食梅实。一年内变老为少。

3. 服菟丝法（《抱朴子》）

取实一斗，酒一斗浸，暴干再浸，又暴，令酒尽乃止，捣筛，每酒服二钱，日二服。此药治腰膝去风，兼能明目，久服令人光泽，老变为少。十日外，饮啖如汤沃雪也。

4. 天门冬膏（《饮膳正要》）

去积聚风痰、癫疾、三虫伏尸，除瘟疫，轻身益气，令人不饥，延年不老。

天门冬不以多少，去皮，去根须，洗净。右件捣碎，布绞取汁，澄清滤过，用磁器、砂锅，或银器，慢火熬成膏。每服一匙头，空心温酒调下。

5. 服五味子法（《圣惠方》）

五六月宜少服五味子汤，以益肺金之气，在上则滋源，在下则补肾。其法以五味子一大合，木臼捣细磁瓶中，以白沸汤投之，少入蜜，封置火边，良久汤成，任饮。

6. 服甘菊法（《玉函方》）

王子乔变白增年方，用甘菊，三月上寅日采苗，名曰玉英；六月上寅日采叶，名曰容成；九月上寅日采花，名曰金精；十二月上寅日来根茎，名曰长生。四味并阴干百日，等分，以戊日合捣千杵为末，每酒服一钱匕，或以蜜丸，梧子大，酒服七丸，一日三服。百日轻润，一年发白变黑，服之三年，齿落更生。

7. 服地黄法（《玉函方》）

地黄根净洗捣绞汁，煎令稠，入白蜜更煎，令可丸，丸如梧子大。每晨温酒送下三十丸，日三服。亦可以青州枣和丸，或别以干地黄末入膏，丸服亦可。百日面如桃花，三年身轻不老，十年白发更黑，力如二十时，令人多子，神效无比，夜视有光。

8. 服山药法（《圣惠方》）

益颜色，补下焦虚冷，小便频数，瘦损无力。用山药于沙盆中研细，入铫中，以酒一大匙熬令香，旋添酒一钱，搅令匀，空心饮之，每旦服。

9. 服胡桃法（《圣惠方》）

凡服胡桃，不得并食，须渐渐食之。初日服一颗，每五日加一颗，至二十颗为止，周而复始。常服令人能食，骨肉细腻光润，须发黑泽，血脉通调，养一切老病。

10. 枸杞煎（《千金要方》）

补虚赢，延年。

取生湿枸杞子一升，清酒六升，煮五沸，取出研之，熟滤取汁。令其子极净，暴令干。捣末和前汁微火煎，令可丸。酒服二方寸匕，日二。亦可丸服五十丸。

11. 服菖蒲法（《饮膳正要》）

菖蒲寻九节者，窨干百日，为末，日三服。久服聪明耳目，延年益寿。《抱朴子》云：韩聚服菖蒲十三年，身上生毛，日诵万言，冬袒不寒。须得石上生者，一寸九节，紫花，尤善。

12. 服何首乌（《饮膳正要》）

何首乌味甘甜，无毒，久服可以壮筋骨，益精髓，黑发鬓，让人有生育功能。

二、调养复方

1. 彭祖延年柏子仁丸（《千金翼方》）

久服强记不忘方。

柏子仁伍合；蛇床子、菟丝子、覆盆子各半升；石斛、巴戟天各二两半；杜仲炙、天门各去心、远志去心各三两；天雄炮去皮一两；续断、桂心各一两半；昌蒲、泽泻、薯预、人参、干地黄、山茱萸各二两；五味子伍两；锺乳成炼者三两；肉丛蓉六两。

上二十二味，捣筛炼蜜和丸，如桐子大，先食服二十丸，稍加至三十丸。先斋五日乃服药，服后二十日，齿垢稍去，白如银；四十二日，面悦泽，六十日瞳子黑白分明，尿无遗沥；八十日四肢偏润，白发更黑，腰背不痛；一百五十日意气如少年，药尽一剂，药力周至，乃入房内。忌猪鱼生冷酢滑。

2. 神仙服饵何首乌丸（《修真秘诀》）

何首乌一斤，米泔浸一宿；牛膝半斤。

上用木甑中以黑豆五升辅底，入前二物蒸豆熟为度，日曝或焙干末之，丸梧桐子大，温酒下三五十丸，日二次服。永无风疾、气疾、齿坚髭黑，皮肤细滑，行及奔马。

3. 延寿丹（《丹溪心法》）

天门冬去心、远志去心、山药、巴戟各二两；赤石脂、车前子、菖蒲、柏子仁、泽泻、川椒去目炒、熟地、生地、枸杞、茯苓、覆盆子各一两；牛膝酒浸、杜仲炒、菟丝子酒浸、肉苁蓉各四两；当归酒洗、地骨、人参、五味各一两。右为末，蜜丸梧子大，服70丸。

4. 还少丹（《丹溪心法》）

大补真气虚损，肌体瘦弱。

肉苁蓉、远志去心、茴香、巴戟、山药、枸杞、熟地、石菖蒲、山茱萸、牛膝、杜仲炒、楮实、五味、白茯苓各等分。右为末，炼蜜同枣肉为丸，梧子大，每服温酒或盐汤送下，日三服。此药平补，力衰体倦，小便浑浊，最宜服之。有热加山栀子一两，心气不平加麦冬一两，少精神倍加五味一两，阳弱加续断一两。

5. 益寿地仙丹（《丹溪心法》）

补五脏，填骨髓，续绝伤，黑髭发，清头目，聪耳听。

甘菊三两、枸杞二两、巴戟三两去心、肉苁蓉四两酒浸。上为末，蜜丸梧子大，服30丸，空心盐汤下，温酒亦得。

6. 阳春白雪糕（《寿世保元》）

凡年老之人，当以养元气，健脾胃为主。每日三餐，不可缺此糕也。王道之品，最益老人。

白茯苓去皮、淮山药、芡实仁、莲肉去心皮各四两，共研细末；陈仓米半升、糯米半升、白砂糖一斤半，右先将药米二味，用麻布袋盛放瓶内，蒸极熟取出，放簸箕内，却入白砂糖同搅极匀，揉作一块，用小木印印作饼子，晒干收贮，男妇小儿任意取食，妙不可言。

7. 八仙长寿丸（《丹溪心法》）

一论年高之人，阴虚筋骨柔弱无力，面无光泽或暗淡。食少痰多或喘或咳，或便溺数濇，阳痿，足膝无力者，并治形体瘦弱无力，多因肾气久虚，憔悴盗汗，发热作渴，并皆治之。

大怀生地黄酒拌入砂锅内蒸一日，黑掐断慢火焙干八两；山茱黄酒拌蒸去核四两；白茯神去皮木筋膜、牡丹皮去骨各三两；辽五味子去梗二两；麦门冬水润去心二两；干山药、益智仁去壳盐水炒各二两；右忌铁器，为细末。炼蜜为丸，如梧子大，空心温酒调下，或炒盐汤调服。

腰痛加木瓜、续断、鹿茸、当归；消渴加五味子、麦冬各二两。老人下元冷，转胞不得小便，膨急切痛，四五日困笃如死者，用泽泻去益智仁。

8. 扶桑至宝丹（《寿世保元》）

胡僧曰：蚕食吐丝，结成锦绣，人食生脂，延年除咎。盖嫩桑之叶，性本和平，不冷不热。生于郊野之外，惧为蛇蝎所治，须采家园中嫩而成树者，采数十斤，洗以长流之水，摘去其蒂，曝于日中，以干为度。复取巨肚子为臣，炼蜜为丸，如梧桐子大。……日服二次，约可百丸，白开水下。三月之后，体生轸粟，此是药力所行，慎如惊畏，旋则遍体光洁，如凝脂然。服至半年之后，精力转生，诸病不作，久服不已，自登上寿。老人服之，步健眼明，发日返黑，又能消痰生津，补髓添精，功效不细。……

9. 大造丸（《红炉点雪》）

补阴之功甚巨，百发百中，久服耳聪目明，须发乌黑，延年益寿，有夺造化之功，故名。用紫河车一具，男用女胎，女用男胎。初生者米泔洗净，新瓦焙干研末，气力尤全，且无火毒。败龟板年久者，童便浸三日，酥炙黄二两，或以童便浸过，石上磨净，蒸熟晒研尤妙。黄柏去皮盐酒浸炒一两半；杜仲去皮酥炙一两半；牛膝去苗酒浸晒一两二钱，肥生地黄二两半入砂仁六钱，白茯苓二两，绢袋盛，入瓦罐，酒煮七次，去茯苓砂仁不用，杵地黄为膏听用。天门冬去心，麦门冬去心，人参去芦各一两二钱。夏月加五味子七钱。各不犯铁器为末，同地黄膏入酒米糊丸如小豆大，每服八九十丸，空心盐汤下，冬月酒下。女人去龟板加当归二两，以乳煮糊为丸；男子遗精，女人带下,并加牡蛎粉一两。

10. 二黄丸(《寿亲养老新书》)

生地黄一两,熟地黄一两,天门冬一两去皮,麦门冬一两去心,人参一两。右五味为末,炼蜜为丸如梧桐子大。每服三十丸至五十丸,空心温酒盐汤下。常服十日明目,十日不渴,自此以往,可以长生。

11. 四顺汤(《寿亲养老新书》)

治老人百疾,常服四顺汤。

神曲四两,生姜四两去皮,甘草一两半,炙黄,草豆蔻一两半,先炮熟去皮细锉用,大麦蘖子二两炒熟。上件为末,盐点之,一钱。

12. 枳壳木香散(《寿亲养老新书》)

老人和脾胃气,治胸膈痞闷,心腹刺痛,不思饮食,枳壳木香散。男子女人通用此方。

木香一两,神曲杵末炒四两,京三棱四两炮,青橘皮去瓤三两,甘草三两炮,益智去皮三两,白芷一两,桂三两,莪术三两炮,白术微炒二两,枳壳麸炒三两炮。上件药,捣罗为末,每服二钱,水一盏,入生姜、盐,各少许,同煎至七分,并滓热服。

13. 开胃山楂丸(《民间方》)

山楂 25 克,山药 10 克,白扁豆 6 克,鸡内金 6 克,六神曲 6 克,槟榔 6 克,枳壳 6 克,麦芽 10 克,砂仁 3 克。将上述诸味一并研末,制成小丸。每次 1 丸,每日 1~2 次,温开水送服。

健脾开胃、消食化积。适宜脾胃虚弱,饮食积滞者。

14. 生脉散(《医学启源》)

人参 10 克,麦门冬 15 克,五味子 6 克。煎服,每日 3 次。

益气生津,敛阴止汗。适宜暑热汗多,津气两伤者;或气阴两伤者。

15. 何首乌圆(《和剂局方》)

补暖脏腑、祛逐风冷、利腰膝、强筋骨、黑金发,驻颜容。性温无毒，久服轻身，延年不老。

牛膝一斤，何首乌三升切如棋子大木杵臼中捣。以黑豆与药一层层铺就蒸之，令豆熟为度。去豆，取药晒干，又换豆蒸之，如此三遍。取药候干为末，蒸枣肉和丸，如梧桐子大。每服三十丸，温酒下，食前服。

16. 莲实鸡头实方（《医心方》）

益气力，养神，不肌，除百病，轻身延年。

八月直戊日取莲实，九月直戊日取鸡头实，阴干百日，捣等分，以井华水取方寸匕。

17. 胡挑丸（《名医验方类编》）

益血补髓、强筋壮骨，延年，明目，悦心，润肌肤，能除百病。

胡桃仁四两捣膏，破故纸、草薢、杜仲末各四两拌匀，入前膏。丸梧予大。每空心温酒、盐汤下五十丸。

18. 琼玉膏（《名医验方类编》）

开心益智，发白返黑，齿落更生，延年。

生地黄10斤取汁，人参末一斤半，白茯苓末三斤，白沙蜜三斤滤净。拌匀入瓶内，箬封，安砂锅中桑柴火煮三日夜。蜡封，浸井底一夜，取起再煮一伏时。每以白汤或酒点服一匙。

19. 七宝美髯丹（《本草纲目》）

乌须发，壮筋骨，固精气续嗣，延年。

赤、白何首乌各一斤，用黑豆共蒸晒九次，曝干为末；赤、白茯苓各一斤，去皮研末以人乳十碗浸匀，晒干，研末；牛膝八两，同何首乌第七次蒸之，至九次止，晒干；当归、枸杞子各八两，酒浸晒；菟丝子八两酒浸生芽，研烂晒；补骨脂四两以黑芝麻炒香。并忌铁器，以石臼为末，炼蜜和丸，弹子大百五十丸，其余并丸梧子大。弹子大丸，每日三丸，清晨温酒下，午时姜汤下，卧时盐汤下。梧子大丸，每日空心酒服百丸。忌诸血、无鳞鱼、萝卜、葱、蒜。

20. 延年不老饵菊花方（《修真秘诀》）

白菊花一斤，白茯苓一斤。上捣罗为末，每服三钱以温酒调下，日三服。久服令人长生同。

21. 固本酒（《卫生方》）

治劳补虚，益寿延年，乌须发，美容颜。

生干地黄、熟地、天冬、麦冬（并去心）、茯苓、人参各一两，右挫，用磁缸盛，将酒十壶，浸药三日，文武火煮一二时，以酒黑色为度，空心服三五杯。

22. 枸杞酒（《名医验方类编》）

变白、耐老、轻身。

枸杞子二升，以好酒三升，瓷瓶内浸三、七日，乃添生地黄汁三升。搅匀，密封，至立春前30日开瓶。每空心暖饮一盏。

23. 地黄酒（《圣惠方》）

地黄酒治虚羸、益气力、轻身明目、令人能食。久服去万病，妇人服之更佳。

生地黄肥粗者切一石五斛，于净木臼中捣，以生布绞取计五斛，大麻子一斛，微炒烂捣，糯米、细曲十斤，细捣，杏仁一斛去皮尖、双仁，炒黄捣为膏。先以地黄汁五斗入瓮浸曲候发，炊米二斗作饭，冷暖如人体。取杏仁、麻子求各一升二合拌和酸曲汁中。待饭销，又炊米一斗，以杏仁、麻子各一升二合、拌一依前法酸之。如此凡八酸讫。待酒沸定，封泥。二七日即熟，取清，温服一盏，日再服。

24. 白术养生方（《真诰》）

成治术一斛，清水洁洗令盛讫，乃细捣为屑，以清水二斛合煮令烂。以绢囊盛绞取汁，置铜器中，汤上蒸之，内白蜜一斗。大干枣去核熟细捣，令皮肉和会，取一斗又内术蜜之中，绞令相得如舖状。日食如弹丸三四枚。一时百病除，二时万害不伤，三时面有光泽，四时耳目聪明,三年颜如女子,神仙不死。

又法:成术一斛,水盛洗,洗乃干,干乃细捣为屑;大枣四斗去核,乃捣令和合,清酒五斗,会于铜器中煎搅使成饵状。日服如李子三丸,百病不能伤,而面如童子,而耐寒冻。

又法:术散五斤,茯苓煮三沸捣取散五斤,右二物合和,更捣三千杵,盛以密器,旦服五合。百灾百毒百疫不能犯,面童而壮健,久服能飞越峰谷,耳聪目明矣。

25. 二精丸(《圣济总录》)

神仙服饵方。黄精、枸杞子各1000克。二药相和匀,捣末蜜丸如梧桐子大。每服30~50丸,空心温酒下。功效益气固精,主治肝肾阴虚,元精不足。常服助气固精,不填丹田,活血驻颜,长生不老。

26. 藿香正气散(《和剂局方》)

藿香9克,紫苏9克,白芷9克,桔梗6克,陈皮9克,厚朴12克,大腹皮15克,半夏12克,白术9克,茯苓12克,甘草3克。做丸剂、散剂、汤剂均可。用于平常有外感风寒、内伤湿滞之证时服用。

27. 香砂养胃丸(《中国药典》)

木香210克,砂仁210克,白术300克,陈皮300克,茯苓300克,半夏(制)300克,香附(醋制)210克,枳实(炒)210克,豆蔻(去壳)210克,厚朴(姜制)210克,广藿香210克,甘草90克。以上十二味,粉碎成细粉,过筛,混匀。另取切碎的90克、150克,分次加水煎煮,滤过。取上述粉末,用煎液泛丸。功效温中和胃。用于平常不思饮食,呕吐酸水,胃脘满闷等症。

28. 逍遥散(《和剂局方》)

柴胡9克,当归9克,茯苓15克,白芍30克,白术9克,甘草6克。生姜、薄荷少许和水煎服。用于平常头晕目眩、乳胀胁痛、月经不调、情绪郁闷、食欲不振等肝脾郁结之证。

29. 神仙延年不老作年少方（《医心方》）

茯苓 30 克，白菊花 45 克，菖蒲 30 克，远志 30 克，人参 30 克。凡五物，冶下筛，以松脂丸，服如鸡子一丸。令人年少，耳目聪明，好颜色如十五时。

30. 令人妙好老而少容方（《医心方》）

天门冬二分，小麦种一分，车前子一分，瓜瓣二分，白石脂一分，细辛一分。六物，别冶下筛，候天无云合和搅之，当三指撮，饭后服，勿绝，十日轻身，三十日焦理中，百日白发黑，落齿生，老者复壮，少者不老。

第十八章　精神情志调养

在养生学的各种养生方法中，精神情志的调养方法是最基本的方法，也是中华养生中最具特色和价值的方法。然而，至今为止对养生学的精神情志调养方法进行系统考察的不多，能系统阐明各种精神情志调养方法的机理及其具体操作程序和特点的更是没有见到，这不能不说是现今养生学研究的一大遗憾。本章将根据传统文献和作者的研究对养生学的精神情志调养方法进行系统阐述，主要讨论精神情志调养的意义和作用、基本原则、以及各种具体方法等内容，希望实现对精神情志调养方法的完整把握。

第一节　精神情志调养的意义和作用

一、何谓精神情志调养？

所谓精神情志调养，就是根据健康的标准对精神情志进行调理或调养，以消除或扭转有害健康的精神情志状态，使其转向健康的状态。精神情志调养也就是精神调养或精神养生，现在也可以称之为心理养生。

在养生中，精神情志调养是整个养生的核心内容之一，涉及养生的各个方面，而且在许多养生方法中也都包含了精神情志调养的方法，所以在古代许多时候并没有将精神情志调养与其他养生方法严格区别开来，也没有提出明确的精神情志调养概念。但在当前对养生学的研究中，为了便于对养生理论和方法的把握，有必要把它独立出来并加以明确的界定和讨论。

在古代精神情志调养涉及各种精神情志调理的方法，如守一、存思、坐忘、内丹、禅定、雅趣等，同时诸如吐纳、行气、导引、胎息等都包含了精神情志调养的内容和方法，今天的心理治疗方法也可以归入精神情志调养的范畴。

二、精神情志调养在养生中的首要地位

根据古代养生家对人体及养生的认识，很显然，在一般的养生理论和方法中，精神情志调养占据首要地位。这是由神在整个人体中的主导地位决定的，因为神对人的各种活动都具有控制和支配作用，它是人体各种活动的组织者、控制者和指挥者。根据养生学的认识，神不仅对人体的各种生理活动有重要的影响，而且对人体的病理过程也有巨大的影响。良好的精神情志状态不仅有利于人体健康的保持，而且对于疾病的治疗和康复也有极为重要的积极作用；相反，不良的精神情志状态则不仅会破坏人体的健康，而且还会促使疾病发生，影响疾病的治疗和康复。事实上，强烈的精神刺激既是引发精神性疾病的重要原因，而且也会导致脏腑的气血运行失常和功能紊乱，并引起多种生理性疾病。现代研究也发现，在各种对人健康产生不利影响的因素中，最为突出的因素就是不良的精神状态和情绪。人的精神状态正常，机体适应环境的能力以及抵抗疾病的能力会增强，从而起到防病的作用。精神状态良好，不仅可以促进脏腑气机调畅，气血和调，增进健康，益寿延年；而且还可治疗疾病，加速病后康复。可见，精神调养对人体的重要意义。

从现代的观点来看，人体是物质、信息和意识的统一体，人不仅是一种生命存在，更是一种精神意识存在和社会存在。而且在人的生活中，物质性或生理性的生活虽然是不可缺少的和基本的，但精神生活的意义和价值则更为突出，它才是人的生活最根本的方面。

如果人的精神意识出现了问题，人的生活也随之会受到影响，甚至是根本性的影响。所以维持精神意识的健康也必然是整个人体养生的最重要方面，中国古代也才会有"上士养神，下士养形"的说法。

关于精神情志调养对养生的重要意义和作用，养生家历来就十分强调。先秦时期道家的重要著作《管子》就首先集中讨论了精神养生问题。该书"内业"篇可以说是最早论述精神养生的专著。从概念上看，"内"就是心，"业"就是术，所谓"内业"者，养心之术也。管子认为，心是"精之所舍而知之所生"的器官。他在谈到"得道之人"养心之术时，提出了要具有"四心"的心理状态：一是善心，"凡道无所，善心所爱"；二是定心，"定心在中，耳目聪明，四肢强固，可以为精舍"；三是全心，"心全于中，形会于外，不逢天灾，不遇人害"；四是大心，"大心而敢，宽气而广，其形安而不移"。[1]《内经》中有"四气调神大论"一篇专门讨论四季养生，其中精神调养是最重要的方面。《灵枢·本藏》说："志意者，所以御精神，收魂魄，适寒温，和喜怒者也。……志意和则精神专直，魂魄不散，悔怒不起，五脏不受邪矣。"[2]说明人的精神情志不但能控制人的意识、情感、欲望、行为等，而且对人体适应外界的寒热等生活环境、条件的变化，也能起重要的调节作用。在同样的环境条件下，精神健全的人，身体承受损害的能力会比精神不健全者强得多，这也说明人的精神与健康是密切相关的。

人体的各种活动都是受精神意识控制和支配的。在日常生活中，人们都是按照一定的规范、准则生活的，任何事物都有自身的规律，人的正常生活也有规律性。而有意识地自觉遵循客观规律生活，自然就能保护人体，免遭病难。《养性延命录》指出："我命在我，

---

[1] 管子：内业[M]//缩印浙江书局汇刻本．二十二子．上海：上海古籍出版社，1986：155.

[2] 灵枢：本藏[M]//缩印浙江书局汇刻本．二十二子．上海：上海古籍出版社，1986：1021.

不在于天。但愚人不能知此道为生命之要，所以致百病风邪者，皆由恣意极情，不知自惜，故虚损生也。"[1] 可见摄生养神关键在于锻炼自己的意志，陶冶情操，注意精神情志调养，使"精神安乎形"，才能形神两全，健康长寿。

三、精神情志调养在养生中的基本作用

总的说来，精神情志调养对于人体健康有重要影响，是养生中一个极为重要的方面，而其具体表现则主要是以下三个方面：

第一，精神情志调养有利于人体保持健康的精神状态，促进人体整体健康水平的提高。

精神情志方面所表现出的状态是人体健康的一个重要指标，而良好的精神情志状态则是人体健康的根本标志之一。事实上，正常的精神情志活动是人体对客观事物的认知及其喜恶态度的反映，非但是不可避免的，而且是人的生活所必需的，也是人的正常精神心理现象。但是，各种精神情志活动都必须适度，调和而有节制，这就是养生学所谓"自然"或"中和"，也即《中庸》所谓："喜怒哀乐未发谓之中，发而皆中节谓之和。"[2] 这种自然、适度、平和的精神情志活动不但不会成为致病的原因，而且还能起到协调人体各种活动的作用。例如，喜为心之志，在正常情况下，它能使人气血和调、营卫通利、心情舒畅；怒为肝之志，在某种情况下，适度的发泄有助于机体气机的疏通条达，这些都是有助于健康的。而精神情志调养的作用就是将人的精神情志调节到良好的状态和适度的范围，以促进人的精神健康乃至整个人体的健康。在这里，调神的目的主要是两个：一是将精神情志调整到健康的状态。人的精神情志有各种

---

[1] 养性延命录：教戒篇第一 [M]// 道藏：第 18 册．北京：文物出版社，1988：477.
[2] 礼记：中庸 [M]// 黄侃．黄侃手批白文十三经．上海：上海古籍出版社，1983：196.

表现,而各种表现并非都是有利健康的,如喜、怒、忧、思、悲、恐、惊七情,除了"喜"较具健康性,其他都更倾向负健康性。这一点《内经》论述得非常明确:"余知百病生于气也,怒则气上,喜则气缓,悲则气消,恐则气下,寒则气收,炅则气泄,惊则气乱,劳则气耗,思则气结。九气不同,何病之生?岐伯曰:怒则气逆,甚则呕血及飧泄,故气上矣。喜则气和志达,荣卫通利,故气缓矣。悲则心系急,肺布叶举,而上焦不通,荣卫不散,热气在中,故气消矣。恐则精却,却则上焦闭,闭则气还,还则下焦胀,故气不行矣……惊则心无所倚,神无所归,虑无所定,故气乱矣……思则心有所存,神有所归,正气留而不行,故气结矣。"[1]所以在一般情况下就需要通过调神来对人的七情状态进行调整,避免怒、忧、悲、恐、惊这些消极情绪的出现,尽量让人保持喜悦的心情。二是对精神情志表现的度进行调节,使其保持在合适的范围之内。比如喜悦对人的健康是积极的,但如果超过了度,这种积极作用也会走向反面转为消极,所以也需要调神防止过度。另外几种消极的情绪,如果度把握得好,让它们在适度的范围内有节制地表现,也会有利于人的健康,当然这也需要通过调神对其加以控制和把握。

第二,精神情志调养有利于疾病的预防、治疗和康复。

精神情志调养不仅对于维持人的健康状态有重要作用,而且对于疾病的预防、治疗和康复亦有重要的影响。这是因为精神状态与疾病的发生有密切关系,良好的精神状态能减少甚至避免疾病的发生,而不良的精神状态则可能诱发疾病。临床观察证实,精神创伤是重要的致病因素,精神过劳与情志刺激具有明显的致病作用。情志致病,根据刺激强度的不同可分为暴发的精神刺激和渐进的精神刺激两类。暴发的精神刺激,是指如突如其来的惊恐、意料之外的

---

[1] 素问:举痛论篇[M]//缩印浙江书局汇刻本.二十二子.上海:上海古籍出版社,1986:918.

第十八章　精神情志调养

巨大打击或重大收获、难以忍受的伤痛、巨大的事变或灾难等。这些强烈、突发的刺激，能使人气血逆乱、阴阳乖戾，从而导致一些暴病、急病的发生，甚至死亡。《素问·阴阳应象大论篇》说："暴怒伤阴，暴喜伤阳。厥气上行，满脉去形。喜怒不节，寒暑过度，生乃不固。"[1]《淮南子·精神训》亦谓："人大怒破阴，大喜坠阳，大忧内崩，大怖生狂。"[2] 临床上经常可以看到暴怒导致心阳暴脱而猝死，肝阳化风而卒中，以及暴盲、暴聋、呕血、发狂等情况。渐进的精神刺激往往是因某些问题在相当长的一段时间内未获得解决而引起，如工作压力、思想矛盾、思念忧虑、家庭不和等。许多身心疾病的发生都与精神情志的消极变化有关，可使脏腑气机逆乱，精气神损伤，引发疾病。故《素问·汤醪醴液论篇》说："精神不进，志意不治，故病不可愈。今精坏神去，荣卫不可复收。何者？嗜欲无穷，而忧患不止，精神驰坏，荣泣卫除，故神去之而病不愈也。"[3] 同时，外感病及其他内伤杂病，如食积、痰饮、瘀血、癥瘕积聚等病证的发生，也常与人的精神情志因素有关。精神过劳或情志创伤会使人体气机紊乱，使人体正气受损，防病能力降低，邪气乘机侵入人体而发病，或导致脏腑功能失常而发病。如果能对精神进行调养，避免消极的精神情志的出现，自然就有利于疾病的预防。同时，精神状态对疾病的治疗和康复也有重要影响，良好的精神状态能使治疗和康复更为顺利有效，而不良的精神状态则会影响治疗和康复的效果。在疾病过程中，常因患者的情志变化进一步影响脏腑，使病情加重，甚或急剧恶化。临床所见，有高血压病史的患者，遇有

---

[1] 素问：阴阳应象大论篇 [M]// 缩印浙江书局汇刻本.二十二子.上海：上海古籍出版社，1986：881.

[2] 淮南子：精神训 [M]// 缩印浙江书局汇刻本.二十二子.上海：上海古籍出版社，1986：1236.

[3] 素问：汤液醪醴论篇 [M]// 缩印浙江书局汇刻本.二十二子.上海：上海古籍出版社，1986：891.

恼怒刺激常常造成血压急剧升高，出现危象。对于心脏病和癌症患者，常因情绪波动使病情加重或迅速恶化。可见，在人体发病后的整个病程中，精神情志的好坏对疾病有重要影响。良好的精神状态既有利于药物发挥疗效，也有利脏腑功能恢复，促使疾病好转，加速痊愈缩短病程。所以，使患者保持良好的精神状态，增强其战胜疾病的信念，能起到一般药物治疗所起不到的作用。《素问·举痛论篇》说："喜则气和志达，营卫通利。"[1]这说明欢愉喜悦的情绪，能使气血营卫畅达无滞。如果患者精神萎靡不振，丧失了战胜疾病的信念，或经常遭受精神创伤，则对药物、针灸等各种治疗方法难以产生应有的治疗效应，或使病情加重、恶化，甚至加速病人的死亡。所以在疾病治疗中加强精神调养，对于治疗疾病、战胜疾病也是十分重要的。

正由于精神因素对人体疾病的产生、发展过程都有重要的影响，所以精神养生不仅有预防保健的作用，而且对患病之后的治疗与康复亦大有助益。事实上，历代养生家早已认识到，在疾病过程中激烈或持续的情绪波动，常促使疾病加重或恶化，因此提倡保护性医疗，重视患者的精神情志变化，对患者进行亲切的劝慰，使其改变不良的精神情志状态，从而提高治疗的效果。

第三，精神情志调养有利于自身精神生活和社会生活的快乐幸福。

精神情志调养对自身精神生活和社会生活快乐幸福的促进表现在三个方面：其一，精神情志调养可以让人确立有利健康的、积极的看问题的视角和态度，消除和避免不利健康的、消极地看问题的视角和态度。这样就可以使人更积极地看待自己、他人、社会，更多地看到自己的优点和长处、他人的善良和爱心、社会的积极方面和美好前景，从而使心态更为乐观、心理表现更为正面，在生活中

---

[1] 素问：举痛论篇[M]//缩印浙江书局汇刻本.二十二子.上海：上海古籍出版社，1986：918.

第十八章 精神情志调养

也能感受到更多的快乐幸福。其二，精神情志调养可以让人确立超越功利的价值观，养成更超脱的心态。当超越功利的价值观确立后，一个人对功名利禄就会看淡，对金钱、财富、权力、地位的得失就不会那么在意，各种现实问题带来的烦恼和痛苦也相应减少，也就可以更超脱、平和、自然地面对生活的各种问题，能更健康快乐地生活。其三，精神情志调养可以让人有效地消除消极、悲观、对立的负面情绪，更好地保持积极、乐观、和谐的正面情绪。在社会活动中，最忌讳的就是一些人的消极、悲观、对立情绪及相应行为，会使大家都不高兴，也会增加人与人之间的隔阂。而当一个人能通过精神情志调养消除消极的情绪、保持积极的情绪，在与人交往、参加社会活动时，就更能得到他人的接受和喜爱，与他人相处也更为和睦、愉快，其社会生活的快乐幸福感也会更高。

综上所述，精神情志调养对人体健康及健康生活有着十分重要的作用，因此必须在重视形体调养的同时，注意精神情志调养，并将精神情志调养放在更为突出的地位。而且对养生学来说，养生首先要调养精神情志，只有注意了精神情志调养，并将其调整到一个良好的健康状态，人体的形气神和脏腑经络的各个方面才能走向真正的健康，生活快乐也才可以期待。

四、精神情志调养作用的机制及局限性

精神情志调养之所以能促进人体的整体健康，是因为它不仅能使人的精神情志达到健康状态，而且还可以通过精神情志对人体气机运行和物质形体产生正面影响，使人体趋向健康。从现代观念来说，精神情志调养的作用不仅可以直接体现在对人体意识状态的调整，使之更为健康，而且还可以通过意识对信息过程和物质过程的正面影响，以及对意识、信息和物质相互关系的正面影响，从而促进人体的信息和物质过程更为健康，使人体意识、信息和物质的关

系更为协调、健康，由此达到人的整体健康。

不过我们也应该看到，虽然精神情志的调养能促进整个人体的健康，但精神情志调养的作用也有它的针对性，并因此而体现出它的局限性。一般来说，精神情志调养主要是针对精神情志本身的，其他为少量的与精神情志有直接关系的身体活动，所以其作用也主要是从精神情志方面来体现。精神情志调养并不能直接作用于精神情志之外的身体的各个方面，比如不能直接作用于人的形体结构和大多数程序过程，其对形体结构和程序过程的影响大多数都是一种间接的影响。由此也决定了精神情志调养对人体形体结构和程序过程影响的局限性，如果说精神情志调养对人体的一些程序过程还能产生一定影响的话，那么其对形体结构的影响则是非常小的。在这里，如果我们要对精神情志调养对人体各方面的影响大小进行一个排列的话，那么这个序列应该是这样的：精神情绪状态—情感性活动—逻辑理性活动—神经程序活动—体液程序活动—遗传程序活动—物质活动过程—物质形态结构。可见，精神情志调养作用最明显的是人的情绪和心态，然后才是逻辑思维活动。在人体的程序活动中对神经程序活动的影响最大，其次是体液和遗传程序活动。对人体的物质层面影响总的说来较小，而在对物质形体的影响中，对物质活动的影响又大于对物质结构的影响。也可以说精神情志调养对人体物质结构的影响很小，所以一般不能期望运用精神情志调养的方法来消除身体的包块肿瘤或结构异常等病症。

第二节　精神情志调养的基本原则

一、虚静无为

精神情志调养，以虚静为本。根据古代养生家的认识，心神属阳，宜静以养之，心静则神清，心定则神凝，故能与形相守，使形

第十八章 精神情志调养

神相亲,保持人体的健康存在。《道家养生学概要》指出:"故养生莫要于养心,天玄子曰:养心之大法有六,曰:心广、心正、心平、心安、心静、心定。心广所以容万类也,心正所以诚意念也,心平所以得中和也,心安所以寡怨尤也,心静所以绝攀缘也,心定所以除外累、同大化也。"[1]《寿世青编》曰:"凡人之无病,必须先正其心,使心不乱,求心不狂思、不贪嗜欲、不著迷惑,则心君泰然矣。心君泰然,则百骸四体虽有病不难治疗,独此心一动,百患为招,即扁鹊华佗在旁亦无所措手矣。"[2] 凡事皆有根本,养心养神乃养生之根本,心神清明,则血气和平,有益健康。《内经》从医学角度提出了"恬淡虚无"的养生防病思想。《素问·上古天真论篇》云:"虚邪贼风,避之有时,恬淡虚无,真气从之,精神内守,病安从来?"[3]《素问·生气通天论篇》说:"清静则肉腠闭拒,虽有大风苛毒,弗之能害。"[4] 在这里,《内经》实际上是从内外两个方面揭示了包括调神在内的养生重要原则:对外,顺应自然变化和避免邪气的侵袭;对内,谨守虚无,心神宁静,由此实现外御内守,真气从之,邪不能害。根据养生学的认识,调神之要旨是保持虚静和畅、思想清静、情志畅达,使精气神内守而不散失,不仅有助于保持人体形气神合一的状态,更有利于防病祛疾,提高健康水平。对于虚静无为以养精神的重要意义和作用,《养生四要》做了一个更为系统的阐述:"人之性常静,动处是情。人之性未有不善,乃若其情则有不善矣。心纯性清,吾儒存心养性,老氏修心炼性,佛氏明心见性,正养此心,使之常清常静,常为性情之主。……人身之中,只有此心便是一身

---

[1] 萧天石.道家养生学概要[M].台湾:自由出版社,1983:174.
[2] 尤乘.寿世青编:疗心法言[M].赤峰:内蒙古科学技术出版社,2002:10.
[3] 素问:上古天真论篇[M]// 缩印浙江书局汇刻本.二十二子.上海:上海古籍出版社,1986:875.
[4] 素问:生气通天论篇[M]// 缩印浙江书局汇刻本.二十二子.上海:上海古籍出版社,1986:878.

之主，所谓视听言动者，此心也。故心常清静则神安，神安则七神皆安，以此养生则寿，没世不殆。心劳则神不安，神不安则精神皆危，便闭塞而不通，形乃大伤，以此养生则殃。心之神发乎目，则谓之视；肾之精发乎耳，则谓之听；鼻之魂发乎鼻，则谓之臭；胆之魄发乎口，则谓之言。是以俭视养神，俭听养虚，俭言养气，俭欲养精者也。五色令人目盲者，目淫于色则散于色也；五声令人耳聋者，耳淫于声则散于声也；五味令人口爽者，口淫于味则精散于味也；五臭令人鼻塞者，鼻淫于臭则散于臭也。是故古人目不视恶色，耳不听淫声者，恐其神之散也。暴喜伤心，暴怒伤肝，暴恐伤肾，过哀伤肺，过思伤脾，谓之五伤。……视过损明，语过损气，思过损神，欲过损精，谓之四损。人有耳目口鼻之欲，行住坐卧之劳，虽有所伤，犹可治也。惟五志之发，其烈如火，七情之发，无能解于其怀，此神思之病，非自己乐天知命者，成败利钝置之度外，不可治也。"[1]

健康的人体，必然是气血充盛，脏腑气机和调，精气充足，神气饱满。若不能守虚致静，精神过用，则必耗伤精气；七情所牵，情志郁结，必伤脏腑气机，影响脏腑功能，导致气血郁滞，精血暗耗，诸病丛生。精神躁动对人体的损害是多方面的，正如《养生延命录》所指出的："多思则神殆，多念则志散，多欲则损智，多事则形疲，多语则气争，多笑则伤脏，多愁则心摄，多乐则意溢，多喜则忘错昏乱，多怒则百脉不定，多好则专迷不治，多恶则憔煎无欢。"[2] 说明精神劳伤和各种情志刺激太过，都可以使人发病而损害人体健康，所以必须随时注意调养精神，守虚致静、无为自然，避免精神情志所伤而损形折寿。

---

[1] 万全. 养生四要：卷二 [M]// 李聪甫. 传统老年医学. 长沙：湖南科技出版社，1986：136.

[2] 养性延命录：教戒篇第一 [M]// 道藏：第18册. 北京：文物出版社，1988：476.

二、自由超然

对人来说,精神要达到健康,不仅需要虚静无为,而且还需要自由超然。从现实的角度来看,精神的自由就是对思想情感的表达不压抑、不限制,任由思想的翅膀自由翱翔;而超然则是对现实功利性的东西的一种超越和淡然。在养生学看来,精神在属性上为阳,阳动而散,所以超越自身和现实有限事物的限制而自由地思想、自由地表达是其天性,也只有在这种情况下,精神才能保持正常的健康状态。然而对于生活在现实社会中的每个人来说,要真正达到精神的完全自由是不可能的,因为他受到各种现实条件的限制,尤其是在涉及各种现实利益时,其思想表达和精神满足的自由更是难以实现。如果此时人们硬是要通过现实途径来实现这种精神自由,其结果只能是碰得头破血流,彻底失望,不仅现实目标无法实现,精神健康也会为之受损。所以对现实社会中的人来说,唯有对现实功利性的东西保持一种超然的态度,方能实现精神的自由。因为在这样一种态度下,人的精神意识实现了对现实事物的超越,其关注点已经不在现实的东西上,所以其思想意识不会受到外部社会因素的干预。因其价值目标不在功利性的东西上,也不会因为愿望不能满足而产生思想上的痛苦和烦恼。同时因为他不会与他人争夺现实利益,也不会与他人发生直接的利益冲突,其人际关系可以更为和谐,内心也会更为平静安详、畅达愉悦。

当然,这种超然的心态并不是对现实利益的完全排斥,而是表现为对现实利益的一种自然态度,符合人的天性的快乐自适。所谓快乐自适,并非指荣华富贵,而是指内心自然呈现的快乐自在。在道家看来,荣华富贵并不是人之本性存在,而是外物暂时的寄放。凡是暂时寄放的东西,来了不能拒绝,去了也不能阻止。所以具有超然心态的人不会因为自己地位显赫或荣华富贵就洋洋得意,也不会因为自己地位寒微或贫穷困苦就痛苦不堪,他在任何情况下都同样能淡然对待。按照庄子的认识，真正具有超然心态的人："不利货财，不近贵富；不乐寿，不哀夭；不荣通，不丑穷；不拘一世之利以为己私分，不以王天下为己处显。""虽以天下誉之，得其所谓，謷然不顾；以天下非之，失其所谓，倘然不受。天下之非誉无益损焉。"[1] "且举世而誉之而不加劝，举世而非之而不加沮，定乎内外之分，辩乎荣辱之境，斯已矣。"[2] 这样的人不贪恋荣华富贵，也不追求高官厚禄；不因生命长寿而快乐，也不因英年早逝而悲哀；不以心想事成为荣耀，也不以穷困潦倒为羞辱；不搜刮世间的利益据为己有，不以称王于天下而显威风。他们能够超出于世俗的毁誉宠辱之上，即使普天下的人都赞扬他，他也不感到激动和兴奋；相反，即使普天下的人都批评、抨击他，他也不感到沮丧和难过。

在古代养生家看来，真正精神健康的人是那些宠辱不惊的人，亦即超越于世俗的是非、毁誉、宠辱之上的人，是那些做自己心灵和情感的主人的人。老子云："宠辱若惊，贵大患若身。何谓宠辱若惊？宠为下，得之若惊，失之若惊，是谓宠辱若惊。何谓贵大患若身？吾所以有大患者，为吾有身，及吾无身，吾有何患！故贵以身为天下，若可寄天下；爱以身为天下，若可託天下。"[3] 那些精神不健康的世俗之人重视的是外来的宠辱，没有自然之心的修养，所以得宠受辱，都免不了因而身惊；又因不能把自身的各种现实需要置之度外，时刻想到的都是各种现实的利益，患得患失，因此内心不安而身惊。而具有超然的健康心态的人，能超越自身、忘却自我，所以内心也就不会有对祸患的担忧，自然身心也就能处于健康的平静愉

---

[1] 庄子：天地 [M]// 缩印浙江书局汇刻本. 二十二子. 上海：上海古籍出版社，1986：40，42.

[2] 庄子：逍遥游 [M]// 缩印浙江书局汇刻本. 二十二子. 上海：上海古籍出版社，1986：13.

[3] 老子：十三章 [M]// 缩印浙江书局汇刻本. 二十二子. 上海：上海古籍出版社，1986：2.

悦状态。

三、通和为本

所谓"通",就是指通达、通畅、开通、交通、贯通。精神情志属阳,阳性主动,所以人的精神情志以通为顺,通顺则健康,郁闭不通则生病。精神情志的通表现在两个方面:一是个人精神情志系统内部的通,二是一个人的精神情志与他人精神情志的通。个人精神情志系统内部的通则又反映为思想感情的统一贯通和精神情感的正常宣通。思想感情的统一贯通表现为各种思想观念和知识情感在内容和逻辑上的统一协调和贯通一致,没有明显的矛盾和冲突。因为各种思想感情间矛盾和冲突的存在,轻则导致思想感情的纠结、迷惑,重则出现精神分裂、人格异常。精神情感的正常宣通则表现为思想情感有正常而通畅的宣通渠道,想表达的观点能自由表达,想宣泄的情绪能自由宣泄。一个人的精神情志与他人精神情志的通则反映为一个人能与他人进行正常有效的交流,并达到思想感情的理解与共鸣。在这里,首先是有合适的向他人表达思想感情的场合;其次是有让人自由表达思想感情的条件,不必担心表达会产生严重后果;第三是所表达的内容能达到相互理解、认同和共鸣,实现分享的愉悦。如果不能实现上述三点,人与人的思想情感的通就会受到影响,并进而影响到精神健康。

所谓"和",即中和、和调、平和、和谐、和顺、和睦、和平。精神情志之所以要和,是因为和能使人的精神情志处于一种平和自然的、符合精神之道的状态,使人处于和之自然、平和、不过、不不及的自在状态,而也只有在这种和谐自然的状态人才能得到良好的怡养。如果精神情志不和,思想偏颇、走极端、钻牛角尖、感情冲动、大起大落、喜怒无常,必然导致精神情志失衡、失调,身心健康亦必然受损。

在这里,精神情志的通与和又是一体的,只有通顺才能平和,也只有和调才能通达。

四、自然纯真

精神情志调养的自然纯真,是强调要自然地对待自身的整个精神活动,让自己的精神情感活动自然地表现,也就是要将精神情感的存在及其运动变化和各种精神情感需求看成是一种自然的也是必然的东西。要尊重人的精神情感存在规律及其需要规律,并自然地去满足这些需要,想表达什么想法就表达什么想法,想发泄什么情绪就发泄什么情绪;不要将人的精神情感需要即使是那种对自身和社会不良的需要,看成是错误的东西甚至是罪恶的东西,不要人为地去抑制它或消灭它,而是要让它有一个自然的表达,并对其加以引导,在正常满足的同时,尽量减少它的消极影响。

精神情志调养之所以要坚持自然纯真的原则,是因为根据古代养生家的认识,决定人生存和发展的最重要因素就是道,所以健全的人一个最根本的标准就是要顺应道的要求,做到与道合一,而道的一个基本规律就是自然。自然也是人的精神健康的基本标准,精神的自然状态也就是精神的纯真状态,所以自然纯真也是精神健康的基本表现。在养生学看来,健全的人是根据精神之道自然纯真的本性生活,他能够从纷扰的社会生活和对功利的追求中解脱出来,过上一种符合道的无忧无虑、质朴安详的生活。对于人的精神来说,自然纯真就是按照精神情感的自然规律本身行事,不受外在事物的影响,没有因外在因素而出现人为主观的造作和奢望。精神健康的理想状态是顺应精神之自然,让精神按照自身的必然性自由地存在和发展,既不人为地抑制自己的精神需求,也不人为地放纵自己的精神需求,让自己的精神情感和各种需要自然地表现、流露,同时自然地满足各种需求。事实上,如果人们在思想上有意识地控制自己精神情感的表达和各种需求的话，必然会导致精神情感压抑，甚至出现抑郁症，从而影响人的精神健康；而人为地放纵自己的精神情感，也会因过度放逸而使精气受伤，或需要的过度满足而致身体受损，都会影响到整个人体的健康。总之，做到精神的自然纯真，就是要根据精神的自然规律本身行事，不将外在的要求凌驾于自身精神的自然规律之上，不压抑、不放纵，保持精神的自然纯真状态。

五、顺物合道

所谓"顺物合道"就是要在思想上有一种尊重人和天地万物的存在和演化规律、顺应人和天地万物的规律行事、不违逆人和天地万物规律的意识。根据古代养生家的认识，包括人在内的天地万物都是由道化生的，都是道作用的结果，而且道的根本规律就是自然，所以在精神养生上，就应该遵循顺物合道的原则。这一原则就是要求人能够自然地对待人和天地万物，将它们看成是道之自然，尊重人体自身和天地万物的存在，在处理与自身有关的各种关系上遵从事物的自然规律，不人为地干涉天地万物的存在和运动变化。

从精神调养的角度来说，顺物合道又具体表现为在思想意识上自然地和顺人身之道、自然之道与社会之道。和顺人身之道，就是在思想上有一种自然地尊重和遵从人体需要来从事各种活动的愿望和表现；和顺自然之道，就是在思想上有一种自然地尊重和遵从自然界各种事物的存在和运动变化规律来从事各种活动的愿望和表现；和顺社会之道，就是在思想上有一种自然地尊重和遵从整个社会各种事物的存在和运动变化规律来从事各种活动的愿望和表现。从精神健康的角度来看，和顺人身之道就是要让人有一种认同自己的身体，并根据人的身体运动变化规律和各种需要来生活的愿望和意识。和顺自然之道就是要让人有一种尊重和顺从自然之道的意识，能在思想上意识到人天一体、天人合一，意识到人与自然的和谐统一才是人天关系的最好状态，并在处理人天关系的行为上做到道法自然、尊重自然、顺应自然，与自然和睦相处。正如庄子所指出的："忘乎物，忘乎天，其名为忘己。忘己之人，是之谓入于天。"[1] "彼民有常性，织而衣，耕而食，是谓同德。……夫至德之世，同与禽兽居，族与万物并，恶知乎君子小人哉！同乎无知，其德不离；同乎无欲，是谓素朴；素朴而民性得矣。"[2] 和顺社会之道则是要求人们在思想上要意识到，他人与自己一样都是道的产物，他人存在是必然的、合理的，也是必须的，他人有存在的权力和理由，所以他人的存在、活动、需要等必须得到尊重。既然他人的存在是必然的和必须的，那么一个人要在社会中更好地生存就必须尊重他人、与人为善，与他人和睦相处，实现人我和同。

六、自我认同

自我认同，即自我意识对自身精神和身体存在的认同。自我认同是人保持身心健康的一个十分重要的方面。根据养生学的认识，人是身与心的统一体，而要维持人的健康存在就必须保持身心合一的状态，也就是性命合一。冲玄子说："形假神以得生，神含形以得成，形神不合，无由生成也。"[3] 从精神健康的角度来说，要维持身心合一，首先就是要求在思想意识上对自身精神和身体，尤其是身体的认同，也就是承认自身精神和身体的存在对人的重要意义和价值，要肯定身体是道的产物，不管身体是不是那么完美、那么令人满意，它都是道的产物，都需要坦然接受，尤其要承认肉体或生理需要的价值与合理性，

---

[1] 庄子：天地 [M]// 缩印浙江书局汇刻本．二十二子．上海：上海古籍出版社，1986：41.

[2] 庄子：马蹄 [M]// 缩印浙江书局汇刻本．二十二子．上海：上海古籍出版社，1986：35.

[3] 西升经集注：神生章 [M]// 道藏：第14册．北京：文物出版社，1988：590.

而不是否认，甚至把它看成是一种消极的、有害的东西。这一点对一些在身体上和智能上不是那么满意的人来说，尤其重要。自我认同不仅可以克服自卑心理，而且能增强生活的勇气和信心，使人生活得更加愉快、健康。事实上，自我认同正是道法自然意识在自我身心上的体现，所以它也必然是养生对人精神健康的必然要求。

在这一点上，中国传统道儒释三家略有不同。可以说，道家主张每个人都是道的产物，每个人对自己的一切都应尊重，所以更能达到自我认同。而儒家和佛家则可能产生对肉体需要的否定倾向：儒家把社会需要放在第一位，容易走向否认肉体欲望的正当性和合理性，甚至主张要"存天理，灭人欲"；佛家则可能将肉体的存在和需求看成是阻碍成佛的消极因素，从而忽视肉体存在甚至否定肉体的欲望。所以，在养生上，人们应该注意如何正确处理儒家和佛家在有关问题上的认识，扬弃它们对健康有影响的观念，发扬其对养生有利的东西。

七、身心和合

身心和合，即身体与精神的和谐相合。人体是形与神的统一体、命与性的统一体、身体与精神的统一体，所以要保持人体的健康就必须使身体与精神达到和谐一体，而要和谐一体就必须是身心和合。身心和合一方面是身体与精神的相合，即身体要保持健全，为精神的产生存在及作用发挥提供良好的物质基础和条件，不至于使精神无处栖身、无所依托；另一方面也是更重要的方面，是要使精神与身体相合，即精神要安守于形体、认同形体、依附形体，并随形体运动而运动。从现代的角度来说，身心和合就是身体与心灵和谐统一、生理与心理和谐统一、形体与精神和谐统一。这种和谐统一，一方面是身体具有健全的结构，生理活动能与心理活动一致，不会出现生理对心理活动的负面影响和障碍；另一方面是精神心理健全，心理活动能顺应生理活动的节奏进行，在意识上能自然平和地对待生理的需要和欲望，正确处理生理欲望带来的各种个人和社会问题。总之，身心和合要求身体与精神相合，二者相互契合，和谐共处，以保持整个人体的身心和谐统一。

八、慈爱和善

养生学的精神调养还强调善心和爱心的培养，使人具有对社会和他人的慈善之心和关爱之心。根据养生学的认识，包括人在内的世界上的万事万物都是道化生的，都是道之自然的产物，所以人必须对其加以尊重和爱护，即人都应该有对万事万物的慈爱之心。从社会的角度来说，慈爱之心不仅包括爱自己，珍惜自己的一切，更包括对他人的同情之心、关爱之心，做到与人为善，关心和爱护他人及整个社会，使人与人之间达到慈爱和善。可见，与人为善和关爱他人的慈爱之心是精神健全的人应具备的基本品格，没有慈爱之心的人是不健康的人。

就社会之爱来说，养生学要求人们"贵生""尊生"，人不仅要珍惜和尊重自己的生命，还要珍惜和尊重他人的生命。一个国家和民族的内部对每个族群和团体不仅要相互珍惜和尊重，不同国家和民族之间也要相互珍惜和尊重。养生学强调，健康的人是具有超越家庭、地域、民族、国家的普遍大爱的人。同时，也只有具有慈爱和善之心的人才可能有一颗美好的心灵，也才能感受到社会和他人对他的关爱，也才能使其内心感受到真正的安全和安宁，以及生活的意义、价值和乐趣与幸福，其心灵也才会趋于宁静和自由，精神也才会真正走向健康。慈爱和善之心的培养，一方面是思想上对慈爱和善在生活中的价值的认识和理解，另一方面还必须在社会生活中随时加强外在的示范、引导和监督，对行善者和关爱者予以奖赏，对行恶者和仇恨者予以惩罚。

九、信守正念

所谓信守正念是指在头脑中相信和守持正确的生活理念和信仰，避免错误的生活理念和信仰，特别要消除错误的迷信观念，即把现实有限的人和物作为生活的根本依赖，对其作用和能力产生迷信和崇拜。其实，对每个人来说，都需要一种精神力量来作为其生活的动力和支柱，对人体健康的维持和幸福生活来说同样是如此。如何才能让一个人对自身健康有信心？虽然医学科学技术能让一个人的疾病得到缓解甚至消除，但医学并不能将所有人的病痛都彻底解除，更不可能保证人能够长生不死，所以从根本上说，科学技术的作用是有限的，医生、医院的能力也是有限的，药物的作用效果同样是有限的；相反，认为科学技术的作用是无限的，医生、医院的能力也是无限的，药物的作用效果是无限的，这不过是对它们的神化，如果一个病人相信这种神化则必然走向迷信，其后果是危险的。所以对一个人来说，要相信科学但不能迷信科学，不能把医生、医院和药物神化，以为它们有绝对无限的作用，而必须意识到医生、医院和药物的作用和能力都是相对有限的。同时，如何才能让一个人对生活的幸福有信心？诚然，具备较高的生活能力，拥有较多的社会资源，无疑可以更好地为生活幸福提供条件，但生活能力和社会资源都是自己所不能控制的，或不能完全控制的，而且即使有了较高的生活能力和较多的社会资源，也不一定就能让一个人生活幸福。事实上，要让一个人对他的健康和生活的幸福有信心，最好的方法是让他相信有某种超越世间的强大力量在支持、保护着他，在决定着他的命运。此时，他自然就会将他的健康和幸福交给这个强大的力量，并对这个强大的力量产生信心，同时他对健康和生活焦虑的心也就可以放下，从而形成一种良好的心态。这种心态不仅有利于正常的生活，而且也有利于正确对待疾病和生活中面临的困难，使他更有信心、勇气，也更平和、自然地去面对疾病和困难。事实上，在这里,相信某种强大力量对自身的支持和保护作用,就是相信自己,就是在调动自身内在的力量去战胜生活中的各种艰难险阻。

在一般情况下,人们对这种强大力量的认识通常来自宗教,宗教信徒也正是将天上的神灵看做是具有绝对力量的存在,并通过对天上神灵的信仰来确立对健康和生活的信念和信心,不过没有特定宗教信仰的人们也可以从诸如命运、道、自然等方面获得这种力量。

十、雅趣悦心

所谓雅趣悦心是指通过各种雅趣活动来喜悦人的心情、怡养人的性情,从而使人精神健康。雅趣之所以能够悦心,是因为雅趣能刺激人的感官,使人感到愉悦。雅趣还可以增长人的见识,提升人的知识水平,使人的视野得到拓展,知识水平得到提升,思维分析能力得到发展,社会交往扩大,社会地位和影响力提高,从而使人得到精神上的满足。所以精神调养必须重视通过丰富的业余文化生活来促进人体的精神健康。事实上,社会发展到今天,人们物质生活的主要问题已经解决,而随之呈现的更多的是人的精神生活问题,且精神生活具有多元化的特性。每个人的感觉特性和能力及思维特性和能力都是不一样的,每个人的学习经历和成长背景也是有差别的,每个人都有他独特的价值观和人生观,都有自身的精神生活追求和特殊的兴趣爱好。所以如何满足人的精神情感需要、解决人的精神问题,很难找到一种统一的模式,而必须根据人们的不同精神需求和兴趣爱好,开展丰富多彩的精神生活,来解决每个人各种不同的精神情感问题。这时候,丰富多彩的雅趣活动就是重要的满足人精神情感需要及解决各种精神情感问题的方式。事实上,通过丰富多彩的雅趣活动,可以满足人们不同的精神情感需要,让人的精神情感达到愉悦快乐的健康状态。可见,对社会来说,让人们自由地进行各种雅趣活动,满足其感官和精神情感的需要,是促进人的

第三节　精神情志调养的方法

一、虚静守神法

(一)虚静守神法的概念

所谓虚静守神法是指运用自我心身调养的方法使精神内守而保持淡泊宁静的状态，以排遣或消弭各种精神情绪刺激的一种精神养生方法。所谓虚静，虚为心中无物，静为念头不起。在这里，虚静主要是保持内心对现实事物的虚静，守神则是使意念守系心之元神。虚静守神法的基本要领是屏除对现实事物的念想，避免让各种现实的烦恼搅扰人的精神，导致人心绪不得安宁。

虚静守神法的基本思想首先是由老子和庄子提出来的。《道德真经》云："致虚极，守静笃""见素抱朴，少私寡欲""清静为天下正"，[1] 由此提出了虚静守神的修道思想。《庄子》进一步发挥，提出了"无视无听，抱神以静，形将自正，必清必静，无劳女形，无摇女精，乃可以长生"[2] 的形神调养原则。《庄子·刻意》还特别提到"夫恬淡寂寞，虚无无为，此天地之平，而道德之质也"。[3] 养生学建立后，这一精神养生原则被完全接受，并得到进一步的具体化。《内经》不仅较为系统、全面地阐述了虚静守神的原则和方法，而且特别强调了其在精神养生中的意义。《素问·上古天真论篇》说："恬淡虚无，真气从之，精神内守，病安从来。"[4] 这一论述揭示了本法真谛，

---

[1] 老子 [M]// 缩印浙江书局汇刻本．二十二子．上海：上海古籍出版社，1986：2，5.
[2] 庄子：在宥 [M]// 缩印浙江书局汇刻本．二十二子．上海：上海古籍出版社，1986：38.
[3] 庄子：刻意 [M]// 缩印浙江书局汇刻本．二十二子．上海：上海古籍出版社，1986：48.
[4] 素问:上古天真论篇 [M]// 缩印浙江书局汇刻本．二十二子．上海:上海古籍出版社，1986：875.

成为后世"虚静养生"方法的重要思想基础。

关于虚静守神法的养生原理,《素问·痹论篇》说:"静则神藏,躁则消亡。"[1]《淮南子》也说:"精神气志者,静而日充者以壮,躁而日耗者以老。是故圣人将养其神,和弱其气,平夷其形,而与道沈浮俯仰。"[2]《养性延命录》引《中经》谓:"静者寿,躁者夭,静而不能养减寿,躁而能养延年。"[3]根据养生学的认识,人之神藏于心,心作为藏神之所,心静则神安,精神自然可因此而内守,体内精气也可随之内持而不耗散;若心有所动,则神必浮现于外,精神因此而虚耗,体内精气亦随之而日益消损。

关于运用虚静守神法的基本原则,《内经》将之归纳为"恬淡虚无"。按照《内经》观点,恬淡虚无的养生方法强调精神情志要处于一种"适嗜欲于世俗之间,无嗔恚之心""外不劳形于事,内无思想之患,以恬愉为务,以自得为功"[4]的状态。也就是要求人们从思想上淡泊名利、节制嗜欲、达观处事,保持心境安宁清静。如果不是这样,唯名利是务,嗜欲无度,孜孜以求,患得患失,势必时时扰动心神,耗费精神,逆乱气机,伤损脏腑,必然身心为之受损,生不得养。所以养生学历来都将虚静守神作为首务,恬淡虚无则是静养心神的思想修养法则。如果说恬淡虚无侧重于通过自我思想境界的提高来达成虚静目标,是一种明理以达静的养生方法的话;那么以静制动的方法则主要针对由外界事物刺激感官而引起的心神躁动,并指导人们选择合适的形神调养方法去平息和制止心神躁动的重要手段。

---

[1] 素问:痹论篇 [M]// 缩印浙江书局汇刻本.二十二子.上海:上海古籍出版社,1986:923.

[2] 淮南子:原道训 [M]// 缩印浙江书局汇刻本.二十二子.上海:上海古籍出版社,1986:1210.

[3] 养性延命录:教诫篇第一 [M]// 道藏:第18册.北京:文物出版社,1988:476.

[4] 素问:上古天真论篇 [M]// 缩印浙江书局汇刻本.二十二子.上海:上海古籍出版社,1986:876.

第十八章 精神情志调养

（二）虚静守神法的运用

在现实生活中，要想彻底摆脱烦恼，完全进入"万念俱息，寂然无物"的虚静境界是很难做到的。因此，只有在提高自身思想境界的基础上，配合各种"以静制动"的方法静养心神，使精神意念活动由外驰、浮躁而转趋内守、静谧，以此来实现精神的虚静，促进心身的健康。

至于虚静守神法的具体方法则包括清心除念法、用神专一法、闭目养神法、静默坐忘法等。

1. 闭目养神法

闭目养神是最为简便易行的静神养心方法。为什么闭目能养神，张伯端对此有一个明确的说明："盖神亦役心，心亦役神。二者交相役，而欲念生焉。心求静，必先制眼，眼者神游之宅，神游于眼，而役于心。故抑之于眼，使归于心，则心静而神亦静矣。目不乱视，神返于心。神返于心，乃静之本。"[1]可见，闭目则能使神不外驰而内守，不仅能使神情趋于安静，还能促使神与形相亲，从而促进身心的和谐健康。

本法对修习者并无特殊要求，也无须调身、调息、存想、意守等方法的介入，一切以自然舒适、心神松弛为准则。在精神紧张、情绪激动，或思虑烦劳而导致心神疲乏之际，可选一静处，坐、卧或站，微闭双目，松弛形体，放松思想意识，屏除一切杂念，无念无想，使精神活动逐渐趋于松静，直至进入虚静状态。

2. 清心除念法

清心除念，即清除思想意识中的各种欲望杂念，以保养心神使之清净。《内经》提出精神内守的思想，并阐明其作为养生方法的重要价值，指出"恬淡虚无，真气从之，精神内守，病安从来"。这里的恬淡虚无就是指清心除念之法，精神内守是指养神之法，通

---

[1] 张伯端.青华秘文[M]//悟真篇浅解：外三种.北京：中华书局，1990：230.

过清除妄心,抑止邪念,神不外驰,使杂念不起、烦恼不生,由此可以内养元气、外御六淫,使人体形神相亲、精存气足,故而健康不病。

3. 用神专一法

用神专一是指以积极的思维方式,将注意力集中在某一点或某一件事情上,以使精神意识能超越其他各种事物对神的缠绕,来驱除由这些事物带来的杂念和烦恼,并产生凝神定志的养神效应。其实,用神之道,贵在专一。只有集中思想、专心致志于某项活动,才能进入物我两忘的境界。古代养生家历来主张养生要一心一意用在修道上,在修道上的用神专一不仅可以全身心投入以获得更大的修道养生成果,而且可以帮助人们摆脱忧愁烦恼,获得自我解脱和精神慰藉,也可以达到精神情志调养的效果。

4. 调气静神法

这一方法由《太清道林摄生论》所记载:"和神导气,道当得密室闭户,安床暖席,枕高二寸半,正身偃卧,暝目闭气于胸膈中,以鸿毛着鼻上而不动,经三百息,耳无所闻,目无所见,心无所思。……道不在烦,但能不思衣食,不思声色,不思胜负,不思曲直,不思得失,不思荣辱,心无烦,形勿极,而兼之导引行气不已。"[1]调气静神法的要旨是:选择一处安静不受打扰的居所,置舒适的床被、适当高度的枕头,正身仰卧,闭目,心无所思,静心关注呼吸。缓慢吸气于胸膈中,然后徐徐呼出,呼吸时要轻细,将羽毛放在鼻口都看不到动。这样呼吸三百次,达到耳无所听、目无所见、心无所思的境界,直至呈现不思衣食、不思声色、不思胜负、不思曲直、不思得失、不思荣辱的超越状态。

5. 静默坐忘法

静默坐忘法也称"静坐法",即以静坐的方式收摄心神、澄心

---

[1] 道藏:第34册[M].北京:文物出版社,1988:473.

第十八章　精神情志调养

涤虑，消除一切思想杂念，使精神虚静空松，并进入"无思无虑"的入静状态。

静坐相对于闭目养神，在修行方法上要严格得多，但其对形神的调养作用相对也更为显著一些。静坐类功法一般都有入坐、静坐行功、下坐收功等程式，并有不同的操作要领和方法。同时在静坐练功的前后和日常生活起居中，要求做到心安气和、举止安详。一般静坐可以按照以下的基本程序进行：

（1）入坐

静坐的姿势一般多采用盘坐式（上身放松，含胸拔背，左右腿膝自然相交盘起，足心朝上）为主，也可采取端坐式（坐在椅子上，两腿自然分开，双足着地，并相互平行，膝间距离约与肩宽相同，两手轻置大腿上，端坐时臀部的1/3或1/2坐在凳椅上）。取盘坐式时，一般左手在上，轻握右手拇指；右手在下，轻握左手背，两手置于小腹前，闭目入定。入坐时要求身形放松、端正，舒适安稳，以久坐无疲劳感为宜。

（2）静坐行功

坐定后即刻收心凝神，将意念集中贯注于下丹田，勿令心绪散乱。同时，调匀呼吸，使出入气息均匀细长。初习者一时难以入静，可用数息法（默数呼吸次数）协助收敛心神，调匀气息。静坐娴熟之后，入坐吐纳数次便能收心守神，息调气和，进入一种浑然忘我、无思无虑的特殊状态。静坐过程中如果出现昏沉欲睡现象，可改为意守鼻端，或以数息法振作精神。

（3）下坐收功

下坐前，先开口吐气十余次，令身中热气得以宣泄；然后慢慢摇动上身，依次为肩胛、头颈、四肢；将拇指对搓致热，分摩双目耳鼻，手掌搓热后分摩头面、胸腹、手臂、足肢等处，直至足心为止，方可逐渐离坐，起身活动。

值得注意的是，初习静坐者往往有各种各样的杂念不易消除，而且越想排除反而越要出现。其实，这是正常现象，只要坚持坐下去，慢慢地杂念就会越来越少，并最终达到没有杂念的虚静境界。关键是要在静坐中顺其自然、循序渐进，让杂念随境而生、自生自灭。切忌人为地急切清除杂念，结果只能适得其反。

二、愉悦身心法

（一）何谓愉悦身心法

所谓愉悦身心法就是通过满足身心需要使精神情志愉悦，从而促进精神情志保持健康状态的方法。其基本原理就是根据精神情志的特性，顺应其需要，从而使精神情志能健康存在、正常活动，并进而促进人体整个身心的健康。按照养生家的认识，凡是要维持一个事物的存在，就必须顺应其道，按照它的本性行事；而如果要毁坏一个事物，就逆其道，不按其本性行事。人的精神也是如此，要人的精神健康存在，就需要顺应精神情志的本性，满足其需要；而要人的精神不健康甚至崩溃，只需违背精神本性，不满足其需要，使其受到折磨煎熬而异常甚至崩溃。可见，满足精神情志的需要，提供身心愉悦的条件，是精神情志调养的一个重要方法。当然，运用身心愉悦法对精神情志需要进行满足并不是无限制的满足，而是适当的满足，是在符合道的范围内的满足。

（二）愉悦身心法的运用

愉悦身心法又可以按照以下几个具体的方法加以运用：

1. 顺应身心法

养生学认为，人体的各种欲望都是人道之必然，既是生活的需要，也是精神的需要，所以强调精神情志调养应适嗜欲以和性情，满足人的各种生理心理需要，以使身心愉悦。在古代养生家看来，善于养生

第十八章　精神情志调养

的"圣人"与凡人一样都需要嗜欲的满足,而且"适嗜欲于世俗之间"[1]也是修养心身的一个基本要求。顺应身心法就是顺应人体的各种需要,按照自然生理和心理需要加以满足,并在这个过程中使人的精神情志得到调适,使人的性情趋于平和安适,从而得以保证人的身心健康和与环境关系的协调。一般而言,如果一个人对嗜欲的满足是顺应自然天性的、适度的,其对精神情志的养生就是有利的。事实上,每个人在现实中,都必须根据社会、道德标准,以及个人能力与条件来确定其生活状态,理智地调节自己的欲望、情感和行为方式,使之与周围环境相协调,避免各种冲突和矛盾对精神健康的损伤。否则,就可能造成心理上的不平衡、情绪上的不稳定乃至于行为方式的乖僻,从而导致精神健康受损。所以在现实条件允许的条件下,人们应根据身心的需要,提供各种满足,包括饮食、娱乐、运动、性爱等,以使人的精神情志达到愉快、舒适,来促进精神情绪的良性发展。

2. 乐观开心法

乐观开心法就是通过心态的调整和适度的感官满足以促进情绪乐观、心态开朗的方法。乐观情绪是调养精神、增进精神健康、防止衰老的最好药物。《素问·举痛论篇》云:"喜则气和志达,营卫通利。"[2]可见,乐观情绪能滋养神气,使气血流畅、神志和调、胸怀舒畅。乐观情绪还能使人体的生理活动正常进行,并纠正各种生理失调状态,提升各种治疗方法对患者的疗效,促进疾病的康复。《丁福保家训》说:"胸怀欢畅,则长寿可期;若忧虑过多,则使人易老。常人之情,苦则悲,乐则笑,悲哀最是伤人,而欢笑最能益人。欢笑能补脑髓,活筋络,舒血气,消食滞,胜于服药。每日经得片刻

---

[1] 素问:上古天真论篇 [M]// 缩印浙江书局汇刻本.二十二子.上海:上海古籍出版社,1986:876.

[2] 素问:举痛论篇 [M]// 缩印浙江书局汇刻本.二十二子.上海:上海古籍出版社,1986:918.

闲暇,逢场作戏,口资笑乐,而益身体。"[1]

要使情绪趋于乐观,最重要的就是要在思想上做到达观,达观方能看淡各种功名利禄,知足常乐。达观知足的人不会奢望过高,无论处于何种地位、何种待遇都很满足,随遇而安、思想开朗、内心恬静、无所忧愁,精神总是处于良好状态。许多烦恼忧愁都来自享受方面的不知足和贪心太重,贪心不知足者多是为妄想而争夺,耗心竭力结果往往达不到目的,还自寻烦恼、伤身损寿。事实上,生活中贪心不足的人常常会感到烦忧甚至招致灾祸。《遵生八笺》引闽陈山人云:"达观君子,立性乐分,含真抱朴,心无城府,行无町畦。天下有道,则皎皎与世相清;天下无道,则混混与世相浊。压之泰山,不以为重;付之秋毫,不以为轻;升之青云,不以为荣;坠之深渊,不以为辱;震之雷霆,不以为恐;劫之白刃,不以为惧。视死生为旦暮,以盈虚为消息,仰视宇宙之廓落,俯视身世之卑戚,如一浮萍之泛大海,一稊米之寄太仓,又何足议轻重于其间哉?故所至皆乐,所处皆适,出于天为民,入于道为邻。若是则何往而不逍遥哉?"[2]其实,性格达观开朗是胸怀宽广、气量豁达所反映出来的一种良好心理状态。性格达观开朗,心胸开阔,则气血和畅、五脏安和,故能促进健康,益寿延年。

3. 怡情畅志法

所谓怡情畅志法,就是适应和满足精神情志的需要和特性,以使其得到颐养和表达。这一方法要求把生活安排得丰富多彩,并培养高雅的兴趣、陶冶高尚的情操,从而保持"常乐"的心境。何之鼎指出:"世之所谓怡情悦性者,非一事也。或漱石枕流以为娱,或种竹莳花以自遣,或瑶琴偶抚慕曩哲之光仪,或古笈闲搜企先民之

---

[1] 张学梓,钱秋海,郑翠娥. 中医养生学[M]. 北京:中国医药科技出版社,2002:153.

[2] 高濂. 遵生八笺:清修妙论笺:下卷[M]. 兰州:甘肃文化出版社,2004:47-48.

轨范，所好各殊，而其为适志则一也。"[1] 徐春甫在《古今医统大全》中也说："凡人平生为性，各有好嗜之事，见则喜之。有好书画者，有好琴棋者，有好博弈者，有好珍奇者，有好药饵者，有好禽马者，有好古物者……使其喜爱玩悦不已。"[2]

三、超越功利法

（一）何谓超越功利法

精神情志调养的超越功利法是指通过人生价值的引导和目标转移来实现对现实功利的超越，以减少或消除因功利追求的挫折和失败或功利丧失而带来烦恼和痛苦的方法。在社会中，引起人精神痛苦的一个重要原因就是对功利追求的挫折和失败，或已有功利的丧失，也就是执着、纠结于功利，从而带来烦恼和痛苦。而精神的痛苦和烦恼对精神的健康是十分不利的，尤其是长期的痛苦和烦恼，更是会带来严重的精神健康问题。要摆脱因功利追求的挫折、失败或丧失带来的精神痛苦和烦恼，依靠提供功利需要的满足是不可能的，最多只能起到暂时效果，要从根本上摆脱这种痛苦和烦恼，只有通过对功利的超越来实现。而要超越功利，就需要从价值观上重新评价功利，淡化功利的价值，用更值得追求的超越价值去取代功利价值，让人不再执着、纠结于功利。这种超越价值往往表现为精神理想的价值、道的价值、自然的价值、来世的价值、天国世界生活的价值等。当一个人从对功利的执着和纠结中摆脱出来，更看重其他超越价值的时候，其精神的痛苦和烦恼就会消失，精神情志也就可以趋向健康。

---

[1] 何之鼎. 芥子园画谱：序 [M]// 张学梓，钱秋海，郑翠娥. 中医养生学. 北京：中国医药科技出版社，2003：154.

[2] 徐春甫. 古今医统大全：下册 [M]. 北京：人民卫生出版社，1991：797.

(二)超越功利法的运用

超越功利法的具体运用可以有以下几个方面:

1. 信仰追求法

信仰追求法就是通过追求信仰,从而达到对现实功名利禄的超越,以减少甚至消除执着功名利禄带来的精神烦恼和痛苦的方法。信仰追求法最常见的是宗教信仰追求法,其他也包括人生理想追求法和社会理想追求法。宗教信仰追求法包括佛教信仰、道教信仰、基督教信仰、伊斯兰教信仰等。宗教信仰之所以能达到超越功利的境界,是因为宗教信仰都是把人生理想目标放在来世的天国,放在离开这个世界到天国去享受无尽的幸福和快乐。为了达到这一目标,他们对人世间的功名利禄就不是那么看重,最多是一种走向天国的手段,是否得到并不那么重要,这自然就看淡、超越了世间功利,从而也就摆脱了追求功利带来的痛苦和烦恼。人生理想追求法则是确立个人一生的理想目标,并全身心去追求这一目标,因为全身心都投入到实现人生理想目标,自然对其他的功名利禄就看淡了、超越了。社会理想追求法也一样,是一个人将某种社会理想作为其一生的奋斗目标,并全身心去追求实现这一目标,因为全身心都投入到实现社会理想目标,自然对其他的功名利禄就看淡了、超越了。人生理想追求法和社会理想追求法要能达到超越功利的目的和效果,必须是其理想目标具有超越功利的性质,体现为事业追求和精神价值追求,具有超越个人利益价值的终极性,否则是无法达到超越功利的目标的。

2. 自然朴素法

自然朴素法就是将自然的价值放在生活第一位,从而超越功利的价值追求方法。自然朴素就是顺应生活的自然进程,不追求超出生活自然需要的东西,平和地享受质朴自然的生活乐趣,从而避免因刻意追求身外之物所带来的烦恼和痛苦。按照这样的原则进行调神的方法就是自然朴素的精神养生法。这一方法要求以自然的态度对待生活中的各种问题，保持知足常乐、安静无欲的精神状态，做到"美其食，任其服，乐其俗，高下不相慕"[1]，生活简朴，思想纯真，情感自然，少私寡欲，不求奢华，对风俗习惯、人情世故，平和接受，泰然处之，不论地位高低，一视同仁，无所妄求，安于淡泊，《内经》所谓"恬淡虚无"就是对这种自然朴素状态的集中概括。而陶弘景提出的"十二少"原则是对这一方法的基本要求，分别是少思、少念、少欲、少事、少语、少笑、少愁、少乐、少喜、少怒、少好、少恶。[2]事实上，陶弘景所谓"少"者，就是将各种精神情感活动和身体活动维持在自然需要的范围之内，避免情绪活动得太过，保持心情的自然正常状态。相反，若不能保持"十二少"，就会走向"十二多"，从而给人体带来损害。这也正如陶弘景所指出的："多思则神殆，多念则志散，多欲则损志，多事则形疲，多语则气争，多笑则伤脏，多愁则心摄，多乐则意溢，多喜则忘错昏乱，多怒则百脉不定，多好则专迷不治，多恶则憔煎无欢。此十二多不除，丧生之本也。"[3]

3. 淡泊名利法

在古代养生家看来，名利反映的是超出人自然需求之外的东西，它是直接违背人道之自然本性的东西，不仅会给人的身体带来伤害，而且还会导致人精神上的烦恼和痛苦。所以古代养生家以"名利"为六害之首，并主张养生应消除名利心。《太上老君养生诀》云："且夫善摄生者，要当先除六害，然后可以保性命延驻百年。何者是也？一者薄名利，二者禁声色，三者廉货财，四者捐滋味，五者除佞妄，六者去妒嫉。"[4]《内经》也提出"无思想之患"，舍名去欲以除思想

---

[1] 素问:上古天真论篇 [M]// 缩印浙江书局汇刻本. 二十二子. 上海:上海古籍出版社，1986：876.
[2] 养性延命录：教诫篇第一 [M]// 道藏：第18册. 北京：文物出版社，1988：476.
[3] 养性延命录：教诫篇第一 [M]// 道藏：第18册. 北京：文物出版社，1988：476.
[4] 太上老君养生诀：养生真诀第三 [M]// 道藏：第18册. 北京：文物出版社，1988：412.

之患。至于名利心的消除最根本的则是淡泊名利,通过对名利价值的淡化,以使名利被"虚无"化,对名利的欲望虚无了,其给人带来的各种烦恼和痛苦自然也就随之而化,精神情志也就回归健康状态。当然,古代养生家并不是要人完全抛弃名利,现实生活中的人是不可能做到的,它只是要求人们对名利的追求不要超过自然生活的度。事实上,人常欲利,若正当而取,将有益养生;但求之过度,则忧心伤生。古代养生家强调对待名利重在自然、淡然、有节,反对唯名利是图,患得患失。淡泊名利最重要的是对待名利应淡然处之,平和自然地看待名利的得和失,心情不随名利得失起落,提得起、放得下,一切泰然处之。

4. 少私寡欲法

所谓"少私寡欲",少私是指减少私心杂念,寡欲是降低对名利和物质的嗜欲。老子说:"见素抱朴,少私寡欲。"[1]《内经》也说:"是以志闲而少欲,心安而不惧,形劳而不倦,气从以顺,各从其欲,皆得所愿……所以能年皆度百岁而动作不衰。"[2]对人来说,如果私心太重,嗜欲不止,欲望太高、太多,达不到目的就会产生忧郁、幻想、失望、悲伤、苦闷等不良情绪,从而扰乱清静之神,使心神处于无休止的困扰之中,导致气机紊乱而发病。如果能减少和节制私心、欲望,则可减轻不必要的思想负担,使人变得内心坦然、心情舒畅,从而促进身心健康。少私寡欲重要的是要能知足常乐,安静而无杂念,能在生活中"美其食,任其服,乐其俗,高下不相慕"。如真能少奢欲、无过求,知足常乐、不贪不妒,则能心安自乐,常处安乐的心境,身心自然健康。

---

[1] 老子 [M]// 缩印浙江书局汇刻本.二十二子.上海:上海古籍出版社,1986:2.
[2] 素问:上古天真论篇 [M]// 缩印浙江书局汇刻本.二十二子.上海:上海古籍出版社,1986:876.

四、舒情畅神法

(一)何谓舒情畅神法

所谓舒情畅神法是指通过抒发情感、畅达情绪从而达到消除精神抑郁,以保证精神健康的方法。从根本上说,舒情畅神法的作用就是让抑郁的精神情志得到发泄,使精神情志恢复自由畅达的健康状态。因为精神的抑郁不舒不仅会影响人精神情志的健康,而且还可能导致人体气机阻滞进而出现心身疾病。故《内经》有"百病皆生于气"[1]的说法。《红炉点雪》对此说得更为明白:"夫气贵舒而不贵郁,舒则周身畅利,郁则百脉违和,故曰喜则气缓。然缓者,因有徐和畅利之义;但不及太过,皆能致息怠期,而况忧思郁结,宁不滞其气乎。气既壅滞,则郁而为火。"[2] 所以舒情畅神法也是重要的精神调养方法。

(二)舒情畅神法的运用

舒情畅神法的具体运用又有以下几种:

1. 思想表达法

人体精神情感方面存在的问题多由思想感情抑郁而引起,所以调理也需要从精神情感的表达着手。还由于思想感情的问题用药物或从生理上解决多半效果不理想,因此最根本的还须解开思想感情上的结。所以《内经》强调对情志抑郁的调理应"导之以其所便,开之以其所苦"。[3] 说明通过语言和思想感情的开导,可开心胸之郁闷、导神情之滞结。至于具体方法,可以是提供适当的条件,让人有思想表达的空间,发表他的见解和意见,或者由心理师给予语言

---

[1] 素问:举痛论篇 [M]// 缩印浙江书局汇刻本.二十二子.上海:上海古籍出版社,1986:918.

[2] 张学梓,钱秋海,郑翠娥.中医养生学 [M].北京:中国医药科技出版社,2002:160.

[3] 灵枢:师传 [M]// 缩印浙江书局汇刻本.二十二子.上海:上海古籍出版社,1986:1016.

的开导和沟通，或者是提供适当的环境和条件让人的感情得到充分宣泄和表达等。

2. 调理气机法

孙思邈在《备急千金要方·养性》中提出，气郁之病，调气以治。具体操作是以夜间子时到次日午时为佳，（这段时间为生气之时），取仰卧位，床褥略厚软，枕高与身平，舒展手脚，两手握大拇指，置于离身四五寸处，两脚间相距四五寸。叩齿多次，咽下唾液，将气从鼻腔引入腹部。气吸足则停止，有余力可继续吸气。胸中闷气可从口中细细吐尽，自然清气再从鼻中细细吸入。此方法可疏导气郁、吐闷纳清，让人精神倍感轻松。调理气机法实际上是通过用意念随体内气的运行，引导精神情志的舒达，从而实现精神情志的畅达健康。

3. 情绪宣泄法

心情郁闷是精神不健康的常见症状，多由精神情志不舒、事不顺愿等引起，表现为神情郁闷不达、气机郁结不通，精神抑郁、情绪不宁、胸闷胁痛、痛无定处、腹胀纳呆、善太息、女子月事不行等。消除心情郁闷应当以畅神顺情、理气宣导为法。最好的方法就是让神情随其所愿，宣泄表达，以使郁结之气得以舒顺。具体方法是选择适当的场所，让心情郁闷者充分表达其思想感情，宣泄其情绪，比如面对特定对象发脾气、喊叫、叫骂，甚至拳打脚踢等。

五、移情除烦法

（一）何谓移情除烦法

所谓移情除烦法是指通过转移思想情感的注意力，从而消除因对原有对象的关注而产生的烦恼。人们的许多烦恼都是因为过分关注于某一个对象、执着于某个对象，而这种关注和执着又不能满足其愿望，从而产生烦恼和痛苦。如一个人很看重金钱，时刻都关注

第十八章 精神情志调养

着如何得到金钱,但偏偏他得到的金钱又太少,想到的挣钱方法又不奏效,由此产生一系列的烦恼和痛苦。又如一个人把做官提升看得很重,但他的仕途偏偏又不顺利,使得他患得患失、痛苦不堪。此时,最好的摆脱烦恼的方法就是将注意力从引起烦恼的对象上引开,去关注不会失去、不会带来烦恼的对象,这样,烦恼没有了,精神也就健康了。

(二)移情除烦法的运用

移情除烦法的运用可以有以下几种方法:

1. 理想追求法

所谓理想追求法就是通过确立某一人生理想,并以实际行动全力去为这个人生理想奋斗,由于全身心投入到这个人生理想的奋斗中无暇顾及现实事物,从而消除现实事物带来的烦恼和痛苦。运用理想追求法消除烦恼须满足两个条件:第一,其理想必须具有超越性或远大性,比如某个需要奋斗一生的目标、某种宏大的事业,甚至来世升天堂等,而不能是当下的某一个现实有限目标,比如是挣多少钱、得到某个物品、谋得某个职位、追求到心爱的人,等等。因为现实的有限目标都是在现实中可以实现的,如果把其作为人生理想,那就意味着理想的贬值,而且过不久就得重新确定理想,无法让人始终如一地去关注它,无法起到对精神的安宁作用。第二,必须始终如一、全身心地投入到实现理想的奋斗中。如果一个人只是确立了理想,但并不准备去为之奋斗和努力,或者只是半心半意地去做,或者是定力不够做一段时间就不做了,过段时间又才去做一下,这样也不能起到稳定心绪、消除烦恼的作用。因为理想追求法消除烦恼的机制在于注意力的转移和对相关现实对象的超越,如果不能全身心投入,其作用效果就无法体现。古人和今人虔诚地信仰宗教和追求来世的宗教生活在某种程度上就可以看作是一种理想追求法的运用;中国儒家主张治国平天下,也能在精神上起到这种作用。

2. 目标转移法

目标转移法是指将一个人的注意力从引起烦恼痛苦的对象转移到另外的对象上的方法。目标转移法消除烦恼的机制在于注意力的转移，可以使原来引起烦恼的对象不易引起关注，人对其刺激的阈值升高，原来同样的刺激强度，现在无法产生兴奋，从而消除由原来对象引起的烦恼。目标转移可以是由对某个对象的念想转移到对另外对象的念想，也可以是由对某个对象的念想转移到某种活动上，如某种阅读、体育运动等。比如某人因为升职挫折引起烦恼，要摆脱这种烦恼，他就可以将注意力从升职问题转移到其他方面，比如到外地旅游，让思想去关注旅游地的风土人情、自然风光，从而减轻升职问题引起的烦恼。

3. 事业投入法

事业投入法是指通过全身心投入事业，从而消除其他因素引起的烦恼和痛苦的方法。事业投入之所以能消除一个人的精神烦恼，是因为他全心全意投入事业后，引起他烦恼的事情就会在他的思想意识中被淡化，甚至消失，带给他烦恼的事情对他的影响也相应降低，引起的烦恼也就减小。运用事业投入法去消除一个人的烦恼要真正产生效果，必须是事业能真正吸引他，他能忘我地投入到事业中。这当然就需要对事业进行适当的选择，将真正有兴趣的事情作为事业，最好能将职业与事业有机地结合起来。

六、信仰安神法

（一）何谓信仰安神法

所谓信仰安神法就是确立对某种绝对存在的信仰，让人在心灵中认定这种绝对存在对他具有保佑和决定作用，从而使其心绪安宁、心态平和。绝对存在的信仰之所以能使人心绪安宁、心态平和，是因为这种信仰能使其感到有强大的力量在支持、控制、护佑他，而不用他担心，同时还可以让他增强面对困难和问题的信心，能更勇敢、更从容。

（二）信仰安神法的运用

信仰安神法可以通过以下几个方法加以运用：

1. 信颂神灵法

信颂神灵法就是在心中确立对具有无限能力的神灵的信仰，相信人生的一切都是由神灵决定的，愿意听从神灵对自己人生的安排。在遇到困难和问题时，或在平时，在心中念颂神灵，相信神灵对自己的护佑和支持，从而在心理上获得安宁。至于信颂的神灵既可以是基督教的上帝和主，也可以是佛家的佛和菩萨，或者是道家的神仙，还可以是其他的各种神灵。对宗教信徒来说，一般是根据所信仰的宗教来决定信颂的神灵和具体的信颂方式，如基督徒信仰和念颂上帝和主、佛徒信仰和念颂佛和菩萨、道徒信仰和念颂太上老君等。信颂神灵的时间地点没有严格的规定，可以在任何时候、任何地点，但在相应的宗教场所效果会更好。在方式上一般要求真诚地信仰，庄严地默念或轻言念颂，必须真心、虔诚。

2. 顺道自然法

顺道自然法就是相信道的力量（或自然事物客观规律的力量），心安理得地顺应事物发展的自然之道，并以此为准则处理各种问题。顺道自然法之所以能让人心安，是因为当一个人将道看作是具有化生天地万物、决定天地万物的根本力量时，他自然就相信他的生活是由道决定的，他只能服从于道、听命于道，此时他对于生活中的一切也就心安理得了，也不会去做人为强求的事情了，心态也就自然平和了。

3. 相信天命法

孟子曰："莫之为而好者，天也；莫之致而至者，命也！"古人亦云："命里有时终须有，命里无时莫强求""谋事在人，成事在天""万事不由人计较,一生都是命安排""生死由命,富贵在天""三分人事七分天""人算不如天算""治得了病,治不了命""阎王注定三更死,并不留人到四更""万事分已定,浮生空白忙""是福不是祸,是祸躲不过""人好不如命好"。这些都反映了人们对某种决定人的命运的神圣力量的信仰认知,并希望通过这种信仰来让人心安理得地生活。

相信天命法就是一个人相信自己的生活和命运都是由外在的必然规律或上天的力量决定的,相信人的一切都是天定,个人根本无法左右。当一个人相信命运天定后,他也就会心安理得地去接受和承受生活中的一切,而不会去抱怨社会的不公和命运的不济,不会去苦思冥想要改变命运,心态会变得自然、平和、顺从,从而有利于精神心理的健康。

4.破除迷信法

破除迷信安神法是通过破除对世间现实的各种人和物的迷信,从而避免迷信带给人的烦恼痛苦甚至身心伤害,让人能更加心安理得地面对各种生活问题。破除迷信安神法在实际运用上主要是以下四个方面:

(1)不迷信科学技术

科学是人们客观真实地认识和把握现实事物的本质和规律的真理性知识,技术则是人们解决各种现实问题的合理有效的程序和方法。科学技术作为认识和解决现实问题的理论和实践武器,在今天的社会生活中具有十分重要的意义和价值,是当代人的生活一刻也不能离开的东西。但科学技术是人创造出来的,它的作用是有限的,只能在一定条件下、一定范围内起作用,如果将科学技术看成是绝对正确的、绝对万能的,是什么对象都能正确认识、什么问题都能有效解决,这就大错特错了,必然走向对科学技术的迷信。对科学技术的迷信必然会失望,并影响人生问题的合理解决和处理。如对

第十八章　精神情志调养

医学迷信必然会使病人和家属形成对医疗的依赖和执着，从而变成对病人的医疗折腾，不仅耗费更多钱财，还会折腾出更多疾病，甚至会将病人折腾死。

（2）不迷信世间凡人

世间的人都是凡人，虽然某些人比另一些人在智力上更为聪明，身体上更为强健、灵巧，技能上更为突出，即使如此，其身心的能力还是有限的，许多事情他也是不可能完成的。如果认为一个人可以超越自己的身心局限，可以无所不知、无所不能，什么事情都能做，什么事情都能做好，做到完美无缺，这就是迷信。每个人都必须破除对凡人的迷信，避免将凡人神化，否则将会带来危害，轻者损失钱财，重则身心伤害。

（3）不迷信人间团体

人间团体是凡人组成的群体，既然凡人是有限的，由凡人组成的人间团体也必然是有限的。虽然人间团体比之个人更有力量，一些人间团体也比另一些人间团体更有力量、更为强大，更能完成许多个人和团体不能完成的工作，但它的能力仍然是有限的，而不是绝对完美的。不能相信它所做出的决定都是正确的，也不能相信它能完成一切工作、达成一切目标，需要对它采取更为现实谨慎的态度，避免将自己的身家性命都托付给某个人间组织，许多事情还是要靠自己，相信自己的好运。

（4）不迷信世间物品

与世间的人和组织一样，世间的物品更是凡物，它们都有自身存在的特性，对人和社会来说也都可能有某种意义和价值，能满足人和社会的某种需要，但它们的意义和价值也是有限的，其能在人身上和社会中发挥的作用也是有限的，不可能是绝对灵验的东西，更不可能是什么问题都能解决的东西。如果将某种世间物品看作是绝对灵验的，什么问题都能解决的神灵事物，这就是对世间物品的迷信，这种迷信对人来说是有害无益的。如将某种药物看成是包治百病的灵丹妙药，必然会导致对这种药物的迷信，大家都会去追求这种不可能存在的灵丹妙药，从而贻误对疾病的治疗，更有可能某些骗子用普通的药物来冒充灵丹妙药骗人钱财，甚至谋财害命。

七、学习充实法

（一）何谓学习充实法

所谓学习充实法就是通过学习活动来充实人的精神意识内容的方法。人的精神意识的基本内容是概念、命题和命题系统。人出生的时候，头脑中并没有这些东西，是通过后天的教育学习逐渐获得的，而且人只有不断地学习才能丰富其内容，成为有知识、有技能的、思想情感充实的人。

（二）学习充实法的运用

1.语言学习充实法

所谓语言学习充实法是指通过语言文字的学习来掌握相关的知识，以充实头脑中的精神意识内容。语言文字的学习是人学习的基础，也是人的精神意识的概念、命题和命题系统得以建立起来的过程。词汇的掌握就是建立概念的过程，句子的掌握就是建立命题的过程，文章的阅读和写作就是建立命题系统的过程。语言文字的学习特别是母语的学习从出生时就已经开始，但系统的学习则是在小学和中学中。语言文字的学习分为四个基本的环节：①语言文字符号的掌握，包括声音符号和文字符号两个方面；②词汇的掌握，知道用特定的符号去表征特定的对象；③句子的掌握和造句练习，明确句子的结构，知道句子的意思表达，学会根据要表达的意思造句；④文章的阅读和写作，学会通过阅读文章把握文章的内容和要点，通过写作练习学会按照内容要求写出文章。

2. 知识学习充实法

所谓知识学习充实法就是通过各种知识的学习掌握，来充实人的精神意识内容、提升思想水平的方法。知识学习是人们获得知识、充实知识内容、提升认识水平的基本方法。知识的学习和掌握有几个基本要素：第一是知识的主题和整体结构，主题反映的是知识的核心内容和观点，整体结构则是其知识的构成框架，学习和掌握知识必须先弄清这两方面的问题。第二是构成知识的基本概念或主要概念，它们反映的是知识所阐释的基本对象和基本问题，必须加以认识。第三是知识的主要命题和结论，它们是知识核心要点和特性所在，必须加以把握。第四是知识的各部分具体内容，包括各种具体的概念、命题和命题系统，这是一门知识的血和肉，需要有所了解和把握。

3. 技能学习充实法

所谓技能学习充实法就是通过各种技术能力的学习和掌握，来充实人的精神意识能力的方法。技能的掌握既涉及思想意识的知识内容，也涉及控制意识对行为的内容，是人类精神意识的重要组成部分。掌握一定的技能是一个人在社会中生活所必需的，所以人从出生开始就要学习掌握各种技能，在中学和大学的学习中更要求掌握一些特殊技能，以便为进入社会从事专业工作所用。技能学习包括几个基本的环节：一是有关技能知识的学习，了解有关技能的机制和原理；二是了解技能的操作方法和程序，把握相关设备操作的步骤和要领；三是进行操作技能的训练，通过反复的技能训练，熟练掌握技能。

八、思辨明理法

（一）何谓思辨明理法

所谓思辨明理法就是通过思考、思辨、辨别、分辨、分析、探讨的思想过程来辨明和明白人生宇宙各种事物的道理的方法。人的生活必须根据事物的道理进行，否则就会遭遇挫折和失败。而理不辨不明,宇宙人生的各种道理,并不能自动呈现在人面前,需要通过每个人去思考、辨别、分析、探讨才能明白、理解、掌握,这当然就需要运用思辨明理的方法。

(二)思辨明理法的运用

1. 逻辑分析明理法

所谓逻辑分析明理法就是通过运用逻辑学的理论和方法来分析各种思想理论的理据和推论过程,以辨明其思想理论的合理性和不合理性的方法。逻辑分析明理法是人类进行正常理论思维的基本方法,而且人们也只有遵循逻辑的理论和方法来进行思维活动,才可能获得合理的正确的认识。逻辑分析明理法在运用上有三个层次,即概念的逻辑分析、命题的逻辑分析和命题系统的逻辑分析。其中,概念的逻辑分析内容包括:概念的符号构成特性和所表征对象特性,概念的内涵和外延,概念的词汇属性及运用规律等;命题的逻辑分析内容包括:命题的词汇构成成分和结构的完整性,命题的思想和知识表达的合理性,命题运用的适当性等;命题系统的逻辑分析内容包括:命题系统主题的明确性,命题系统整体结构的逻辑完整性,命题系统内容表述的全面性和准确性,命题系统问题阐释和推论过程的合理性与逻辑一致性等。

2. 批判求证明理法

批判求证明理法就是通过批判求证过程来辨明道理的方法。所谓批判求证就是不盲目相信任何一种思想理论,而是通过逻辑理性对相应思想理论的分析批判以获得证据后再确定对它的判断。批判求证要求人们在未经批判分析前既不盲目相信支持一种理论,也不盲目反对否定一种理论,而是在自己的分析批判后再确定对它的支持或者否定。

批判求证精神是人类科学理性精神的一个重要方面。为什么要批判?最根本的原因在于人的理性是有限的,任何人所获得的认识都可能存在不足和缺陷,甚至错误,所以需要人们的反复探索分析辨别,方能得到较正确的答案。同时,批判精神也是人类知识得以不断向前发展的关键,没有批判,没有反思,就没有人类知识尤其是科学知识的不断发展。这是因为,批判精神反对将一切思想理论神圣化。任何思想理论都需要反复的批判分析以发现其中存在的问题和不足,并通过不断的批判分析过程使思想理论的逻辑体系更加严密,事实证据更为精确,理论更为完善。同时,批判精神也是人类思想理论创新的动力。批判意味着对他人的否定和对自己的肯定,所以人天生有一种批判冲动,而在各种批判的推动下,思想理论也就可以不断打破成见,推陈出新,并保证人类思想理论的纯洁性和客观性。

科学的批判求证精神不仅可以使人们更好地理解和接受正确的理论,也可以使人们更清楚地看出错误理论的错误所在,同时还可以增强人们对于那些似是而非的知识的免疫力。同时,批判求证精神不仅能对于现有知识形成一种合理的接受机制,而且还有助于建立起一种开放的心态,因为它不用惧怕任何坏的知识和主张,自然就能以开放的心态对各种主张加以批判分析,吸收其有价值的内容,这自然也有利于科学和其他各种学科的健康发展。

3. 经验实证明理法

经验实证明理法是指通过经验实证来辨明道理的方法。所谓经验实证是指任何判断都要以经验证据为依据,并根据经验证据的支持来下结论。科学中的经验实证精神则是强调任何一个科学之论都必须有经验的证据做依托,一切以经验证据说话,每一种观点、每一个结论都必须有直接或间接的经验证据做支撑。对科学来说,其具有科学性或科学价值的证据都来自经验,非经验或超经验的证据是不具有科学价值的;而且,来自经验的证据还必须得到技术操作的确证才能成为科学的证据,得不到技术操作确证的经验事实也不能作为科学的证据。同时,科学理论要得到确认也必须通过经验证据，只有在获得一定经验证据的支持而又没有发现否定的经验证据的情况下，一种科学理论才得以成立。

经验实证精神是科学精神的核心之一，而强调经验实证也是科学与非科学的一个明显界限。科学必须以经验实证为基础，那种离开现实经验证据的夸夸其谈、大而化之的模糊之论、超越人的经验的世外之说、探讨玄学哲理的思辨之理、人世沧桑的艺术之想，都与科学的经验实证精神不相吻合。科学的经验实证精神要求人们认识和研究问题时要坚持从现实经验出发，脚踏实地、持之有据，根据证据下结论，而不能脱离经验、主观臆断，务必使各项事务能落到经验操作的实处。经验实证虽然主要是辨明科学道理的方法，但其他道理的辨明同样适用。

九、交通心神法

（一）何谓交通心神法

所谓交通心神法就是通过人与人之间或人与动物之间的心神交流以保健神情的方法。交通心神可以在多个层次进行，包括情感情绪交流、经验感受交流、思想观点交流、知识学养交流等。根据作者的研究，交通心神的基本作用有三：其一，使一个人的神情得到正常的表达，以避免神情的抑郁；其二，使一个人与他人的思想情感得到交流，增进彼此的了解和理解，避免误解，密切关系，促进和谐；其三，通过知识的交流，提升一个人的理论水平和思想境界及处理问题的能力，这三个作用都具有保健神情的功能。交通心神方法的形式有多种，而且操作上也有很大差别，但它们都可以起到保健心神、丰富精神生活内容和促进人际和谐的作用。

（二）交通心神法的运用

1. 家庭亲人思想感情交流法

每个人都生活在家庭之中，都是家庭的一分子，家庭亲人间的

第十八章 精神情志调养

交流不仅对于维系家庭存在、密切家庭成员关系、促进家庭和睦有重要意义，而且对于每个家庭成员的身心健康也具有重要作用。实现家庭亲人间有效的思想感情交流，一是要创造家庭成员都能自由表达、愿意表达的氛围和空间；二是家长要有平等、宽容、包容的意识，并创造各种机会让家庭成员表达感情、发表意见、平等讨论，增进沟通和理解。

在家庭亲人思想感情交流中，夫妻间的思想情感交流最为重要。夫妻是世界上最亲密的两个人，其思想感情的交流对一个人的影响非常大。不少夫妻因为工作事业和性格知识的原因，很少有思想感情的交流尤其是深入的交流，夫妻间仅仅维持一种男女生理关系和养育子女的社会关系，这对夫妻二人的身心健康尤其是心理健康是不利的。从促进身心健康来看，二人的思想感情交流是最有效的一种方式，如果二人能保持亲密而充分的思想感情交流，不仅有助于相互间的沟通、了解和理解，也可以使彼此感情更为密切、更为相亲相爱，同时也有助于提升二人的身心健康水平。要使夫妻感情得到有效的交流，主要应注意两点：一是要创造条件使二人有更多的时间在一起，以增加交流的机会。一定不要因为工作事业、子女家务、社会应酬而忽视了夫妻交流，要多给二人留些时间和空间。二是要提升二人交流的层次，扩大交流的内容。提升层次就是要使交流从一般事务上升到知识见解、思想价值方面；内容的扩大则是从家庭子女扩大到个人情感、社会事务、天下国家，使二人能在多个层次、多个方面进行更深入的交流，并激发更多在一起交流的愿望，促进夫妻关系的提升和深化，由此增进夫妻生活的满足感、快乐感和幸福感。

2. 朋友同事思想情感交流法

人是一种社会性的存在，人的社会性最重要的体现就是人不仅需要家庭亲人，而且需要朋友同事，而朋友同事关系的维系和和谐则需要思想感情的沟通交流,而且朋友同事间思想感情的有效交流还是维持一个人健康的社会情感的重要因素。只有与朋友同事保持有效的思想情感交流和沟通,达到相互了解、理解和认同,人才会产生亲近感和社会价值感,其精神情感也才能趋于健康。

促进朋友同事思想感情的交流一是需要有更多的聚会,包括餐会、茶会、酒会、节会等,让大家能聚在一起相互交流、沟通、分享;二是要本着关爱之心进行交流,对朋友同事多关心、多爱护,多支持、多帮助,多理解、多同情,同欢乐、共分担,创造和睦共享的交流氛围;三是要有相应的组织,有热心人来召集安排,并善于制造热烈欢畅的气氛,让大家能畅所欲言、抒发真情,平等自然地表达、讨论、交流。

3. 社团成员思想情感交流法

人作为社会性的存在,还需要有归属感,就是加入某个或某几个社会团体成为其中的一员而产生组织归属感。人加入社会团体获得归属感的一个重要条件就是他在团体中能与团体其他成员进行思想感情的交流并获得接受、理解、认同和支持。人们加入的社会团体包括工作机构、知识和技术专业团体、个人爱好团体、宗教信仰组织、慈善公益组织等。在这些团体中,人们可以就工作问题相互交流、沟通,就知识和技术问题进行探索、讨论,就个人爱好问题相互学习、交流,就宗教信仰问题相互分享、交流,就慈善公益问题相互讨论、支持。

社团成员间要有有效的思想情感交流,一是要选择有兴趣的团体,如果没有兴趣,就很难找到交流的对象;二是要选择团体成员共同感兴趣的话题,让大家有兴趣就有关问题进行讨论、交流;三是讨论交流时要坦诚、自然,学会倾听。

4. 社会知识学术文化交流法

社会知识学术文化交流是具有较高知识文化素养和需求的人的

精神需要，当一个人对科学、学术、文化希望有所了解的时候，或当他有所研究、有所心得的时候，他就有了知识学术文化交流的需求，而通过社会知识学术文化的交流，人的精神情感能得到释放，思想理论水平得以提高，并可能获得赞赏和共鸣的愉快。

要实现社会知识文化的有效交流，首先需要言论自由的社会空间，好在我们有宪法言论自由条款的保障；其次是各种学术文化团体提供的学术文化交流平台及其学术文化活动的组织；第三是找到相应的学术文化爱好者，能就共同感兴趣的问题进行交流探讨。参与社会知识学术文化交流最重要的是要按照学术文化的规则和逻辑进行讨论和交流，不能按自己的意愿，想当然地发表意见和观点，同时要注意尊重其他人的观点和见解，将一个人的知识见解与他的做人区分开来，集中在事实和逻辑上进行交流和讨论，切忌主观臆断、感情用事、人身攻击。

5. 人与动物思想感情交流法

在现实社会中虽然大多数人与动物的交流有限，但随着人们生活水平的提升，宠物饲养越来越普遍，人与动物的交流也越来越多，而且对许多人来说，与动物的交流还是其生活的重要内容，并在维持身心健康中起着不容忽视的作用，尤其是一些孤独的老人，与宠物的交流更成为其精神生活中一个不可或缺的内容。人与动物的交流主要体现在感情上，一些特殊情况下也体现在思想意识的交流中。人与动物的思想感情交流之所以有益于身心健康，是因为在这种交流中人能得到情感上的慰藉，消除孤独感，得到关爱和温暖。

要使人与动物友好交流，一是要关心爱护动物，多观察动物的行为表现，理解动物的喜怒哀乐；二是要多与动物相处，多关心、多体贴、多满足，多与其游戏；三是要与动物一起学习，教动物学习语言，训练其行为，多交流、多训练，建立感情，形成依赖。

十、关爱暖心法

（一）何谓关爱暖心法

所谓关爱暖心法就是通过对他人的各种关心爱护来温暖人的心神，让人感觉到他人的关爱、人间的温暖、生活的温馨、快乐和幸福。关爱暖心法的核心是给予需要的人无私的关心、关怀、帮助、支持、付出、奉献和接受，让其感受到人间的温暖、人生的意义和价值及生活的幸福快乐。

（二）关爱暖心法的运用

关爱暖心法在具体运用上有多种方法，主要有以下三种：

1. 关心爱护暖心法

关心爱护暖心法就是通过对人关心爱护来温暖人心的方法。具体来说就是通过对同事、朋友、亲人乃至社会上各种需要关爱的人群给予关心、爱护、帮助、支持、理解、同情等，来使被关爱的人感到内心温暖和爱意，消除其内心的冷漠和怨恨，从而增强其生活的温馨感、快乐感和幸福感。

关心爱护暖心法在运用上可以是经常问候，包括登门问候和致信、致电问候，可以是亲切的看望和慰问，可以是需要时的各种帮助和支持，还可以是对其思想意识的理解及情感处境的同情。

2. 亲密关系暖心法

亲密关系暖心法就是通过拉近人与人之间的关系来温暖人的心神的方法。人与人关系的亲密可以是身体的，也可以是心理的，但最终都要落实到心神关系的接近、亲近、沟通、了解和理解，才能使人的内心感受到他人的关爱和支持，让内心得到温暖。

亲密关系暖心法在具体运用上可以是身体的亲密接触，如亲切的握手、亲密的拥抱、热烈的亲吻等，可以是亲密欢快的相见及温馨互动、充满爱意的社交聚会，可以是生活的陪伴和同甘共苦，还可以是思想见解和情绪感受的亲密交流与理解共鸣。

3. 性爱表达暖心法

在关爱暖心法中,最为特殊也最有效力的方法是性爱表达暖心法。性爱表达暖心法就是通过夫妻两性之间的性爱表达过程来温暖人心的方法。在人的生活中,性爱是表达爱情的基本方式。通过性爱,男女夫妻不仅可以进行身体的亲密接触,表达亲密的爱情,而且还可以感受到对方身体的温暖和强烈的身心快感,达到情感的交流,促进相互理解和同情,感受到对方无私的奉献、付出和接受,使内心充满爱意、温暖、欢快和柔情。

性爱表达暖心法在运用上主要是要看到性爱在温暖人的心神中的特殊而重要的地位和作用,特别是在消除夫妻隔阂、抚慰内心的冷漠、增进夫妻感情上具有十分重要的作用。所以对夫妻双方来说,应注意尽量创造条件更多地、更自然地来享受性爱的欢愉,不要人为地排斥和拒绝性爱,那对夫妻感情的亲密和融洽是不利的,尤其是在夫妻关系紧张、感情淡漠的时候,性爱表达暖心法可能是一种特别有效的温暖夫妻之心的方法。

十一、平和怡神法

(一)何谓平和怡神法

所谓平和怡神法就是通过平和中道的思想活动来促进心神健康的方法。其核心是思想和行为不过、不不及,不走极端,使心神情感达到平和自然的和悦状态。

对人来说,由于外部环境和自身因素的影响,人的心情总会发生各种起伏变化,尤其是一些强烈、过度的刺激更会导致人心情大起大落、起伏不定、悲喜过度,这对心神乃至整个人体都是不利的,所以需要用平和、自然、中道的方法来调节心神,使心神归于和悦、自然、自在的健康状态。

平和怡神法的核心是通过和之中道,不过、不不及,使心神情感达到平和、不偏、不过的和悦、自在状态。如果心神不和，则必然悲喜过度，心绪起伏失常，认识问题偏执一端，为人处世好走极端，表现为心神失调、身心失调，人际关系紧张。

（二）平和怡神法的运用

1. 自然无为怡神法

自然无为怡神法就是以自然无为的态度来怡养神情的方法。其方法要点有二：一是在意识观念上保持自然无为，也就是顺应每个人思想意识的自然本性，顺应人体自身的本性，让思想意识自然表现、随性表现，不刻意追求、不刻意伪饰，一切精神意识活动随身心的自然本性进行。二是要在各种人生问题的解决上保持自然无为，也就是根据人性的自然本性来对待和处理各种人生问题，不按照外在所赋予的人为标准和要求来对待和解决各种人生问题，不刻意确定人生的追求目标，尤其是那些现实功利化的目标，如金钱、财富、职位、权力、名誉等目标，以免将思想意识推向一种人为目标追求的身心辛劳、紧张、烦恼和痛苦状态，影响神情的自然怡养。尤其是要按照身心的本性来处理人自身的各种问题，自然地满足人的生理和心理需要，既不放纵身心需求，也不压制身心需求，调和身心关系，和顺身心本性。总之，自然无为怡心法就是顺应人的自然本性去做事，让人在一种自然本我状态下怡然自得地生活，使人的精神心理得到怡养，归于自然自在的健康状态。

2. 中道不偏怡神法

所谓中道不偏就是做事中庸、平衡、平稳、不偏颇。中道不偏怡心法在方法上主要是三点：①保持心态平衡、平和、不偏激，知识见解平稳、持中、不偏激，情绪平稳，无大起大落、喜怒无常；②对自身身心需要的满足保持适度，不过、不不及；③做事平稳、不偏激，不走极端，不做过头事。做到上述三点，即可使神情保持自然和谐的状态，同时也不致因为身心躁动和做事偏激引发身心失衡、心情波动、人际紧张而影响神情怡养。

3. 和而不同怡神法

和而不同怡神法首先是要在思想上确立包容之心、宽容之心、理解之心和同情之心，要消除那种真理在手、唯我独尊、唯我独大、目空一切的心态，认识到他人的意义和价值，认识到自身的有限性和局限性，学会包容不同的东西，宽容他人的错误和不足，要站在他人的立场来认识和理解问题，要对他人面对的问题、处境和困难有所同情。其次，在处理各种问题的时候，要承认差异、尊重他人，接受异己和不同，追求多样性的统一而不是纯粹性的统一、单一性的一致。这样，一个人的心态才能平和，才能接受各种不同的观点和见解，才能尊重和接受与他不同的人，才能处理好各种复杂的问题，神情也才能得到怡养。

4. 人我和同怡神法

人我和同怡神法主要是做到两点：一是和光同尘，即和他人之光、和社会之光，同他人之尘、同社会之尘，也就是与他人打成一片，同呼吸、共悲喜、共命运，真正作为群体的一员，不自认高人一等，孤芳自赏、藐视群生、自我孤立，与他人和群体建立亲密、平等、和谐的关系，从而增进社会价值感和心理满足感，减少人际冲突带来的心理紧张，使神情得到怡养。二是柔顺不争，即在人群中不争强好胜，面对利益不参与你争我夺，面对好处不争先恐后，面对荣誉功成身退，以低调、谦逊、谦让、谦卑的态度处理人生问题和人际问题。如此，一个人就更能得到他人和社会的接受、欢迎和喜爱，他在社会生活中也能在精神心理上得到愉悦、满足，人际关系得以融洽、和谐，神情因之得以怡养。

十二、内炼健神法

(一)何谓内炼健神法

所谓内炼健神法就是通过内炼以保健神情的方法。根据作者的研究,内炼的基本作用有两个:一个是强化精神,调整意识状态,促进意识的内敛;另一个是炼养精、气、神,促进形、气、神关系的协调一致,这两个作用都具有保健神情的作用。内炼方法虽然很多,而且操作上也有很大差别,但它们都可以起到保健神情的作用。

(二)内炼健神法的运用

内炼健神的功法有很多,但大致的方法无非以下几种:

1. 吐纳调神法

就是以意念调节吐纳呼吸为主要内容的方法,可以起到和顺气机、收敛意识、调理神气形关系的作用。

2. 行气调神法

行气调神法重在运用意念调节内气在经络中运行,作用是疏通经络、收敛意识、调理神和气的关系。

3. 入静禅定法

即一般的静坐方法和禅定方法,其作用是收心入静、定神除烦。

4. 太极调神法

包括太极拳、太极剑等方法,其作用是收敛神意、和顺气机,协调形、气、神之间的关系。

5. 内丹炼神法

即道家内丹修炼方法,其作用是收敛神意、入静安神、调理气机、炼化精气神、协调统一形气神。

十三、雅趣调神法

(一)何谓雅趣调神法

所谓雅趣调神法就是通过开展各种满足人高雅兴趣需要的活动

从而调整心神、怡养神情的方法。雅趣调神法的内容包括音乐歌舞、书法绘画、体育观赏、阅读与写作、演讲与讨论、棋牌、垂钓、宠物饲养、花草种植、游戏、社交聚会、旅游、茶道、酒道、烟道、摄影、收藏等许多方面。雅趣活动可以愉悦感官、增进学养、开发智慧、陶冶性情、活悦身心、和谐人际关系，所以能够促进精神的健康。

（二）雅趣调神法的运用

雅趣调神的具体方法很多，大致有以下几类：

1. 情趣调养法

包括音乐歌舞、书法绘画、花草种植等，其作用是赏心悦目、怡养神情、增进情趣。

2. 知识增益法

包括阅读、写作、演讲、讨论、棋牌、游戏、旅游观光等，其作用是增进知识、开发智慧、促进交流。

3. 身心愉悦法

包括音乐歌舞、游戏、旅游观光、花草种植、宠物饲养等，其作用是愉悦身心、锻炼身体、增益感情。

4. 身心康健法

包括运动、旅游、花草种植、宠物饲养、垂钓等，其作用是锻炼身体、和谐身心。

5. 社交保健法

包括社交聚会、旅游休闲、文化交流、游戏、茶道、酒道、烟道等，其作用是促进交流、增进感情、相互理解、保健身体。

第十九章 居处调养

保持身体健康不止需要特殊的关注和调养，更要在日常生活中随时加以注意。居处调养就是从日常生活的角度来进行养生活动。居处调养包括居住环境、生活条件、日常活动等多个方面的内容，部分内容已在其他相关各章进行讨论，本章主要对居处调养所涉及的一些基础问题加以讨论。

第一节 居处调养的定义及其重要作用

一、居处调养的定义

居处调养即日常生活的安居调养，具体来说，就是根据养生的要求，选择居住环境，创造良好的居住生活条件，并对居住生活进行系统合理安排的各种活动。

居处调养包括居住环境的选择、生活设施的设置，以及居住生活的合理安排等多个方面。从广义上说，饮食调养、睡眠调养、四季调养等都属于居处调养的范畴，但因为这些调养较为重要，我们将专章论述，本章主要讨论一般的日常居住生活调理的内容。

二、居处调养的重要作用

居处调养在养生中具有重要的作用，包括以下三点：

第一，居处调养能为家居生活创造有利健康的条件。通过居处调养，不仅可以选择更好的有利健康的外部生活环境，更好地适应外部环境的变化,也能创造出一个更有利于人体健康的家居环境,使生活更为健康、舒适。

第二,居处调养能使生活更为规律、合理、健康。通过居处调养,人们能更好地把握健康生活的规律和要求,并按照要求安排自己的生活,让生活更有规律、更为合理、更有利于自身健康,也会使生活更为愉快、幸福。

第三,居处调养能使人具有应对生活中各种健康问题的能力。居处调养能使人更好地把握生活的规律,为生活中的各种变化尤其是对身体有不良影响的变化提前做好准备,做到有备无患,当问题发生时能从容应对,减少其对生活和健康的负面影响,从而更好地保障身体健康。

第二节　居处环境的选择和创造

一、外部自然环境的选择与创造

选择居处优良的外部环境是指尽量寻找自然环境好的地方作为居住地。居处的外部环境,是指空气、水源、阳光、气候、土壤、植物、动物、出产等因素构成的综合体系。好的外部环境是指有利于人们生活、工作、学习的自然环境。古代养生家一向非常重视居处地点的选择,认为应选择一个风景优美、空气新鲜、阳光充足、气候宜人、山清水秀的自然环境。《千金翼方·退居·择地》说:"山林深远,固是佳境,……背山临水,气候高爽,土地良沃,泉水清美,……地势好,亦居者安,非他望也。"[1] 显然,优良的外部自然环境对人类的生存和健康有着重要意义。适宜的外部居处环境可以促进人体的健康长寿;恶劣的环境则会损伤人的身体,甚至遗害子孙后代。依青山、傍秀水而居最为理想,有青山绿林环绕,不仅让人有一个良

---

[1] 李长福,李慧雁.孙思邈养生全书[M].北京:社会科学文献出版社,2003:314.

好的感觉，而且在冬季可以作为天然的屏障，遮挡寒流风沙，夏季则可减少阳光的强烈照射，调节炎热的气候；有清泉秀水流淌，不仅有水源保障，生活方便，还可湿润空气，润泽肌肤。置身于绿水青山之中，绿树成荫，潺潺流水，鸟语花香，可使生活增添无穷情趣。

能够找到适宜的居处外部环境自然很好，但是由于各种条件的限制，并非所有人都能找到优良的自然环境作为居住地。在这种情况下，创造优良的外部居住环境就显得十分重要。随着现代工业的发展和环境的恶化，日益严重的空气污染、水源污染、荒漠化、城市噪音、光污染、土壤化学物富集等，给人类健康带来了极大的危害，因此更应重视改造和保护环境。如城市住宅虽无自然山水可依托，但可植树绿化，种花修池，建造街心花园、喷泉、假山等，既可美化环境，又能调节气温、降低噪音、减少污染、保持空气的清新。同时还要注意保证楼宇间适当的绿化地带，以营造舒适优美的外部生活环境。当然，这不是个人和一个家庭可以做到的，必须依靠社会力量。

二、内部居住环境的创造

对个人和家庭来说，注重外部自然环境是一方面，另一方面是创造一个优良的家居环境，这也是历代养生家更为关注的居处养生问题。唐代养生家孙思邈在庭院内种有甘菊、百合、竹、莲等多种药用植物，把住宅周围装点成一所美丽的药花园。清代养生家曹庭栋也同样强调创造一个良好的家居环境对健康的重要性："辟园林于城中，池馆相望，有白皮古松数十株，风涛倾耳，如置身岩壑。"提倡"院中植花木数十本，不求名种异卉，四时不绝便佳。""阶前大缸贮水，养金鱼数尾，浮沉旋绕于中。"[1]当然，除了改造家居自然环境，还应讲究卫生和居室清洁。良好的清洁卫生习惯是保持健康、防病延年的重要因素。正如《寿亲养老新书·宴处起居》所说：

---

[1] 曹庭栋. 老老恒言 [M]. 赤峰：内蒙古科学技术出版社，2002：序3，91-92.

第十九章 居处调养

"栖息之堂,必常洁雅。夏则虚敞,冬则温密。"[1]要经常洒扫居室庭院,注意卫生,平常就要关注庭堂房屋的清洁,尤其要注意将厨房、卫生间、下水道等打扫干净,以避免感染疾病。

同时还需注意住宅的朝向。就中国内地来说,最好是坐北朝南、门窗向阳,这样可采光充足、冬暖夏凉。特别是我国的冬季,时有西北风劲吹,寒流入侵,如门窗朝北,冷风直入室内,室温降低,人易患感冒;夏季东南风微拂,如房门朝北,凉风只好绕墙而过,不能直接进入室内,必然影响室内通风,室内空气不流通,闷热憋气,同样容易生病。所以《遵生八笺·起居安乐笺·居室安处条》认为住宅应"南面而坐,东首而寝,阴阳适中,明暗相半"。[2]

此外,住宅内的环境也应注意,像光线、温度、湿度、气流等的变化,也直接影响着人体的健康。居室的采光要明暗适中、随时调节。一般选择门窗向南、室内阳光充足的房间作为卧室,这样可以避免夏天过热、冬天过冷。房间的窗户应尽量大一些,再配以颜色协调的窗帘,以便随时调节、适应身体需要。如《遵生八笺·起居安乐笺·居室安处条》说:"吾所居座,前帘后屏,太明即下帘以和其内映,太暗即卷帘以通其外耀。内以安心,外以安目。心目皆安,则身安矣。"[3]同时,室内温度要适宜,最好保持在16~24℃的范围,在这种室温下,皮肤温度可以保持基本的稳定,使机体内外环境维持良好的热平衡状态,夏天清爽凉快、冬天温暖舒适。还要注意将室内的湿度控制在适当的范围,不要过于潮湿或干燥,如过于潮湿,空气污浊,不仅家具、衣物容易发霉,还会使人气血郁滞而发生感冒、风湿病等,过于干燥则可能导致肌肤粗糙、咽干口燥。注意每天开窗换气,使室内空气对流畅通,保证室内空气新鲜洁净,

[1] 陈直原.寿亲养老新书[M].邹铉增,续.张成博,等,点校.天津:天津科学技术出版社,2003:4.

[2] 高濂.遵生八笺[M].兰州:甘肃文化出版社,2004:193.

[3] 高濂.遵生八笺[M].兰州:甘肃文化出版社,2004:194.

排除湿热秽浊之气,加强蒸发散热,使生活环境更加舒适。

厨房是每个家庭日常生活中都必需的,也是室内空气的主要污染源,故应采取一些积极的防范措施,如在煤气灶上安装抽风装置,做饭时打开窗户、关好居室门,煎炒时油温不要太高,厨房用后及时打扫清洁,不要在厨房内看书或就餐,并经常检查是否有漏气的地方等。

第三节 起居有常

一、起居有常的养生原理

起居有常主要是指日常生活中各方面有一定的规律并合乎自然界和人体的生理常度,要求人们起居作息、日常生活要有规律,这是强身健体、延年益寿的重要原则。

养生学起居有常的调养方法来源于老庄道法自然的理论。老子说:"人法地,地法天,天法道,道法自然。"[1]《庄子》进一步指出:"顺之以天理,行之以五德,应之以自然。然后调理四时,太和万物;四时迭起,万物循生。"[2] 由此提出了"顺其自然"的养生原则,要求人们的活动要符合人及外部各种事物的客观规律,这种观点也为后来养生学的起居养生确立了理论基础。

《黄帝内经》则全面总结了前人的起居养生经验,明确提出了起居养生的基本原则——"起居有常",即必须按照时令气候变化、地域方土分布、老幼强弱体质等的客观规律,合理地安排生活起居,保持一定的节律和规制,毋使过度、越轨,并持之以恒。如《素问·四气调神大论篇》等篇论述了四时气候的变化规律,以及如何顺应四时、调节起居,强调"故阴阳四时者,万物之终始也,死生之本也,

---

[1] 老子 [M]// 缩印浙江书局汇刻本.二十二子.上海:上海古籍出版社,1986:3.
[2] 庄子:天运 [M]// 缩印浙江书局汇刻本.二十二子.上海:上海古籍出版社,
    1986:46.

第十九章　居处调养

逆之则灾害生,从之则苛疾不起,是谓得道"[1]。说明起居顺应阴阳四时的变化规律,才符合养生之道。《素问·异法方宜论篇》等篇阐述了不同地区的地理环境、气候特点及人民的体质、起居习惯、好发疾病,为根据生活地区的特点确立不同的起居保健方法提供了基础。《灵枢·口问》《灵枢·顺气一日分为四时》等篇则将起居无常列为百病产生的重要原因之一。

《黄帝内经》提出的"起居有常"的原则,因时、因地、因人调养起居的要求,起居无常致病的观点,在养生学中得到了全面的继承和发扬,并成为养生学起居调养理论的基本原则。

起居有常之所以对人体具有养生保健作用,主要体现在以下三点:

第一,起居有常有利于人体精气神的调养。

起居有常可以使人体的生活形成固定的节律,避免因各种调整变故给人体各方面带来的伤害,从而有利于精气神的调养。《素问·上古天真论篇》曰:"食饮有节,起居有常,不妄作劳,故能形与神俱,而尽终其天年,度百岁乃去。"清张隐庵注云:"生气通天论曰:'起居如惊,神气乃浮。'起居有常,养其神也。烦恼则张,精绝。不妄作劳,养其精也。夫神气去,形独居,人乃死。能调养其神气,故能与形俱存,而尽终其天年。"[2] 这说明起居有常是调养精气神的重要法则。精气神在人体中具有重要作用,它们是人体存在的基本元素,也是人体活动的基础。人们若能起居有常、合理作息,就能保养精气神,使人体精力充沛,生命力旺盛,面色红润光泽,目光炯炯,神采奕奕。反之,若起居无常,不能合乎自然规律和人体常度来安排作息,日久则精血耗伤,神气衰败,从而出现精神萎靡、生命力衰退、面色不华、目光呆滞无神等健康受损之象。

---

[1] 素问:四气调神大论篇 [M]// 缩印浙江书局汇刻本. 二十二子. 上海:上海古籍出版社,1986:877.

[2] 张隐庵. 黄帝内经素问集注 [M]. 上海:上海科学技术出版社,1959:1-2.

第二,起居有常有利于人体各方面关系的协调。

起居有常可以使人体的各方面活动具有规律性和确定性,从而也就使得人体各方面的关系比较确定,使人体各部分在处理问题时形成一种有效的协调配合机制,减少疾病的发生。同时,起居有常更有利于人际关系的处理,因为起居有常意味着人的生活和工作更有规律性,更具确定性和预见性,做事也更有效率,所以人际交往也更有规律可循,其交往的结果也更有确定性,这就使人际关系的处理更简单,也更容易,矛盾和冲突也会相应减少,人的心情也会更愉快,健康水平也会提高。

第三,起居有常有利于人体避免外部邪气的伤害。

起居有常可以使人体适应外部万事万物的运动变化节律,减少外部环境变化对人体的影响,可以有效减少外部环境变化给人体带来的不适和伤害,和谐地处理人体与外部环境的关系,使人体更加健康。

正因为起居有常对人体健康有重要意义,而违背这一原则则会给健康带来巨大的伤害,所以《黄帝内经》告诫人们,如果在日常生活中,作息毫无规律,恣意妄行,逆于生乐,以酒为浆,以妄为常,就会引起早衰以致损伤寿命,必将"半百而衰也"。葛洪也在《抱朴子·极言》中指出:"寝息失时,伤也。"[1] 生活规律无常,起居失调,则精神紊乱,脏腑功能损坏,身体各组织器官都可能产生疾病。只有建立合理的作息制度,休息、工作、饮食、睡眠皆有规律,并持之以恒,才能增进健康,尽终天年。

二、起居有常的基本方面

居处调养中的起居有常主要涉及以下几个方面:

1. 顺应四时

春、夏、秋、冬,四时更迭,随着季节的交替,气候也在不断

---

[1] 王明. 抱朴子内篇校释:增订本[M]. 北京:中华书局,1985:245.

第十九章 居处调养

发生变化。有代表性的正常气候——风、寒、暑、湿、燥、火,常分别于一定的季节出现,称为六气。在不同的时令气候,生物出现生、长、化、收、藏的相应变迁,形成天地间有规律的周期性循环。

人既是由天地之气化生而来的,同时也倚天地之气而生。《素问·六节藏象论篇》曰:"天食人以五气,地食人以五味……气和而生,津液相成,神乃自生。"[1] 自然界的运动变化,直接或间接地影响人体,而人体对于这些影响,也必然相应地反映出各种不同的生理活动或心理变化,因此,《灵枢·岁露》说:"人与天地相参也,与日月相应也。"[2]

春温、夏热、长夏湿、秋燥、冬寒,人类长期在这样的气候条件下生活,形成了机体阴阳活动的生理规律。例如:春夏季阳气发泄,气血易于趋向体表,故表现为腠理疏松,津液随阳气外泄而出汗较多;秋冬季阳气收藏,气血随阳气趋向于里,故表现为腠理致密,体液不从体表外泄反下行,小便增多。四时脉象,也有相应的变化,春夏季脉多浮大,秋冬季脉多沉小,这种脉象的浮沉变化,也是机体受四时气候影响后,在气血方面引起的适应性调节反应。

起居调养,必须顺应时令气候的变迁,使人体活动符合外部环境四时阴阳消长变化的客观规律。《素问·四气调神大论篇》云:"夫四时阴阳者,万物之根本也。所以圣人春夏养阳,秋冬养阴,以从其根。"[3] 四时养生要坚持顺应天时的原则,顺天时者健,逆天时者病,故《灵枢·本神》谓:"故智者之养生也,必顺四时而适寒暑,和喜怒而安居处,节阴阳而调刚柔,如是则僻邪不至,长生久视。"[4]

---

[1] 素问:六节藏象论篇 [M]// 缩印浙江书局汇刻本.二十二子.上海:上海古籍出版社,1986:887.

[2] 灵枢:岁露论 [M]// 缩印浙江书局汇刻本.二十二子.上海:上海古籍出版社,1986:1037.

[3] 张隐庵.黄帝内经素问集注 [M].上海:上海科学技术出版社,1959:7.

[4] 灵枢:本神 [M]// 缩印浙江书局汇刻本.二十二子.上海:上海古籍出版社,1986:1004.

《素问·宝命全形论篇》亦谓:"天覆地载,万物悉备,莫贵于人。人以天地之气生,四时之法成。……人能应四时者,天地为之父母;知万物者,谓之天子。"[1] 人体是由天地阴阳之气和合而成,人如能顺应四时变迁,则自然界的一切都可以成为生命的源泉,知自然界万事万物变化规律者,则万事万物都能为他所用。所以顺应四时而养生,是养生的一个重要方面。

同时要注意,四时气候有常有变,人们还应擅于根据气候的异常变化而随时调整。气候异常变化,起居也要随之调节。六气太过能够伤害人体,非其时而有其气,如春季应温而反寒,夏季应热而反冷,秋季应凉而反热,冬季应寒而反温,以及气候的突然变化,如乍冷乍暖、暴寒暴热,都会扰乱人体的生理变化节律,如不能及时加以调养,机体在正气不足、抵抗力下降时,就会产生疾病。这些情况下的六气,被称为六淫。起居调养得当,可以减轻六淫对人体的损害。

2. 顺应昼夜节律

大自然不仅有四季变化,还有昼夜变化,所以人体养生也必须根据昼夜的阴阳变化规律来进行调养。就人体的日节律来说,一日四时,天有白昼、黑夜的阴阳交替,人也有阴阳消长的不断转化。《素问·金匮真言论篇》说:"平旦至日中,天之阳,阳中之阳也;日中至黄昏,天之阳,阳中之阴也;合夜至鸡鸣,天之阴,阴中之阴也;鸡鸣至平旦,天之阴,阴中之阳也。故人亦应之。"[2] 一般说来,早晨至中午,人体阳气旺盛,阴气内守,精力充沛,工作效率较高。中午至黄昏,阳气渐消,阴气渐长,仍有较强的活动能力,但逐渐感到疲倦。入夜后阳气潜藏,阴气布于全身,需要合眼休眠。鸡鸣

---

[1] 素问:宝命全形论篇 [M]// 缩印浙江书局汇刻本.二十二子.上海:上海古籍出版社,1986:905.

[2] 素问:金匮真言论篇 [M]// 缩印浙江书局汇刻本.二十二子.上海:上海古籍出版社,1986:879.

第十九章 居处调养

至早晨，又出现阴消阳长的变化，开始新的一天的循环。现代生物学理论也揭示了人体这一生理变化的节律性，现代生理科学对人体昼夜节律的研究也证明了古人对人体昼夜基本节律认识的正确性。遵循昼夜节律，有规律地进行一天的生活，特别是晚上睡好觉，对人体的身心健康是非常重要的；而昼夜颠倒，作息混乱无序，特别是睡眠不足，必然损害健康。所以人体只有顺应这种节律变化生活，才能强健身心，减少疾病，增进健康。

3. 根据环境进行起居调养

地有四面八方，各地的气候条件、地理状况、饮食种类、生活习惯都有所不同，因此，长期生活在不同地区的人们，自然有体质方面的差异。适应环境调摄起居，即根据各地不同的自然条件和人体体质特点来调摄生活规律和生活方式，以使人体保持健康。

《素问·五运行大论篇》云："燥胜则地干，暑胜则地热，风胜则地动，湿胜则地泥，寒胜则地裂，火胜则地固矣。"[1] 长期的燥、暑、风、湿、寒、火不同气候，使地貌发生变化，如：温热多雨地区绿水青山，郁郁葱葱，生机勃勃；干旱少雨地区作物稀少，地土烁黄，水源匮乏。这些不同的气候、地理条件，影响着人们的生活，造就了不同的体格气质。我国幅员辽阔，各地的气候、地理及相应的人民体质特点和好发疾病相差很大。《素问·异法方宜论篇》对此有较详尽的论述："东方之域……鱼盐之地，海滨傍水，其民食鱼而嗜咸……故其民皆黑色疏理，其病皆为痈疡……西方者，金石之域，沙石之处……其民陵居而多风，水土刚强，其民不衣而褐荐，其民华食而脂肥，故邪不能伤其形体，其病生于内……北方者，天地所闭藏之域也，其地高陵居，风寒冰冽，其民乐野处而乳食，藏寒生满病……南方者，天地所长养，阳之所盛处也，其地下，水土弱，

---

[1] 素问:五运行大论篇[M]// 缩印浙江书局汇刻本.二十二子.上海:上海古籍出版社，1986：949.

雾露之所聚也，其民嗜酸而食胕，故其民皆致理而赤色，其病挛痹……中央者，其地平以湿，天地所以生万物也众，其民食杂而不劳，故其病多痿厥寒热……"[1] 一般说来，西北地区的人们体刚肌密，耐风寒而不胜暑热；东南地区的人们体柔肌疏，耐暑热而不胜风寒。处于寒冷地带的人发育较迟，寿命相对较长；处于温热地带的人发育较早，寿命相对较短，即《素问·五常政大论篇》所谓"阴精所奉其人寿，阳精所降其人夭"[2]。地形高而寒凉地区的人们，腠理开少而闭多；地形低而温热地区的人们，腠理开多而闭少。总之，在不同的地方，其气候和地理条件都有不同的特点，人们在起居调养方面，都应按照各地区的气候地理特点来安排，形成一种与之相适应的特定生活方式，以更好地保持人体健康。

同时，即使在同一地区，由于每个人在体质上和其他方面又各不相同，各人的生活环境、条件和遗传、摄养等因素都存在差别，所以起居调养也应该根据各自不同的特点进行。因此，在了解某地区共同的气候和地理特点及这一地区人的共同的体质特点的同时，还必须掌握个体之间的差异，并根据各人的特点来安排起居生活，方能做到真正的科学养生。

4. 根据个人特性进行调养

人的个体之间存在很大的差异，《灵枢·论勇》谓："有人于此，并行并立，其年之长少等也，衣之厚薄均也，卒然遇烈风暴雨，或病或不病，或皆病或皆不病。"[3] 之所以造成上述情况，除了外邪的性质不同外，更重要的是各人的体质有差别，对外邪的抵御能力有

---

[1] 素问：异法方宜论篇 [M]// 缩印浙江书局汇刻本. 二十二子. 上海：上海古籍出版社，1986：890.

[2] 素问：五常政大论篇 [M]// 缩印浙江书局汇刻本. 二十二子. 上海：上海古籍出版社，1986：962.

[3] 灵枢：论勇 [M]// 缩印浙江书局汇刻本. 二十二子. 上海：上海古籍出版社，1986：1023.

第十九章 居处调养

强有弱。体质的差别，以形体分类，有瘦人、脂人、膏人、众人，即形不足的羸弱型、形有余的强壮型和适中的混合型。以气质分类，有太阴之人、少阴之人、太阳之人、少阳之人和阴阳和平之人。其中太阳之人和少阳之人偏于阳刚，太阴之人和少阴之人偏于阴柔，阴阳和平之人则属于适中、刚柔相济的中间型。另外，老、中、青、少的年龄差异；男、女的性别划分；健康无病和身患疾患的不同，其应时调养也都有不同的要求。因人制宜调养起居，才能使无病者保持健康、患病者早日康复。

体质羸弱的人，腠理疏松，易受外风等邪气的侵袭，《灵枢·论勇》说："黄色薄皮弱肉者，不胜春之虚风；白色薄皮弱肉者，不胜夏之虚风；青色薄皮弱肉，不胜秋之虚风；赤色薄皮弱肉，不胜冬之虚风也。"[1] 这种类型的人要特别注意慎避风邪。体质强壮的人适应不同气候的能力较强，相对不易受到外邪的侵犯。但是，若违逆天时，甚者也可致病，即《灵枢·论勇》所言"其皮厚而肌肉坚者，必重感于寒，外内皆然乃病"[2]。

工作、休息和运动的安排，也要因人而异。一般说来，健壮无病的中青年人，可以利用精力充沛的身体多工作，进行活动量较大的运动来锻炼身体。身体虚弱或慢性病患者，则宜多休息，少工作，采取散步、导引、吐纳、内丹等活动量较小的运动来进行养生。

人类顺应天时，并不仅是被动地依四时气候的变化调整起居作息，还须在不同的时节分别进行耐寒、耐暑等锻炼。《抱朴子·内篇》提出："冬不欲极温，夏不欲穷凉。不露卧星下，不眠中见肩，大寒大热，大风大雾，皆不欲冒之。"[3] 冬练三九、夏练三伏，对增

---

[1] 灵枢．论勇 [M]// 缩印浙江书局汇刻本．二十二子．上海：上海古籍出版社，1986：1024.

[2] 灵枢．论勇 [M]// 缩印浙江书局汇刻本．二十二子．上海：上海古籍出版社，1986：1024.

[3] 王明．抱朴子内篇校释：增订本 [M]．北京：中华书局，1985：245.

强体质最为有效。

第四节　劳逸有度

正常的身体活动、劳动劳作和体育运动，可疏通气血、活动筋骨、训练机能、促进协调、增强体质、提高机体的抗病能力；适当的休息，可消除身心疲劳、调节身体状态、修补缺损、恢复生命活力。所以养生学强调日常生活要劳逸结合，动静有度。

首先，生活中要有适当的运动劳作。

对今天的人们来说，劳逸有度首先是生活中要有适当的运动。当今社会竞争加剧，生活高度紧张，人们往往为了事业，拼命工作，或因为单位管理制度缺乏人性化而使人难以有自我支配的时间，导致许多人没有时间和机会参与各种运动，没有机会参与体力劳作。加之现代社会生活条件日益改善，出门以车代步、饮食餐馆安排、家务家政服务搞定，需要个人亲自动手操劳的事务越来越少，由此引起一系列因运动过少的健康问题，如身体羸弱、抵抗力不足、消化功能降低、各种生理指标失常等。其实，过劳易伤人，过度安逸同样有损身体健康。如果说过去常常因生活的奔波而多劳累致病的话，那么现在往往是生活水平的提高而导致运动劳作的不足而致病。事实上，不进行适当的体力或脑力劳动，不参加体育锻炼，易使气血运行不畅，脾胃功能减弱，精神不振，体质衰退。《素问·宣明五气篇》所谓"久卧伤气，久坐伤肉"，便是过度安逸所致。张介宾进一步阐释说："久卧则阳气不伸，故伤气；久坐则血脉滞于四体，故伤肉。"[1] 所以对现今的人们来说，应该经常进行适当的身体活动和劳动锻炼，在慎防劳伤的同时避免贪逸不劳。

其次，要避免过度的运动劳作。

---

[1] 张介宾. 类经 [M]. 北京：人民卫生出版社，1965：462.

第十九章　居处调养

　　养生学认为，运动劳作是一个消耗气血的过程，适当的运动劳作可以促进气血运行、调节身体、舒活筋骨，而过度的运动劳作则会耗伤气血、损伤筋骨，轻则使人倦怠乏力、身心疲惫，重则元气耗伤、筋骨肌肉劳伤、周身酸痛等。《素问·举痛论篇》曰："劳则气耗……劳则喘息汗出，外内皆越，故气耗矣。"[1] 因此任何运动劳作都不可太久，强度不可太大，否则超越了人体所能承受的限度，会对身体造成损伤。如久行会使腿脚筋脉过度劳累，导致筋伤；久立会使下肢骨骼及肌肉组织承力过久而受伤，即《素问·宣明五气篇》所谓"久立伤骨，久行伤筋"。现代人盲目崇拜一些所谓的科学，追崇某些运动，很容易导致过度运动劳作，损伤身体。总之，养生学认为运动劳作要适度，要量力而行，应"坐不欲至倦,行不欲至劳"[2]，亦如孙思邈所谓"养性之道,常欲小劳,但莫大疲及强所不能堪耳"[3]。

　　值得注意的是，运动劳作的过度，不单指体力劳动，也包括脑力劳动，即精神的劳作。因为精神劳作也是一个脑运动的过程，其消耗的物质和能量甚至比其他组织器官还多，过度用脑不仅大脑得不到休息调养，也会导致整个身体的耗伤，所以精神活动也需要有张有弛、有劳有逸，注意大脑的静养。这就要求人们在勤于用脑的同时，还要善于用脑，注重对脑的保养，防止疲劳作业。当用脑时间过长，感到精神疲惫时，要适当休息，通过活动身体、闭目调养、文化娱乐等方式来调节精神，休息大脑，恢复精力。现代科学认为，当脑力劳动过分紧张或持续过久后，大脑皮层及神经系统有关的部分就从兴奋转入抑制，出现思维不敏捷、反应迟钝、注意力不集中、

---

[1] 素问：举痛论篇 [M]// 缩印浙江书局汇刻本．二十二子．上海：上海古籍出版社，1986：918.
[2] 蒲虔贯．保生要录：调肢体门 [M]// 汪茂和．中国养生宝典：第2版上，北京：中国医药科技出版社，1998：1069.
[3] 千金要方：养性：道林养性第二 [M]// 道藏：第26册．北京：文物出版社，1988：532.

记忆力下降、工作能力降低。此时若没有及时休息调整，强制性地继续工作，就会引起过度疲劳。长期的过劳使神经细胞的负荷超过了生理功能的界限，兴奋与抑制过程就失去平衡，产生神经衰弱等病变。

在具体的居处调养实践中，劳逸有度对不同人的要求是不同的。对体力劳动者来说，劳动时躯体四肢不断活动，筋骨肌肉不停伸缩，虽然要消耗一定的精气津血，但通过劳动，可以舒筋活络，使气血流畅。达到一定度时，又要适当休息，用逸来加以调节。这样才能解除疲劳，保证新陈代谢的持续，使机体更具生命活力。假如劳动过度，而休息不足，那么精气津血消耗过多，一时难以补偿，如此反复，日久则得不偿失，机体就会逐渐衰弱。对脑力劳动者来说，思想高度集中，心神积极活动，也会消耗它的物质基础——精液气血。假如劳动过度，而休息不足，那么精液气血消耗过多，脑髓营养难以补充，日久亦必心神受损，智力下降。明代冷谦在《修龄要旨》中将孙思邈的各种运动养生方法整理总结充实为"养生十六宜"，尤其适用于脑力劳动者。这十六宜"面宜多搽，发宜多梳，目宜常运，耳宜常凝，齿宜数叩，舌宜常闭，津宜常咽，气宜常提，心宜常静，神宜常存，背宜常暖，腹宜常摩，胸宜常护，囊宜常裹，语言宜常简默，皮肤宜常干沐"[1]。同时，劳逸有度还要根据年龄和体质的不同而灵活掌握。一般来说，青壮年气血旺盛，筋骨健壮，正是发育成长阶段，能耐受较强和较长的运动时间，休息后疲劳亦易恢复，运动的强度可以大一些，频率可以高一些；老年人气血渐衰，筋骨渐弱，难以胜任过强和长时间的运动，运动后也需要较长时间的休息才能恢复，运动的强度不宜过大，频率不宜太高。

---

[1] 冷谦.修龄要旨:起居调摄[M]//李聪甫.传统老年医学.长沙:湖南科学技术出版社，1986：133.

第二十章　四季调养

人处于天地之间，会受到一年四季变化的影响，为了使人体避免受到季节变化的伤害，更好地适应变化，就必须根据四季变化特性进行调养。本章就来讨论如何根据四季变化进行调养的问题。

第一节　四季调养概述

一、何谓四季调养

四季调养也叫四时调摄、四季调摄，即根据一年四季的气候变化规律所进行的调摄养生。

人体在四季的气候变化过程中，必须做与之相符的应对，方能减少这种变化对人体的影响，使人体能够适应这种变化，保持身体的健康。可见，四季调养实际上就是关于人体应对四季变化的调养活动。四季调养具体又可以分为春季调养、夏季调养、秋季调养和冬季调养，还可以根据调养的内容分为日常生活调养、运动调养等。

二、四季调养的重要意义

根据养生学的认识，人体生活于天地之间，与外部环境存在着密切的联系，不仅人体可以作用于环境，环境的各种因素更时刻影响着人体，其中自然环境的四季变化就是影响人体的一个重要因素。一年四季，在时间变化上，从冬至至夏至，白昼渐长，黑夜渐短；而夏至至冬至，黑夜渐长，白昼渐短。在气候变化上，则有春温、夏热、秋凉、冬寒的变迁。由此，人体也表现为春夏阳气渐长，秋冬阴气渐旺，维持人体生命活力的阳气呈现春生、夏长、秋收、冬藏的变化。由于一年四季气候变化不同，人体对其适应也不相同。人体要在四季不同的气候条件下健康地生活，就必须根据四季的变化规律，调整自己的生活，以避免四季因素对人体产生伤害，获得更为健康的四季生活规律。可见，四季调养在养生中是非常重要的一环。做好四季调养，不仅可以消除四季变化给人体带来的影响，减少人体对季节变化的不适应，避免四季邪气的侵害，还可以使人体在四季变化中得到锻炼，提升人体的体质，增强人体的健康能力。

三、四季调养的原则与方法

首先，四季调养应顺应季节变化。

春夏秋冬四季变化是天地万物的基本运动规律，也正是有这样的规律才产生了包括人体在内的万事万物。所以《黄帝内经》说："天覆地载，万物悉备，莫贵于人。人以天地之气生，四时之法成。"[1] 人体既从四季规律而来，就不能违背四季规律，所以四季调养必须顺应四季变化来进行，这也是养生的道法自然的根本原则的必然要求。根据四季变化规律——春生、夏长、秋收、冬藏，人也必须按照这种事物变化的特性进行调养，安排生活。凡是违背四季自然规律，与四季变化对着干的做法都是要加以避免的，否则就会给人体带来伤害。

其次，四季调养应以预防外邪为重点。

四季最突出的是气候的变化，而气候变化会导致不同的外邪活跃，如春季风邪盛、夏季热邪盛、秋季燥邪盛、冬季寒邪盛。当人体还不能适应季节的变化或人体正气不足时，这些旺盛的邪气会乘

---

[1] 素问:宝命全形论篇[M]//缩印浙江书局汇刻本.二十二子.上海:上海古籍出版社，1986：905.

虚而入，伤害人体，产生疾病。所以，四季调养首要的就是通过适当的调养和起居安排，避免邪气的伤害，以保障人体的健康。所以春季防风邪、夏季防热邪、秋季防燥邪、冬季防寒邪就成为四季调养最突出的重点。

再次，四季调养应以借助四季特殊资源加强内养为根本。

四季调养中防邪诚然是最值得关注的，但防邪气毕竟是被动的，而且只是一个方面；另一方面还必须加强正气的养护，即利用四季在食物、药物、气候方面的资源和特色进行相应的补养和锻炼，以增强体质，提高抗病御邪能力。事实上，四季的气候特性决定了其不同季节可以生产出具有特定功效的食物和药物，人们可以利用这些食物和药物来进行调养，以达到扶正祛邪的目的。同时，四季的气候特性，也给人们开展相应活动提供了条件，人们可以通过各种与季节气候相适应的活动来锻炼身体、怡养神情，提高人体的健康水平。

第二节　春季调养

一、春季的日常调养

春季三月，气候渐温，万象更新，万物复苏，人体的阳气由冬天的沉潜内藏转为宣舒生发，起居生活也应顺应这种自然界和人体生理的变化。

从气候方面来看，春季虽阳气生发，但寒冷尚未完全消散，二月寒冷的春风，三、四月潮湿的梅雨等都很容易引起身体的病变；同时，阳气初生，寒暖交替，也容易使人体一时无法适应而诱发疾病。春季又是肝气成长的季节，肝气初成未实，因此，还需要保护和顺应其生发之气，否则容易损伤肝气而变生多种疾病，正如《黄帝内经》

所说"逆之则伤肝，夏为寒变，奉长者少"[1]。因此春季的饮食起居以至情志调养都要顺应阳气的生发、宣布、疏泄的特点。历代养生家对春季在日常生活起居方面的保健调养积累了丰富经验，并总结出了一些普遍性的规律。关于春季调养，《素问·四气调神大论篇》曰："春三月，此谓发陈。天地俱生，万物以荣，夜卧早起，广步于庭，被发缓形，以使志生；生而勿杀，予而勿夺，赏而勿罚，此春气之应，养生之道也。"[2]长春真人丘处机在《摄生消息论·春季摄生消息》谓："春三月，此谓发陈，天地俱生，万物以荣。夜卧早起，广步于庭。被发缓形，以使志生，生而勿杀，予而勿夺，赏而勿罚，此养气之应，养生之道也。逆之则伤肝，肝木味酸，木能胜土，土属脾，主甘。当春之时，食味，宜减酸益甘以养脾气。春阳初升，万物发萌，正二月间，乍寒乍热。高年之人，多有宿疾。春气所攻，则精神昏倦，宿病发动。又兼冬时，拥护熏衣，啖炙饮煿，成积至春，因而发泄，致体热头昏，壅隔涎嗽，四肢倦怠，腰脚无力，皆冬所蓄之疾，常当体候，若稍觉发动，不可使行疏利之药，恐伤脏腑，别生余疾。惟用消风、和气、凉膈、化痰之剂，或选食治方中，性稍凉利，饮食调停以治，自然通畅。若无疾状，不可吃药。春日融和，当眺目园林亭阁，虚敞之处，用摅滞怀，以畅生气。不可兀坐以生他郁。饮酒不可过多，人家自造米面团饼，不可多食，致伤脾胃，难以消化。老人切不可以饥腹多食，以快一时之口，致生不测。天气寒暄不一，不可顿去棉衣。老人气弱，骨疏体怯，风冷易伤腠理，时备夹衣，遇暖易之，一重渐减一重，不可暴去。"[3]《寿亲养老新书》云："春属木，主发生，宜戒杀，茂于恩惠，以顺生气。春，肝气王，肝属木，其

---

[1] 素问：四气调神大论篇[M]//缩印浙江书局汇刻本.二十二子.上海：上海古籍出版社，1986：876.

[2] 素问：四气调神大论篇[M]//缩印浙江书局汇刻本.二十二子.上海：上海古籍出版社，1986：876.

[3] 陈克炯，陶国良，何士龙.养生四书[M].武汉：崇文书局，2004：4.

第二十章 四季调养

味酸。木能胜土，土属脾主甘，当春之时，其饮食之味，宜减酸益甘，以养脾气。肝气盛者，调嘘气以利之，顺之则安，逆之则少阳不生，肝气内变。春时阳气初升，万物萌发。正二月间，乍寒乍热。……春气所攻，则精神昏倦，宿患发动。……常择和暖日，引侍尊亲于园亭阁楼，虚敞之处，使放意登眺，用摅滞怀，以畅生气。时寻花木游赏，以快其意，不令独坐独眠，自生郁闷。春时，若亲朋请召，老人意欲从欢，任自邀游。……惟酒不可过饮。春时，人家多造冷馔、米食等，不令下与。如水团兼粽粘冷肥僻之物，多伤脾胃，难得消化，大不益老人，切宜看承。春时，遇天气燠暖，不可顿减棉衣，缘老人气弱骨疏，怯风冷，易伤肌体。但多穿夹衣，遇暖之时，一重渐减一重，即不致暴伤也。"[1]这些论述对春季调养具有普遍的指导意义。

关于春季调养的具体方法，《养生论》说："春三月，每朝梳头一二百下，至夜卧时，用热汤下盐一撮，洗膝下至足，方卧，以泄风毒脚气，勿令壅塞。"[2]《孙真人摄养论》对春季三月的调养有一个更具体的说明："正月，肾气受病，肺脏气微。宜减咸酸，增辛味，助肾补肺，安养胃气。勿冒冰冻，勿极温暖。早起夜卧，以缓形神。勿食生葱，损人津血。勿食生蓼，必为症瘕，面起游风。勿食蛰藏之物，减折人寿。勿食虎、豹、狸肉，令人神魂不安。此月四日宜拔白发；七日宜静念思真，斋戒增福；八日宜沐浴，其日忌远行。二月，肾气微，肝当正旺。宜减酸增辛，助肾补肝。宜静膈，去痰水，小泄皮肤微汗，以散玄冬蕴伏之气。勿食黄花菜、陈醋、蒫，发痼疾。勿食大小蒜，令人气壅，关膈不通。勿食葵及鸡子，滞人血气冱精。勿食兔及狐貉肉，令人神魂不安。此月八日宜拔白发；九日忌食一切鱼，仙家大畏；十四日不宜远行。仲春气正宜节酒，保全

---

[1] 陈直原.寿亲养老新书[M].邹铉增，续.张成博，等，点校.天津：天津科学技术出版社，2003：12-13.
[2] 高濂.遵生八笺：四时调摄笺[M].兰州：甘肃文化出版社，2004：57.

真性。三月，肾气已息，心气渐临，木气正旺。宜减甘增辛，补精益气。慎避西风，散体缓形，便性安泰。勿专杀伐，以顺天道。勿食黄花菜、陈醋、蒝，发症瘤，起瘟疫。勿食生葵，令人气胀，化为水疾。勿食诸脾，脾神当王。勿食鸡子，令人终身昏乱。此月三日忌食五脏及百草心，食之天地遗殃；六日宜沐浴；十二日宜拔白发；二十七日忌远行，宜斋戒，念静思真。"[1]

综观以上各家所论，春季保健养生须注意如下三个方面：一是根据春季阳气初生，气候尚处于乍暖还寒、寒温不常的特点，既要增加户外活动，接触阳光，呼吸新鲜空气，以使体内潜藏的阳气得以舒发生长，还应注意防避风寒，衣着不要太温暖，也不要太单薄，要及时增减衣被以适应气候的寒温变化。二是饮食方面不要过食咸酸收敛及肥腻黏滞之品，会影响肝木的抒发，可以适当多食一些甘辛食物以助阳气的生发、脾气的健运。一般来说，春季在饮食上宜甘温平淡，配合具有清肝疏肝作用的食物，如小白菜、油菜、胡萝卜、芹菜、菠菜、荠菜等。三是要利用春光明媚、万物欣欣向荣的气象特点，多接受大自然的陶冶，畅达情怀，保持愉快、舒松的心境以促进阳气的生发成长。

二、春季的运动调养

养生学还主张根据春天肝气当令的特点而采取相应的导引、吐纳等养生方法，以促进肝气的条达舒发。《遵生八笺》提出："以春三月朔旦，东面平坐，叩齿三通，闭气九息。吸震宫青气入口，九吞之，以补肝虚受损，以享青龙之荣。"[2]《黄庭内景五脏六腑补泻图》记载了另一种导引方法："肝藏导引法：(正月、二月、三月行之) 可正坐，以两手相重按髀上，徐徐缓捩身，左右各三五度。又可正坐，

---

[1] 孙真人摄养论 [M] // 道藏：第 18 册 . 北京：文物出版社，1988：491.
[2] 高濂 . 遵生八笺：四时调摄笺 [M]. 兰州：甘肃文化出版社，2004：53.

第二十章 四季调养

两手相叉,翻复向胸三五度,此能去肝家积聚,风毒邪气。"[1]《灵剑子》也记载了一种春季导引法:"一势,以两手掩口,取热汗及津液,摩面上下三五十遍。食后为之,令人华润。又以两手摩拭面,使极热,令人光泽不皱。行之三年,色如少女,兼明目散诸故疾。从肝脏中出肩背然,引元和补肝脏,入下元,行导引之法,皆闭气为之。先使血脉通流,从遍身中出,百病皆痊。二势,平身正坐,两手相叉,争力为之,治肝中风。掩项后,使面仰视之,使项与手争力,去热毒,肩疼痛,目视不明,积聚风气不散。三势,以两手相重按髀,拔去左右,极力去腰间风毒之气,及胸膈补肝,兼能明目。"[2]

上述导引锻炼方法,既针对春季的气候和人体生理特点,体现因时制宜的特色,而且简单易行,不受场地和气候环境的限制,具有较大的参考和应用价值。总之,春季练功保健应注意调和五脏,其中以固肺、疏肝、泄火、补脾为基本原则。在运用各种养生方法时也应注意结合个人的具体情况,如体质强弱、是否患病及所患疾病等,以及所处地域的差异,地气的厚薄、干湿、冷暖等来选择,才能收到较好的养生健体效果。

同时,春季运动保健应因地制宜。在南方,春季有很多锻炼的机会,可以采取散步、打太极拳或打保龄球、乒乓球等运动形式;在北方,由于气候尚冷,可以采取室内运动锻炼形式,但也可以到室外去接受大自然的洗礼,如郊游、踏青、登山等。一般来说,初春时节人体阳气刚从冬天的蛰藏状态转为生发舒达,因此运动强度不宜过强,运动量不宜过大,以免阳气过度泄越而受损,肝气过度疲乏而受伤;同时在运动期间及其前后,尚应注意气候情况,避免因气候乍暖乍寒而感受风寒邪气。

---

[1] 道藏:第6册[M].北京:文物出版社,1988:690.
[2] 道藏:第10册[M].北京:文物出版社,1988:668.

第三节 夏季调养

一、夏季的日常调养

夏季三月,气候炎热,万物盛长,大地阳气俱盛,人体的生活起居也要顺应天气的变化而相应调整,才能使其活动与天地自然相适应而保持健康状态。夏季阳气盛长,气候炎热,人体的阳气也比较旺盛、充实,因此生活起居上要多活动躯体,尽量生活在向阳开阔通风的地方。但由于暑热炽盛,易伤人体阴津,因此,防避暑热始终是夏季养生保健的主要内容。同时,暑多兼湿,特别在长夏季节或在南方低洼潮湿地带,因多雨湿而呈现湿热俱盛的气候特点,故养生学强调夏季养生要注意健脾化湿,预防感受身湿秽毒。《素问·四气调神大论篇》中"夏三月,此谓蕃秀,大地气交,万物华实。夜卧早起,无厌于日;使志无怒,使华英成秀,使气得泄,若所爱在外,此夏气之应,养长之道也"[1]论述了夏季养生调养的基本指导思想。《摄生消息论》曰:"夏三月属火,主于长养,心气火旺,味属苦。火能克金,金属肺,肺主辛。当夏饮食之味,宜减苦增辛,以养肺。心气当呵以疏之,嘘以顺之。三伏内,腹中常冷,时忌下利,恐泄阴气。故不宜针灸,惟宜发汗。夏至后,夜半一阴生,宜服热物,兼服补肾汤药。夏季心旺肾衰,虽大热,不宜吃冷淘冰雪、蜜冰、凉粉、冷粥。饱腹受寒,必起霍乱。莫食瓜茄生菜,原腹中方受阴气,食此凝滞之物,多为症块。若患冷气痰火之人,切宜忌之,老人尤当慎护。平居檐下、过廊、衔堂、破窗,皆不可纳凉,此等所在虽凉,贼风中人最暴。惟宜虚堂、静室、水亭、木阴洁净空敞之处,自然清凉。更宜调息净心,常如冰雪在心,炎热亦于吾心少减。不可以热而更

---

[1] 素问:四气调神大论篇[M]// 缩印浙江书局汇刻本.二十二子.上海:上海古籍出版社,1986:876.

第二十章 四季调养

生热矣。"[1]

关于夏季调养的具体方法,《遵生八笺》指出:"季夏之月,发生重浊,主养四时,万物生荣,增咸减甘,以资肾脏。是月肾脏气微,脾脏独旺,宜减肥浓之物,益固筋骨。卦值遁,遁者避也,二阴浸长,阳当避也。君子庄矜自守,生气在巳,坐向南方""夏气热,当食菽(豆类)以寒之,不可一于热也。禁饮温汤,禁食过饱,禁湿地卧并穿湿衣。"[2] 该书并引陶隐居言:"冰水止可浸物,使驱日晒暑气,不可作水服,入腹内,冷热相搏,成疾。若多着饴糖拌食,以解酷暑亦可。"[3] 该书还引《三元延寿参赞书》及《养生论》曰:"日色晒热石上、凳上,不可便坐,蓄热生豚疮,冷生疝气。人自大日色中热处晒回,不可用冷水洗面,损目。伏热在身,勿得饮冷水及冷物激身,能杀人。""夏日不宜大醉。清晨吃炒葱头酒一二杯,令人血气通畅。"[4]《孙真人摄养论》亦谓:"四月,肝脏已病,心脏渐壮。宜增酸减苦,补肾助肝,调胃气。勿暴露星宿,避西北二方风。勿食大蒜,伤神魂,损胆气。勿食生薤,令人多涕唾,发痰水。勿食鸡、雉肉,令人生痈疽,逆元气。勿食鳝鱼,害人。此月四日宜沐浴,拔白发;七日宜安心静虑斋戒,必有福庆,其日忌远行。五月,肝脏气休,心正王。宜减酸增苦,益肝补肾。固密精气,卧起俱早。每发泄,勿露体星宿下,慎避北风。勿处湿地,以招邪气。勿食蔬韭,以为症痼,伤神损气。勿食马肉及獐鹿肉,令人神气不安。此月五日宜斋戒清静,此日忌见一切生血,勿食一切菜;十六日切忌嗜欲,犯之夭寿伤神,其日忌远行;二十七日宜沐浴,拔白发。六月,肝气微,脾脏独王。宜减苦增咸,节约肥浓,补肝助肾,益筋骨。慎东风,犯之令人手足瘫痪。勿用冷水浸手足,勿食葵,必成水癖。

[1] 陈克炯,陶国良,何士龙.养生四书 [M].武汉:崇文书局,2004:12.
[2] 高濂.遵生八笺:四时调摄笺 [M].兰州:甘肃文化出版社,2004:92,116.
[3] 高濂.遵生八笺:四时调摄笺 [M].兰州:甘肃文化出版社,2004:92.
[4] 高濂.遵生八笺:四时调摄笺 [M].兰州:甘肃文化出版社,2004:92-93.

勿食茱萸，令人气壅。此月六日宜斋戒沐浴，吉其日，又宜起土兴工；二十四日宜拔白发，其日忌远行；二十七日宜沐浴，念静思真，施阴骘事，吉。"[1]

根据夏季的气候特点结合古代养生家的有关论述，可以看出夏季保健养生主要应注意如下三个方面：一是在生活起居方面，既要适应夏季阳气盛长、昼长夜短的季节特点，适当增加活动，以锻炼和长养阳气，也要防止高温酷热对人体的伤害，居处、生活环境以宽敞、通风、凉快为宜，要保持环境温度的相对恒定，不宜骤热骤冷、暴热暴冷，或过度贪凉降温，特别是在现代风扇、空调普及的情况下，尤应注意其过度使用对身体带来的不良影响。二是饮食方面，夏季暑湿较盛，脾胃运化能力下降，因此饮食宜清淡、易消化且富于营养，不宜过食膏粱厚味、黏滞肥腻之物，避免过于饱食，同时由于长夏气候湿热，饮食物易腐败变质、滋生秽毒，因此尤应注意饮食卫生，避免进食不洁秽物。夏季饮食应以甘寒清淡、富有营养、易于消化为原则，可将稻米、绿豆、玉米、薏苡仁、豇豆、豌豆、西瓜、黄瓜、冬瓜、丝瓜、西红柿等作为主要食物。三是精神调养方面，要应夏季心气当令、阳气盛长的特点，放达情怀，淡泊情志，避免过度劳心伤神，及减少暑热对身心的不良影响。

二、夏季的运动调养

人体生理在夏季处于比较亢奋活跃的状态，适宜运动锻炼，而且运动锻炼也有助于促进阳气的生长宣泄。但夏季气候炎热，运动后很容易出汗，因此，经常锻炼的同时，运动不宜过于剧烈持久，最好选择早晚气候比较凉爽时进行，以免出汗过多，造成津液亏耗。另外，运动后肌腠疏松，肾气浮动，要避免汗出过多或过受风凉。至于运动方式，可以根据不同的条件和个人的爱好等，选择旅

---

[1] 孙真人摄养论[M]//道藏：第18册.北京：文物出版社，1988：491.

第二十章 四季调养

游、跑步、散步、骑自行车、游泳、日光浴、打网球等项目，以接触阳光的室外运动为宜。室内练功可以选取《灵剑子》心脏坐功法："一势，大坐斜身，用力偏敧，如排山势，极力为之，能去腰脊风冷，宣通五脏六腑，散脚气。左右同，补心益智。二势，以一手按髀，一手向上极力如托石，去两胁间风毒，治心脏，通和血脉。三势，常以两手合掌，向前筑。去臂腕，淘心脏风劳，宣散关节。左右同。"[1]《黄庭内景五脏六腑补泻图》心脏导引法："（四月、五月行之）可正坐，两手作拳，用力左右五筑，各五六度。又可正坐，以一手向上托空，如托重石。又以两手急相叉，以脚踏手中各五六度。去心胸间风邪诸疾，闭气为之。毕，良久，闭目三咽液，三叩齿而止。"[2]《遵生八笺》引陈希夷季夏坐功："小暑六月节，运主少阳三气，时配足太阴脾湿土。每日丑寅时，两手踞地，屈压一足，直伸一足，用手掣三五度，叩齿、吐纳、咽液。……大暑六月中，运主太阴四气，时配手太阴肺湿土。每日丑寅时，双拳踞地，返首向肩引作虎视，左右各三五度，叩齿、吐纳、咽液。"[3]《遵生八笺》导引吐纳法："可大坐，伸一脚，以两手向前反掣三五度；又跪坐，以两手踞地回视，用力作虎视，左右各三五度，能去脾家积聚、风邪、毒气，又能消食。""治脾脏吐纳用呼法，以鼻渐引长气以呼之。病脾大呼三十遍，细呼十遍。呼时须摄口出之，不可开口，能去冷气壮热、霍乱、宿食不化、偏风、麻痹、腹内结块。数数呼之，相次勿绝，疾退即止，过度则损。"[4]

以上是古代养生家所提倡的一些夏季导引养生方法，其主要思想是调和阴阳、疏通气血、调理脏腑，以增强体质，同时也可以选择像太极拳、八段锦等四季皆宜的养生方法。

[1] 道藏：第10册[M]. 北京：文物出版社，1988：668-669.
[2] 道藏：第6册[M]. 北京：文物出版社，1988：689.
[3] 高濂. 遵生八笺：四时调摄笺[M]. 兰州：甘肃文化出版社，2004：119-120.
[4] 高濂. 遵生八笺：四时调摄笺[M]. 兰州：甘肃文化出版社，2004：121.

第四节　秋季调养

一、秋季的日常调养

秋季三月，金气主令，炎暑渐消，气候转凉，金风送爽，万物萧疏，天地阳气渐敛，人应自然，脏腑开始收敛精气。秋季阳气开始收敛，气候由夏季的炎热、潮湿转变为凉爽、干燥，万物成熟枯落，气氛肃穆，生活起居也要顺应自然界的变化，以利于体内阳气的收敛、下降。《素问·四气调神大论篇》云："秋三月，此谓容平。天气以急，地气以明；早卧早起，与鸡俱兴，使志安宁，以缓秋刑；收敛神气，使秋气平；无外其志，使肺气清，此秋气之应，养收之道也。"[1]论述了秋季养生调养的基本指导思想。《摄生消息论》亦指出："秋三月。主肃杀，肺气旺，味属辛，金能克木，木属肝，肝主酸。当秋之时，饮食之味，宜减辛增酸以养肝气。肺盛则用咽以泄之。立秋以后，稍宜和平将摄。但凡春秋之际，故疾发动之时，切须安养，量其自性将养。秋间不宜吐并发汗，令人消烁，以致脏腑不安。惟宜针灸，下痢进汤散以助阳气。……又当清晨睡觉，闭目叩齿二十一下，咽津。以两手搓热熨眼数次，于秋三月行此，极能明目。又曰：秋季谓之容平，天气以急，地气以明；早卧早起，与鸡俱兴，使志安宁，以缓秋形，收敛神气，使秋气平，无外其志，使肺气清，此秋气之应，养收之道也。逆之则伤肺，冬渗为泄，奉藏者少。秋气燥，宜食麻以润其燥，禁寒饮，并穿寒湿内衣。《千金方》曰：三秋服黄蓍等丸一二剂,则百病不生。"[2]《寿亲养老新书》曰："秋属金，主于肃杀，秋肺气旺。肺属金，味属辛，金能克木，木属肝，

---

[1] 素问：四气调神大论篇[M]//缩印浙江书局汇刻本．二十二子．上海：上海古籍出版社，1986：876-877.
[2] 陈克炯，陶国良，何士龙．养生四书[M]．武汉：崇文书局，2004：19.

主酸。当秋之时，其饮食之味，宜减辛增酸，以养肝气。肺气盛者，调四气以泄之，顺之则安，逆之则太阴不收，肺气焦满。秋时，凄风惨雨，草木黄落，高年之人，身虽老弱，心亦如壮，秋时思念往昔亲朋，动多伤感。季秋之后，水冷草枯，多发宿患，此时，人子最宜奉承，晨昏体悉，举止看详。若颜色不乐，便须多方诱说，使役其心神，则忘其秋思。其新登五谷，不宜与食，动人宿疾。若素知宿患，秋终多发，或痰涎喘嗽，或风眩痹癖，或秘泄劳倦，或寒热进退，计其所发之疾，预于未发以前，择其中和应病之药，预与服食，止其欲发。"[1]

在秋季调养的具体方法上，《遵生八笺》引孙真人谓："（秋季）肝心少气，肺脏独旺，宜安静性情，增咸减辛，助气补筋，以养脾胃。毋冒极热，勿恣冻冷，毋发大汗，保全元气。""是月（九月）阳气已衰，阴气大盛，暴风时起，切忌贼邪之风以伤孔隙。勿冒风邪，无恣醉饱。宜减苦增甘，补肝益肾，助脾胃，养元和。"[2] 高氏又引《养生论》言："秋初夏末，热气酷甚，不可脱衣裸体，贪取风凉。五脏俞穴皆会于背，或令人扇风，夜露手足，此中风之源也。若觉有疾，便宜服八味地黄丸，大能补理脏腑，御邪，仍忌三白（葱白、萝卜、大蒜），恐冲药性。"[3] 孙思邈对秋季三月的调养更有进一步的说明："七月，肝心少气，肺脏独王。宜安宁情性，增咸减辛，助气补筋，以养脾胃。无冒极热，勿恣冻冷，无发大汗，勿食茱萸，令人气壅。勿食猪肉，损人神气。此月勿思恶事，仙家大忌。五日宜沐浴；七日宜绝虑斋戒；九日谢前愆，求祈新庆；二十八日宜拔白发；二十九日忌远行。八月，心脏气微，肺金用事。宜减苦增辛，助筋补血，以养心肝。无犯邪风，令人骨肉生疮，以为疠痢。勿食小蒜，

---

[1] 陈直原.寿亲养老新书 [M].邹铉增，续.张成博，等，点校.天津：天津科学技术出版社，2003：18-19.

[2] 高濂.遵生八笺：四时调摄笺 [M].兰州：甘肃文化出版社，2004：141，148.

[3] 高濂.遵生八笺：四时调摄笺 [M].兰州：甘肃文化出版社，2004：135.

伤人神气，魂魄不安。勿食猪肚，冬成嗽疾，经年不差。勿食鸡雉肉，损人神气。此月四日勿市鞋履附足之物，仙家大忌；十八日宜斋戒，思念吉事，天人与福之时；二十一日宜拔白发，忌远行，去而不返，又宜沐浴，吉。九月，阳气已衰，阴气大盛。暴风数起，切忌贼邪之风。宜减苦增咸，补肝益肾，助脾资胃。勿冒风霜，无恣醉饱。勿食莼菜，有虫不见。勿食姜蒜，损人神气。勿食经霜生菜及瓜，令人心痛。勿食葵，化为水病。勿食犬肉，减算夭寿。此月九日宜斋戒；十六日宜沐浴，拔白发；二十七日忌远行，呼为罗网之日。"[1]

总结上述有关秋季养生经验的论述，可见该季节在生活起居方面的养生保健要重视如下三个方面：一是秋季气候开始由热转凉，昼夜气温变化较大，起居方面必须注意气候变化而随时调适衣被。俗话说：春捂秋冻。秋季不要过早加衣，只有接受自然的考验，才能强身体、保健康。但秋季也是很容易感邪的季节，因此，又不可贪凉，以免为风燥邪气所伤。二是饮食方面前人提倡减苦、辛而增酸、甘、咸，虽是根据秋天燥金当令、肺气用事的五行生克制化关系而提出，实际上也具有润燥养阴、敛肺健脾益肝的作用，同时要注意避免过食生冷，以免感受秽毒，致生痢疾、泄泻等病。秋季饮食宜选用甘润性平的食物，以生津养肺、润燥护肤。梨子、菠萝、银耳、萝卜、香蕉、芝麻、糯米、蜂蜜等宜多食。三是秋季天气肃杀，万物凋零，易使人引起秋思，伤感悲怀，因此要注意调节情志，保持愉快乐观的情绪。

二、秋季的运动调养

秋季气候凉爽，是运动锻炼的最佳季节，导引、吐纳等方法是调养的较佳选择。秋季运动调养的基本作用是疏通气机、调补神气。秋季的运动锻炼还可以借助该季节的气候特点和脏腑气机升降，收

---

[1] 孙真人摄养论 [M]// 道藏：第 18 册. 北京：文物出版社，1988：491-492.

敛精气神，调节脏腑功能的偏盛或偏衰。至于具体的方法，古代养生家提出了多种适合秋季的导引、吐纳方法，可供参考，如《黄庭内景五脏六腑补泻图》肺脏导引法："（七月、八月、九月行之）可正坐，以两手据地，缩身曲脊，向上三举，去肺家风邪积劳。可反拳捶背上，左右各三五度，此去胸臆间风毒。闭气为之，毕，闭目三咽液，三叩齿而止。"[1]《遵生八笺》导引吐纳法："当以秋三月朔望旭旦，向西平坐，鸣天鼓七，饮玉泉三。（注云：饮玉泉者，以舌抵上腭，待其津生满口，漱而咽之，凡三次也。）然后瞑目正心，思吸兑宫白气入口，七吞之，闭气七十息。此为调补神气，安息灵魄之要诀也，当勤行之。"[2]《灵剑子》秋季坐功法："一势，以两手抱头项，宛转回旋俯仰，去胁胸筋背间风气，肺脏诸疾，宣通项脉。左右同。二势，以两手相叉，头上过，去左右伸曳之十遍，去关节中风气，治肺脏诸疾。三势，以两手拳脚胫下十余遍。此是开胸膊膈，去肋中气，治肺脏诸疾。闭气为之，叩齿三十六通以应之。[3]"

第五节　冬季调养

一、冬季的日常调养

冬季三月，气候寒冷，大地封冻，天地之气潜藏，万物凋谢，冰冻虫伏，阳气蛰藏。因此，固藏阳气、防寒保暖、慎避寒邪是冬季生活起居应该遵循的基本原则。《素问·四气调神大论篇》曰："冬三月，此谓闭藏。水冰地坼，无扰乎阳；早卧晚起，必待日光；使志若伏若匿，若有私意，若已有得；去寒就温，无泄皮肤，使气亟

---

[1] 道藏：第 6 册 [M]. 北京：文物出版社，1988：688.
[2] 高濂. 遵生八笺：四时调摄笺 [M]. 兰州：甘肃文化出版社，2004：135.
[3] 道藏：第 10 册 [M]. 北京：文物出版社，1988：669.

夺，此冬气之应，养藏之道也。"[1]说明了冬季养生调养的基本指导思想。《摄生消息论·冬季摄生消息》亦指出："冬三月，天地闭藏……。斯时伏阳在内，有疾宜吐。心膈多热，所忌发汗，恐泄阳气故也。宜服酒浸补药，或山药酒一二杯，以迎阳气。寝卧之时，稍宜虚歇。寒极方加棉衣，以渐加厚，不得一顿便多，惟无寒即已。不得频用大火烧炙，尤甚损人。手足应心，不可以火炙手，引火入心，使人烦躁。不可就火烘炙食物，冷物不治热极，热药不治冷极，水就湿，火就燥耳。饮食之味，宜减酸增苦以养心气。冬月肾水味咸，恐水克火，心受病耳，故宜养心。宜居处密室，温暖衣食，调其饮食，适其寒温。不可冒触寒风，老人尤甚，恐寒邪感冒，为嗽逆、麻痹、昏眩等疾。冬月阳气在内，阴气在外，老人多有上热下冷之患，不宜沐浴。阳气内蕴之时，若加汤火所逼，必出大汗；高年骨肉疏薄，易于感动，多生外疾。不可早出，以犯霜威。早起，服醇酒一杯以御寒。晚服消痰凉膈之药，以平和心气，不令热气上涌，切忌房事。不可多食炙煿肉、面、馄饨之类。"[2]

关于冬季调养的具体方法，《云笈七签》谓："冬卧头向北，有所利益，宜温足冻脑""冬夜漏长，不可多食硬物并湿软果饼，食讫，须行百步摩腹法，摇动令消，方睡。不尔，后成脚气""大雪中跣足做事，不可便以热汤浸洗，触寒而回，寒若未解，不可便吃热汤、热食，须少顷方可。"[3]《寿亲养老新书·冬时摄养第十二》曰："冬属水，主于敛藏，冬肾气旺，肾属水，味属咸。水克火，火属心，心主苦。当冬之时，其饮食之味，直减咸而增苦，以养心气。肾气盛者，调吹气以平之，顺之则安，逆之则少阴不藏，肾之水独沉。三冬之月，最宜居处密室，温暖衾服，调其饮食，适其寒温。大寒

---

[1] 素问：四气调神大论篇 [M]// 缩印浙江书局汇刻本. 二十二子. 上海：上海古籍出版社，1986：877.
[2] 陈克炯，陶国良，何士龙. 养生四书 [M]. 武汉：崇文书局，2004：26.
[3] 高濂. 遵生八笺：四时调摄笺 [M]. 兰州：甘肃文化出版社，2004：162.

之日，山药酒、肉酒，时进一杯，以扶衰弱，以御寒气。不可轻出，触冒寒风。缘老人血气虚怯，真阳气少，若感寒邪，便成疾患。多为嗽、吐、逆、麻痹、昏眩之疾。炙、煿、煎、炒之物，尤宜少食。冬月阳气在内，阴气在外，池沼之中，冰坚如石，地裂横璺，寒从下起。人亦如是。故盛冬月，人多患膈气满急之疾。老人多有上热下冷之患。如冬月阳气在内，虚阳上攻，若食炙煿燥热之物，故多有壅噎、痰嗽、眼目之疾。亦不宜澡沐，阳气内蕴之时，若加汤火所逼，须出大汗。高年人阳气发泄，骨肉疏薄，易于伤动，多感外疾。惟早眠晚起，以避霜威。晨朝宜饮少醇酒，然后进粥。临卧宜服微凉膈化痰药一服。"[1] 孙思邈对冬季三月的调养更有进一步的说明："十月，心肺气弱，肾气强盛。宜减辛苦，以养肾脏。无伤筋骨，勿泄皮肤。勿妄针灸，以其血涩，津液不行。勿食生椒，损人血脉。勿食生薤，以增痰水。勿食熊猪肉、莼菜，衰人颜色。此月一日宜沐浴；四日五日勿责罚，仙家大忌；是月十日忌远行；十三日宜拔白发；十五日宜斋戒，静念思真，必获福庆，二十日切忌远行。十一月，肾脏正王，心肺衰微。宜增苦味，绝咸，补理肺胃。勿灸腹背，勿暴温暖，慎避贼邪之风；犯之，令人面肿，腰脊强痛。勿食貊肉，伤人神魂。勿食螺蚌、蟹、鳖，损人元气，长尸虫。勿食经夏醋，发头风，成水病。勿食生菜，令人心痛。此月三日宜斋戒静念；十日宜拔白发，其日忌远行，不可出，宜念善天，与福去灾；十六日宜沐浴，吉。十二月，土当王，水气不行。宜减甘增苦，补心助肺，调理肾脏。勿冒霜露，勿泄津液及汗，勿食葵，化为水病。勿食薤，多发痼疾，勿食鼋鳖。"[2]

根据养生学的观点，冬季养生要重视以下三个方面：一是在起

---

[1] 陈直原.寿亲养老新书 [M].邹铉增，续.张成博，等，点校.天津：天津科学技术出版社，2003：21.

[2] 孙真人摄养论 [M]// 道藏：第 18 册.北京：文物出版社，1988：492.

居方面要顺应气候寒冷、寒风凛冽、水冰地坼的特点而"居室固密",避免冒触风寒,特别是晨昏及夜间气温较低、风冷较甚时尤宜注意,故而有"早卧晚起"之说,但也不宜过分恋热趋暖、炉火烘炙,以免扰动阳气,内生郁热。二是饮食方面宜食用一些辛甘温阳、滋补填精之品,以补益精气、抗御寒邪,但不宜过食炙煿辛热或生冷寒凉,以免积热内蕴或耗伤阳气阴精。冬季饮食宜选用温补食物,以助人体阳气,牛肉、羊肉、桂圆、红枣、核桃仁、辣椒、胡椒、姜、葱、蒜等可多吃。三是情志调节方面,不要过于亢奋激动,有碍阳气的固密潜藏,要适当进行户外活动,增进人际交流,避免阴寒、敛藏的季节特点所带来的精神抑郁。

二、冬季的运动调养

冬季运动调养的要旨在于修养肾脏,去肾及肝胆邪风,宣通血脉,健脾安中,这是道家基于五脏与四时通应及五脏之间生克制化关系而提出的基本原则。至于具体的运动养生方法,古代养生家提出了不少导引、吐纳方法可供选用,如《黄庭内景五脏六腑补泻图》肾脏导引法:"(冬三月行之)可正坐,以两手耸托石,引胁三五度亦可。手著膝挽肘,左右同,捩身三五度亦可。以足前后踏,左右各数十度。能去腰肾膀胱间风邪积聚。"[1]《云笈七签》导引法:"冬月夜卧,叩齿三十六通,呼肾神名,以安肾脏。晨起亦然。"《遵生八笺》吐纳法:"当以冬三月,面北向,平坐,鸣金梁七,饮玉泉三,更北吸玄宫之黑气入口,五吞之,以补吹之损。"肾脏导引法:"冬三月行之。可正坐,以两手耸托,右引胁三五度,又将手返著膝挽肘,左右同捩身三五度,以足前后踏,左右各数十度,能去腰肾风邪积聚。"[2]《灵剑子》十月导引法:"以两手相叉,一脚踏之。去腰脚拘束、

---

[1] 道藏:第6册[M].北京:文物出版社,1988:692.
[2] 高濂.遵生八笺:四时调摄笺[M].兰州:甘肃文化出版社,2004:160-161.

肾气冷痹、膝中痛诸疾""又法：正坐，伸手指，缓拘脚趾，五七度，治脚气诸风注气，肾脏诸毒气，远行脚痛不安，并可治之，常行最妙。"十一月导引法："以手托膝，反折。一手抱头，前后左右为之，凡三五度，去骨节间风，宣通血脉、膀胱、肾脏之疾。"十二月导引法："以两手耸上，极力三五遍，去脾脏诸疾不安。"[1]陈希夷十月坐功法："（小雪十月中）每日丑寅时，正坐，一手按膝，一手挽肘，左右争力各三五度，吐纳、叩齿、咽液。"陈希夷十一月坐功法："（冬至十一月中）每日子丑时，平坐，伸两足，拳两手按两膝，左右极力三五度，吐纳、叩齿、咽液。"十二月坐功法："（小寒十二月节）每日子丑时，正坐一手按足，一手托挽首，互换，极力三五度。吐纳、叩齿、漱咽。（大寒十二月中）每日子丑时，两手向后，踞床跪坐，一足直伸，一足用力左右各三五度。叩齿、漱咽、吐纳。"[2]

---

[1] 高濂.遵生八笺：四时调摄笺[M].兰州：甘肃文化出版社，2004：166，170，175.
[2] 高濂.遵生八笺：四时调摄笺[M].兰州：甘肃文化出版社，2004：168，172，176-177.

第二十一章　睡眠调养

人的一生大约三分之一的时间是在睡眠中度过的，而且睡眠对于人体正常结构和功能的维持具有十分重要的作用，所以睡眠调养对于维持人体的健康意义重大。本章将对睡眠调养的相关问题进行系统的讨论，内容包括睡眠的生理功能、睡眠的养生作用、睡眠调养的原则、睡眠调养的方法等，希望读者能对睡眠调养有一个完整的把握。

第一节　睡眠及其生理功能

一、睡眠的机理

睡眠是一种正常的生理现象。在很长一段历史中，人们对睡眠的机制认识得并不清楚，随着科学的发展，人们在古代理论基础上对有关睡眠的许多问题有了较清晰的认识，并在实验基础上给予了科学的证实。古代养生家从"人体是形气神的统一"的观点出发，认为睡眠—清醒是人体寐与寤之间阴阳动静对立统一的功能状态，并运用阴阳变化、营卫运行、心神活动来解释睡眠过程，形成了独具特色的睡眠理论。这一理论主要包括以下几方面内容：

（一）昼夜阴阳消长决定人体寤寐

由于天体日月的运转，自然界处于阴阳消长变化中，最突出的表现就是昼夜交替出现。昼属阳，夜属阴，与之相应，人体阴阳也随昼夜而消长变化，于是就有了寤和寐的交替，这也是人体顺应自然界万物变化节律的结果。寤属阳,为阳气所主,寐属阴,为阴气所主。可以说,自从有了人类,就有了人类"日出而作,日入而息"的昼夜节律。《灵枢·营卫生会》指出:"日入阳尽而阴受气矣,夜半而大会,万民皆卧,命曰合阴。平旦阴尽而阳受气,如是无已,与天地同纪。"[1]《灵枢·口问》又进一步解释说,夜半"阳气尽,阴气盛,则目瞑",白昼"阴气尽而阳气盛,则寤矣"。[2]

（二）营卫运行是睡眠的生理基础

人的寤寐变化以人体营卫之气的运行为基础,其中与卫气的运行最为相关。《灵枢·卫气行》说:"卫气之行一日一夜五十周于身,日行于阳二十五周,夜行于阴二十五周。"[3]《灵枢·营卫生会》也说:"卫气行于阴二十五度,行于阳二十五度,分为昼夜,故气至阳而起,至阴而止。"[4]起指起床,止即入睡。可见,卫气行于阴,则阳气尽而阴气盛,故形静而入寐;行于阳,则阴气尽而阳气盛,故形动而以起。所以《灵枢·营卫生会》说:"营卫之行,不失其常,故昼精而夜瞑。"[5]

（三）心神动静与睡眠觉醒机制

寤与寐是以人体动静为主要特征,而人体的动静受心神的主导,所以人体的寤与寐受心神的重要影响。神静则寐,神动则寤;心安志舒则易寐,神动情荡则难寐。故《景岳全书·不寐》言:"寐本乎阴,

---

[1] 灵枢:营卫生会 [M]// 缩印浙江书局汇刻本.二十二子.上海:上海古籍出版社,1986:1011.

[2] 灵枢:口问 [M]// 缩印浙江书局汇刻本.二十二子.上海:上海古籍出版社,1986:1015.

[3] 灵枢:卫气行 [M]// 缩印浙江书局汇刻本.二十二子.上海:上海古籍出版社,1986:1034.

[4] 灵枢:营卫生会 [M]// 缩印浙江书局汇刻本.二十二子.上海:上海古籍出版社,1986:1011.

[5] 灵枢:营卫生会 [M]// 缩印浙江书局汇刻本.二十二子.上海:上海古籍出版社,1986:1011.

神其主也，神安则寐，神不安则不寐。"[1] 由于睡眠受心神的主导，所以人们可以根据主观的需要，在一定程度上改变睡眠节律。

现代科学认为，睡眠是受特定神经程序控制调节的。医学实验发现，人体内存在可以启动睡眠程序的"睡眠素"或"睡眠因子"。睡眠是由于睡眠因子对睡眠程序的启动而引起的。整个睡眠过程按深度分为四期：Ⅰ入睡期；Ⅱ浅睡期；Ⅲ中等深度睡眠期；Ⅳ深度睡眠期。Ⅰ、Ⅱ期易被唤醒，Ⅲ、Ⅳ期处于熟睡状态。研究发现，人体在睡眠时，新陈代谢率大为降低，体内物质的分解反应减少，合成反应增加。这表明在睡眠状态下，人体组织器官在白天活动状态下的消耗得以补充，损伤得以修补，组织结构的生长得以完成，人体大脑的长期记忆也通过神经程序的物质结构的建构而完成，思维、情感等意识能力也可以通过睡眠得到调整和加强。

二、睡眠的生理功能

睡眠对于人体的健康有重要的意义和作用，而且睡眠对人体健康长寿的意义和作用是任何其他方式难以取代的，故养生家有"华山处士如容见，不觅仙方觅睡方"的说法。睡眠对人体的作用可概括为以下五个方面：

（一）消除疲劳、恢复体力

睡眠是身体消除疲劳、恢复体力的主要形式。睡眠时，人体精气神皆内守于五脏，五脏安舒，气血和调，体温、心率、血压下降，呼吸频率及内分泌明显减少，从而使代谢分解率降低、合成率升高，身体结构与功能在清醒活动时的消耗、损伤、失调得以补充、修补、调整、复原，身体能力得以恢复。

（二）增强全身体质

睡眠作为身体基本的调整修复过程，它不仅对人的精神健康有

---

[1] 张介宾. 景岳全书 [M]. 北京：中国中医药出版社，1994：225.

重要的价值，对整个人体的生理健康也必不可少。长期睡眠不足会影响整个身心健康，甚至危及生命。睡眠不仅是身心的健康调节过程，还是疾病治疗康复的重要手段。睡眠时能产生更多的抗原抗体，能增强机体抵抗力，睡眠还使各组织器官自我修复加快，疾病自我治疗能力提高，这些对于提高整个身体的素质都有重要的作用。

（三）维持精神健康

睡眠对人体的精神健康更是有特殊的作用。从养生学的角度来看，睡眠使人的神藏于形，与形相守，虚静安养，有利于精神的健康。睡眠不足者，表现为烦躁、激动或精神萎靡、注意力分散、记忆减退等精神神经症状，长期缺乏睡眠则会导致幻觉、注意力不集中、思维混乱、记忆力减弱等精神失调不健的症状，而充足的睡眠可以消除这些症状，恢复精神健康。此外，大脑在睡眠状态时的消耗大大减少，利于脑组织的恢复调整，可以恢复精力，提高脑力效率。可见，睡眠对于保证身心健康是多么的重要。

（四）促进发育

人体在白天的活动状态下，代谢过程是以消耗为主的分解过程，而睡眠中身体的代谢过程则是以合成为主，以补充和修复清醒活动时身体组织结构的消耗和损伤。睡眠的代谢机制和特点决定了它在人体的发育生长中重要作用，所以充足的睡眠对于儿童正常的生长发育尤其重要。婴幼儿在出生后相当长时期内，身体和大脑持续发育，需要更多的睡眠，如果睡眠不良，必然影响到身体的发育生长。

（五）美化容颜

睡眠对皮肤健美也有很大影响。由于睡眠过程中，皮肤表面分泌和清除过程加强，毛细血管循环增多，加快了皮肤的再生。所以说，睡眠是皮肤美容的基本保证。甜蜜的熟睡可使次日皮肤光滑、两眼有神、面容滋润，而睡眠不足或失眠则会导致颜面干涩、毛发枯槁、皮肤出现细碎皱纹等影响美容的现象。

三、影响睡眠的因素

足够的睡眠是健康长寿的保证，每人每日的生理睡眠时间与其年龄、性别、体质、性格、环境等因素有关。

（一）年龄与性别因素

一般而言，年龄越小，睡眠时间越长、次数越多。睡眠时间与年龄有密切的关系，这是由人的生长发育规律决定的。婴幼儿无论是脑还是身体都未成熟，青少年身体还在继续发育，因此需要较多睡眠时间。老年人由于气血阴阳俱亏，"营气衰少而卫气内伐"，故有"昼不精，夜不瞑"的少寐现象，但并不等于生理睡眠需要减少。相反，由于老人睡眠深度变浅，质量不佳，反而应当增加必要的休息，尤以午睡为要，夜间睡眠时间可参照少儿标准。古代养生家都认识到"少寐乃老人大患"，认为老年人宜"遇有睡思则就枕"，现在看来，这是非常符合养生道理的。

（二）体质与性格因素

睡眠时间长短与人的体质、个性也有密切关系。早在《黄帝内经》中就对此有明确论述："此人肠胃大而皮肤湿，而分肉不解焉。肠胃大则卫气留久，皮肤湿则分肉不解，其行迟。夫卫气者，昼行于阳，夜行于阴。故阳气尽则卧，阴气尽则寤。故肠胃大则卫气行留久，皮肤湿分肉不解则行迟，留于阴也久。其气不清则欲瞑，故多卧矣。其肠胃小，皮肤滑以缓，分肉解利，卫气之留于阳也久，故少瞑焉。"[1] 以上表明睡眠多少与人体胖瘦大小有关。一般说来，按临床体质分类，阳盛型、阴虚型睡眠时间较少，痰湿型、血瘀型、阴盛阳虚型睡眠时间相对较多。按五行体质分类，凡金型、火型之人睡眠时间相对少，而水型、土型之人睡眠时间较多。按体型肥瘦分类，肥人较瘦人睡眠时间多，肥人中腠理粗、身常寒的胖人睡眠时间最长。

---

[1] 灵枢：大惑论[M]//缩印浙江书局汇刻本.二十二子.上海：上海古籍出版社，1986：1037.

西方人认为性格与睡眠有关，内向性格、思维类型的人睡眠时间较多，而外向性格、实干类型的人睡眠时间较少。

（三）季节因素

不同季节及环境对睡眠存在着一定的影响。一般认为，春夏宜晚睡早起，秋季宜早睡早起，冬季宜早睡晚起，如此以合四时生长化收藏规律。阳光充足的日子一般睡眠时间短，气候恶劣的天气一般睡眠时间长。同时，随地区海拔增高，一般睡眠时间稍有减少，而随纬度增加，一般睡眠时间则稍延长。

（四）其他因素

睡眠时间的变化还与工作性质、体力消耗和生活习惯有关。体力劳动者比脑力劳动者所需睡眠时间短，而脑力劳动者较体力劳动者睡眠时间长。现代研究认为，每个人最佳睡眠时间是不同的。一般可将人根据睡眠特点分为猫头鹰型和百灵鸟型。猫头鹰型人每到夜晚思维能力倍增，精力充沛，工作效率高，但上午精神欠佳；百灵鸟型人则表现为入睡早，醒得也早，白天精力充沛，入夜疲倦。此外睡眠时间的长短还与精神因素、营养条件、工作环境等有关。

（五）判断睡眠质量的标准

睡眠质量可以从量和质两个方面来判断。从量上来判断睡眠的质量，主要看是否睡够应该睡的时间。当然判断睡眠质量的高低，除了从量上来看外，更主要的还是要从质的方面来看。睡眠的质决定于睡眠深度等几个方面，具体可用以下标准来衡量是否较高的睡眠质量：①入睡快。上床后5~15分钟进入睡眠状态；②睡眠深。睡眠呼吸匀长，无鼾声，不易惊醒；③无起夜。睡中梦少，无梦惊现象，很少起夜；④起床快。早晨起来身体轻盈，精神好；⑤白天头脑清晰。工作效率高，不困倦。一般说来，睡眠质量好，则睡眠时间可以少些。

第二节 睡眠调养及其重要作用

一、睡眠调养的概念

所谓睡眠调养就是根据自然界昼夜交替规律与人体阴阳变化的规律，采用合理的睡眠方法和措施，以保证睡眠质量，消除身体疲劳，调养精神情绪，从而达到强身健体、防治疾病、健全精神、和谐身心的目的。

睡眠调养看起来比较简单，好像就是按照人生活的自然昼夜节律安排睡眠即可，实际上并不止于此，尤其是当代社会，夜生活的内容越来越丰富，对人的诱惑力也越来越大，并且许多人不得不在晚上工作，这就使得现代人的睡眠成为一个突出的问题，对健康的影响也越来越大。此时，如何安排睡眠、如何在有限的时间和有限的条件下进行高质量的睡眠，成为一个重要的问题，而加强睡眠的主动调养则是解决这一问题的重要手段。

二、睡眠调养的重要作用

睡眠是人体的生理需要，也是维持人体身心健康的重要手段。人的一生约有三分之一的时间是在睡眠中度过的，可以说睡眠与人体的生存有着同等的意义。良好的睡眠不仅能促进健康，而且可以预防疾病的发生，有利于疾病的康复，健全精神情志，和谐身心关系；相反，不良的睡眠不仅影响健康，加快人体衰老，导致精神不健，影响身心和谐，而且导致人体更易罹患各种疾病，影响药物疗效的发挥，不利疾病的康复。睡眠作为一种身体生命活动的自然调节过程，其质量高低直接影响人体的身心健康。睡眠质量高，身体得到充分的调整和恢复，则精力充沛、思维清晰、身体舒适；反之，睡眠质量差，身体得不到充分的调整和恢复，则精神疲倦、身体困乏、工作效率低下，所以睡眠养生在人体的整个养生中具有十分重要的作用。总之，对人们来说，保证良好的睡眠，不管是对身心的保养，还是对工作和生活的质量，都会产生巨大的积极作用。就大多数人的养生来说，第一应该关注的就是睡眠调养，而精神情志调养、饮食调养等各项调养则可以放在睡眠调养之后加以考虑。

第三节　睡眠调养的基本原则

搞好睡眠调养，应坚持以下三个基本原则：

第一，根据自然规律进行睡眠调养。

根据养生学的养生原理理论，睡眠调养首先要遵循的原则是要养成符合自然规律的睡眠时间与睡眠节律。因为只有这样，人体才能与内外环境融为一体，随着自然之道和人体之道运动变化，以保证人体的健康。具体来说，睡眠应遵循与四时及昼夜变化的自然节律相一致的睡眠起卧规律。《养性延命录》认为："春欲得瞑卧早起，夏秋欲得侵夜卧早起，冬欲得早卧晏起，皆有所益。虽云早起，莫在鸡鸣前；晏起，莫在日出后。"[1]《类修要诀·养生要诀》总结为："春夏宜早起，秋冬任晏眠，晏忌日出后，早忌日出前。"[2]就是春季和夏季应根据天地万物阳气在一天中较早升起的规律适当早起，而秋季和冬季则根据天地万物阳气在一天中较晚升起的规律而适当晚起；一天中的起卧节律则是根据太阳的起落进行，日出而起、日落而息。当然现代人的生活节奏相较古人已经有了很大的变化，不要完全拘泥于日出而起、日落而息的规律，但从总体上遵循这一规律仍然是必要的。总之，养成符合自然规律的良好睡眠习惯，保证觉醒—睡眠节律与天地万物运动变化节律的一致，是提高睡眠质量的基本保障。

---

[1] 养性延命录：杂诫篇 [M]// 道藏：第18册．北京：文物出版社，1988：480.
[2] 林乾良，刘正才．养生寿老集 [M]．上海：上海科学技术出版社，1983：318.

第二,保证充足的睡眠时间是睡眠调养的第一要义。

在养成良好的睡眠习惯的同时,保证充足的睡眠时间是睡眠养生的第一要务。可以说,在睡眠养生的各种方法中,首先要做到的就是保证睡眠时间。所以古人有云:"华山居士如容见,不觅仙方觅睡方。"可见,足够的睡眠在养生中的重要性。要保证足够的睡眠时间就必须根据人体生理需要来调节,改善睡眠环境,排除睡眠过程中的干扰,实现足够睡眠时间和睡眠质量。人体睡眠时间需要量较为复杂,多与年龄、体质、职业等有关,并有一定差异,如青壮年睡眠时间约需7~8小时,青少年人略多于青壮年人,中老年人略少于青壮年人,体质弱者略多于体质强壮者,体力劳动者略多于脑力劳动者,男性略多于女性。正常情况下,超过10小时以上睡眠者为多眠,少于6小时睡眠者为睡眠不足,多眠与睡眠不足,对人体健康都是不利的。

保证充足的睡眠时间可以通过自身调节与他人协助来实现,睡眠者必须按照自己年龄、体质强弱选定适宜的睡眠时间和合适睡眠环境,包括地理环境、卧室陈设、床被等。睡眠环境是否清静和谐、床被用具是否舒服适宜、是否符合安稳入睡的总体要求,这是睡眠养生的基本方面,同时还要选择一个适宜的时间范围,如多数人在夜间10点至晨间6点较为适合,也有人选择在白昼、午夜、午时睡眠,也有在晨时与暮时睡眠的。总之应根据不同情况,选择与制定自己适宜的固定睡眠模式,并以此形成良好的睡眠习惯,一般情况下不要轻易改动,如果出现特殊情况,或偶尔被打乱时,立即采取重建或补足睡眠的形式进行调整。

第三,保证高质量的睡眠过程是睡眠调养的重要目标。

睡眠养生不仅要保证充足的睡眠时间,还要注意提高睡眠质量,尤其是那些平常难以保证足够睡眠时间的人更应如此。一般来说,提高睡眠质量主要是通过改善睡眠的内外环境等手段来实现,但某种情况下也可以通过有意识地适当减少或缩短睡眠时间来达到。运用适当减少睡眠时间来提高睡眠质量就是要调动人体的生理潜能，激发人体活力，促进单位时间的睡眠质量得到提高。

通过缩短睡眠时间提高睡眠质量在方法上可以分阶段逐步推进，而且减少的睡眠时间必须以身体适宜程度为宜，避免导致身体不适和病理损害。同时根据适宜的少睡时间形成固定的模式和习惯。具体可以将预定缩短的时间分三个阶段逐渐推进，开始每次减少睡眠 20~30 分钟，2 周后减少睡眠 1 小时，1 个月后可以达到减少睡眠 2~3 小时，保持每日平均 5~6 小时睡眠时间，并以此水平维持 2~3 个月，形成固定的睡眠模式。这种方法运用合适，既有利于身体保健也有利于时间的充分利用，运用不当则有害健康。因此应用时必须根据身体和睡眠质量决定，并选择恰当时间与步骤，而且只适用于多睡者。

第四节 睡眠调养的方法

一、创造安眠的良好环境和条件

（一）良好的睡眠环境

良好的睡眠环境包括了以下几个方面：

1. 恬淡宁静

安静的环境是帮助入睡的基本条件之一。嘈杂的环境使人心神烦躁，难于安眠。因而卧室选择重在避免噪音，如窗口远离街道闹市、室内不宜放置音响设备等。

2. 光线幽暗

《老老恒言》谓："就寝即灭灯，目不外眩，则神守其舍。《云笈七签》云：夜寝燃灯，令人心神不安。"[1] 在灯光中入睡，使睡眠不安，浅睡期增多，因此睡前必须关灯，窗帘以冷色、深色、致密色质为佳。

---

[1] 曹庭栋. 老老恒言 [M]. 赤峰：内蒙古科学技术出版社，2002：2.

3. 空气新鲜

《老老恒言》云卧室"窗牖不可少开,使微风得入卧所。凡室有里外间者,则开户以通烦闷之气,户之外,又不嫌窗牖洞达矣"[1]。从养生的角度来看,卧室房间不一定大,但应保证白天阳光充足,空气流通,以免潮湿之气、秽浊之气滞留。卧室必须安窗,在睡前、醒后及午间宜开窗换气。在睡觉时也不宜全部关闭门窗,应保留门上透气窗,或将窗开个缝隙,以使新鲜空气能流通。

4. 适宜的温度和湿度

卧室内要保证温度和湿度相对恒定,室温以20℃为宜,湿度以40%左右为宜。卧室内要保持清洁,可置兰花、荷花、仙人掌等植物,此类植物夜间排的一氧化碳甚少,利于温湿度调节。

(二)良好的睡眠条件

良好的睡眠条件包括:

1. 舒适的床铺

《老老恒言》引《记内侧》云:"安其寝处。安之法,床为要。"[2]说明床在睡眠安寝上的极端重要性。床铺又称床榻,是供人睡卧的用具。要保证良好的睡眠,就必须有适合睡眠的床。对于床的基本要求,《老老恒言》谓:"床必宽大,则盛夏热气不逼。……床低则卧起自便。……盛夏暂移床于室中央,四面空虚,即散烦热。"[3]《遵生八笺》谓:"凡人卧,床常令高,则地气不及,鬼吹不干。鬼气侵人,常因地气而逆上耳。人卧室宇,当令洁盛,盛则受灵气,不洁则受故气。"[4]从养生角度要求,床应较宽大,以使睡眠时身体得到舒展;而且软硬要适中,太软则身体难以均匀着力,导致身体某些部分的紧张和过分受力,太硬则身体突出部分会过分受力,影响人的睡眠

---

[1] 曹庭栋. 老老恒言[M]. 赤峰:内蒙古科学技术出版社,2002:160.
[2] 曹庭栋. 老老恒言[M]. 赤峰:内蒙古科学技术出版社,2002:159.
[3] 曹庭栋. 老老恒言[M]. 赤峰:内蒙古科学技术出版社,2002:159-160.
[4] 高濂. 遵生八笺[M]. 兰州:甘肃文化出版社,2004:269.

第二十一章 睡眠调养

和休息；同时，床应有适宜的高度，不能太高，也不能太低，过高过低都不便于人的起卧。

2. 合适的枕头

枕头是睡眠不可缺少的用具，适宜的枕头有利于全身放松，保护颈部和大脑，促进和改善睡眠，还有防病治病之效果。从养生的角度来看，枕头应做到：①适宜的高度。《老老恒言·枕》指出："酌高下尺寸，令侧卧恰与肩平，仰卧亦觉安舒。"[1] 现代研究也认为枕高以稍低于肩部到同侧颈部距离为宜，枕头过高和过低都有害。②合适的长宽度。古人主张枕以稍长为宜，尤其对于老年人，"老年独寝，亦需长枕，则反侧不滞于一处"。枕的长度应够睡眠翻一个身后的位置，一般要长于头横断位的周长。枕头不宜过宽，过宽对头颈部关节肌肉造成被动紧张，不利保健。③软硬适中。枕芯应选质地松软之物，制成软硬适度，稍有弹性的枕头为宜，枕头太硬使头颈与枕接触部位压强增加，造成头部不适；枕头太软，则枕难以维持正常高度，头颈项都得不到一定支持而疲劳。此外，枕的弹性应适当，枕头弹性过强，则头部不断受到外加弹力作用，产生肌肉的疲劳和损伤。枕头的使用有一定要求，一般仰卧时，枕应放在头肩之间的项部，使颈椎生理前凸得以维持，侧卧时，枕应放置于头下，使颈椎与整个脊柱保持水平位置。

（三）适宜的被褥

首先被子宜宽大，《老老恒言》说："被取暖气不漏，故必宽大，使两边可折。"[2] 被子宽大利于翻身转侧，使用舒适。同时，被里宜柔软。《老老恒言》谓："被宜里面俱绸，毋用锦与缎，以其柔软不及也。"[3] 被里还可选细棉布、棉纱、细麻布等，但不宜用腈纶、尼龙、

---

[1] 曹庭栋. 老老恒言 [M]. 赤峰：内蒙古科学技术出版社，2002：170.
[2] 曹庭栋. 老老恒言 [M]. 赤峰：内蒙古科学技术出版社，2002：182.
[3] 曹庭栋. 老老恒言 [M]. 赤峰：内蒙古科学技术出版社，2002：182.

的确良等带静电荷的化纤品。被宜保温，以便御寒护阳、温煦机体，所以被子的内容物宜选棉花、蚕丝、羽绒。陈旧棉絮既沉且冷，易积湿气不利养生。此外，被子的轻重应适宜，不能太重，也不能太轻，过重则压迫胸腹四肢，使气血不畅，心中烦闷，易生梦惊，过轻则覆盖的稳定性不足，容易在睡眠中被去掉而致着凉。

二、选择正确适宜的睡眠姿态

（一）睡眠的卧向

所谓卧向，是指睡眠时头足的方向位置。睡眠的卧向与健康紧密相关。中国古代养生家根据天人相应、五行相生理论，对寝卧方向提出过几种不同的主张，可作参考：

其一，按四时阴阳定东西。《千金要方·道林养性》言："凡人卧，春夏向东，秋冬向西。"[1]《老老恒言》引《保生心鉴》言："凡卧，春夏首宜向东，秋冬首宜向西。"[2]即春夏属阳，头宜朝东卧；秋冬属阴，头宜朝西卧，以应"春夏养阳，秋冬养阴"的原则。

其二，寝卧恒东向。一些养生家主张一年四季头部应东向而卧，不因四时变更，《老老恒言》引《记玉藻》言："'寝恒东首。'谓顺生气而卧也。"[3]头为诸阳之会，人体之最上方，气血升发所向，而东方震位主春，能够升发万物之气，故头向东卧，可保证清升浊降，头脑清楚。

其三，避免北首而卧。《千金要方·道林养性》提出："头勿北卧，及墙北亦勿安床。"[4]《老老恒言·安寝》也指出："首勿北卧，谓避阴气"。[5]古代养生家在这一点上基本一致，认为北方属水，阴中之

---

[1] 千金要方：道林养性[M]//道藏：第26册.北京：文物出版社，1988：534.
[2] 曹庭栋.老老恒言[M].赤峰：内蒙古科学技术出版社，2002：2.
[3] 曹庭栋.老老恒言[M].赤峰：内蒙古科学技术出版社，2002：2.
[4] 千金要方：道林养性[M]//道藏：第26册.北京：文物出版社，1988：534.
[5] 曹庭栋.老老恒言[M].赤峰：内蒙古科学技术出版社，2002：2.

第二十一章 睡眠调养

阴位,主冬生寒,恐北首而卧阴寒之气直伤人体元阳,损害元神之府。

(二)睡眠的姿势

仰卧位:仰卧是人体惯用的睡眠姿势。具体方法是人体平置在硬板床或软床上,头面、躯体面向上,四肢伸展平置,双膝双足略微紧靠,脚尖略微外旋,双上肢紧贴身体两侧,手心向内。仰卧位有利于人体放松腰肌、腹肌、四肢肌肉,缓解脊柱负重与平衡协调负重肌肉的紧张状态,有利于脊柱及周围韧带、肌肉和组织器官疲劳的消除与精力的恢复。

俯卧位:也是人体常用的睡眠姿势。具体方法为躯体头面、腹部向下平卧,四肢平直伸展,足踝背伸,脚尖朝下或内外向。双上肢紧贴躯体两侧,手心向内,头面可左右侧向。此位对胸腹后壁脏器组织有缓解压迫,减轻负荷,促进病损脏器组织恢复,并利于四肢屈肌松弛。

左侧卧位:也是人体常用的睡眠姿势。具体方法是躯体侧向左侧,四肢略为屈曲,或半屈曲,头面侧向左侧方向,右大腿、右小腿、右膝踝均置于左下肢肢体上,并与左下肢齐。此位有利于右肺、肝脏免受其他组织压迫,促进右肺、肝病损组织的恢复。

右侧卧位:也是人体常用的睡眠姿势。具体方法为躯体侧向右侧,四肢略为屈曲,或半屈曲,头面侧向右侧方向,双上肢略为前置,左肢置于右肢之上。具有减轻和免受其他脏器组织对心脏的压迫,从而保护心脏,促进病损组织的恢复,消除左下肢肌肉疲劳。

关于睡眠的姿势,历代养生学家曾有许多论述,如《千金要方·道林养性》说:"屈膝侧卧,益人气力,胜正偃卧。"[1]说明侧卧比仰卧好。一般认为,侧卧益气活络,仰卧则易造成噩梦、失精和打鼾。内丹家亦有"侧龙卧虎仰瘫尸"的说法,认为侧卧利于调青龙,使肝脉舒达;俯卧利于调白虎,使肺脉宣降。现代医

---

[1] 千金要方:道林养性[M]//道藏:第26册.北京:文物出版社,1988:534.

学亦发现俯卧不利于呼吸和心肺血液循环，也有损面部容颜。事实上，古今医家都选择右侧卧为最佳卧姿，这是因为右侧卧优点在于使心脏在胸腔中受压最小，利于减轻心脏负荷，使心输出量增多。另外，右侧卧时肝处于最低位，肝藏血最多，加强了对食物的消化和营养物质的代谢。右侧卧时，胃及十二指肠的出口均在下方，利于胃肠内容物的排空，故《老老恒言》曰："如食后必欲卧，宜右侧以舒脾之气。"[1]

三、注意睡眠的禁忌

要保证良好的睡眠，必须明确影响睡眠质量的各种因素，并注意避免这些因素对睡眠的影响。古人将影响睡眠的不良因素总结为"睡眠十忌"：一忌俯卧；二忌忧虑；三忌睡前恼怒；四忌睡前进食；五忌睡卧言语；六忌睡卧对灯光；七忌睡时张口；八忌夜卧覆首；九忌卧处当风；十忌睡卧对炉火。概括起来，这些禁忌又可分睡前、睡中和睡后三个方面。

（一）睡前禁忌

睡前不宜饱食、饥饿或大量饮水及浓茶、咖啡等饮料。《彭祖摄生养性论》曰："饱食偃卧则气伤。"[2]《抱朴子·极言》曰："饱食即卧，伤也。"[3] 都说明了饱食即卧，则脾胃不运，食滞脘腹，化湿成痰，大伤阳气。饥饿状态入睡则饥肠辘辘，难以入眠。睡前亦不宜大量饮水，饮水损脾，水湿内存，夜尿增多，甚则伤肾。睡前更不宜饮兴奋饮料，烟酒亦忌，以免难以入睡。睡前还忌七情过极，读书思虑，因为大喜大怒则神不守舍，读书思虑则神动而躁，致气机紊乱，阳不入阴。

---

[1] 曹庭栋．老老恒言[M]．赤峰：内蒙古科学技术出版社，2002：2.

[2] 道藏：第18册[M]．北京：文物出版社，1988：490.

[3] 王明．抱朴子内篇校释：增订本[M]．北京：中华书局，1985：245.

第二十一章 睡眠调养

（二）睡中禁忌

寝卧忌当风、对炉火、对灯光。睡卧头对门窗风口，易成风入脑户引起面瘫、偏瘫。卧时头对炉火、暖气，易使火攻上焦，造成咽干目赤鼻衄，甚则头痛。卧时对灯光则神不寐。睡卧时还忌蒙头张口，《千金要方·道林养性》说"冬夜勿覆其头得长寿"，此即所谓"冻脑"之意，可使呼吸通畅，脑供氧充足，孙氏在书中还说："暮卧常习闭口，口开即失气。"[1] 张口睡眠不卫生，易生外感，易被痰窒息。

（三）醒后禁忌

醒后忌恋床不起，最不宜在夏月晚起，"令四肢昏沉，精神懵昧"[2]。睡懒觉不利于人体阳气宣发，使气机不畅，易生滞疾。此外，旦起忌嗔恚、恼怒，此大伤神气，致气血阴阳逆乱。《养生延命录·杂诫篇》曰："一不祥旦起嗔恚，二不祥向灶骂詈。……凡人旦起恒言善事，天与之福，勿言奈何。"[3]

四、提高睡眠质量的方法

（一）放心、宽心

放心就是放下心意，以防各种搅扰心情的事情缠绕心脑，使人能心情轻松地入睡。宽心就是放宽心意，想得开，不纠缠执着于各种现实功利的对象和目标，从而使各种因成天追求功利而得不到产生的烦恼得以清除，使人能安然入睡。

（二）使用各种促进睡眠的方法

采取如轻松阅读、交谈、看电视、上网、运动、静功（如睡功）等方式。避免在入睡前思考各种深刻的问题，因为要么没有解决放不下而影响睡眠；要么解决了兴奋也会影响睡眠。

---

[1] 千金要方：道林养性 [M]// 道藏：第26册. 北京：文物出版社，1988：535.
[2] 混俗颐生录：夏时消息第四 [M]// 道藏：第18册. 北京：文物出版社，1988：515.
[3] 道藏：第18册 [M]. 北京：文物出版社，1988：480.

(三)服用安神药物

如睡眠状况不佳,自我睡眠调养效果又不明显者,可服用安神药物促进睡眠,如酸枣仁、柏子仁等。

(四)谨慎服用安眠药

在一些特殊情况下,如长期无法睡眠,急需睡眠调整,某些疾病需要睡眠调整等,可服用安眠药以促进睡眠。但安眠药不能作为促进睡眠的常规方法,因为它容易让人上瘾,长期服用会使人自身的睡眠机制受到损害,并对身体其他机能造成不良影响。

第二十二章　运动调养

俗话说"生命在于运动",现代人更是十分重视运动在卫生保健中的重要作用。但在中国古代,人们并不提倡将单纯的尤其是剧烈的运动作为养生保健的方法。面对当代科学与传统养生学对运动的不同认识,我们究竟应该如何来认识运动的保健作用,如何发挥其积极的保健功效,避免其消极影响呢?本章就对相关的问题进行系统的探讨,以便人们能更科学地把握运动保健的方法。

第一节　运动调养及其养生作用

一、何谓运动调养

所谓运动调养即通过身体运动而进行的养生调养。

运动调养与今天的体育有更密切的关系,因为在中国古代,养生家们并不主张通过单纯的身体运动来调养身体,甚至反对单纯的身体运动,认为它会耗伤人体的精气,影响人体的健康和寿命,所以中国古代并没有"体育"一说。但随着近代西方科学技术及西方文化与生活方式的传入,人们对体育运动和体育观赏越来越热衷,体育运动也成为一种重要的保健方法。从今天的研究来说,适当的体育运动确实可以促进人体的健康,但过度的体育运动则可能损害人的健康。这与古代养生家对运动与养生关系的认识是一致的。所以,运动要成为真正的养生方法,度的把握是非常重要的,适当不过是其关键。

二、运动调养的养生作用

从养生理论的角度来看,运动对人体养生保健有着重要的作用,这种作用可以概括为以下几个方面:

第一,运动可以疏通经脉、调理气机。通过肢体的运动,可以达到疏通经脉、调理气机的作用。《灵枢·本藏》曰:"经脉者,所以行血气而营阴阳,濡筋骨,利关节者也。"[1]经脉就好像交通、通讯网络一样,既运输物资,又传递信息。只有经脉畅通,运行无阻,才能功能调畅。运动所产生的动力可以促进营卫气血在经脉中的流动,使全身得到充分的供养,保证生理功能的正常活动,从而维持人体的健康。各种运动之所以能够起到养生保健的作用,就是通过促进经络气血运行的效应。如果久坐久卧,过于安逸,则营卫气血运行迟缓,经脉阻滞不畅,就会削弱机体生命活动功能,易导致疾病。

第二,运动可以通血脉、养脏腑、强筋骨。人体经常运动,则血脉得动力而畅通,气血津液能输布全身,使各组织器官都得到营养,从而使脏腑生命活力旺盛,肌肉健壮,筋骨坚强,耳目聪明。反之,如果运动太少或根本不运动,则会使气血津液运行不畅,脏腑失于滋养,功能衰退;形体失于锻炼,更会使肌肉松弛,筋骨不健,整个机体趋于羸弱状态,以致体虚多病,或未老先衰。

第三,运动可以舒畅精神、调节情绪。人体运动,精神情绪也随之而动,精神情绪的运动则可以起到舒畅精神、调节情绪的作用。因为对人体来说,形神是一体的,形体静止,精神情绪亦会趋于静止抑郁;当身体运动时,精神会随身体的运动而活跃调整,抑郁的情绪也会随身体的运动而表达、释放、调整。精神的舒畅,情绪的调整自然有利于人体的健康。事实上,运动不仅有利于形体的调整和精神的调畅,而且有利于形气神关系的调节,使之趋向和谐一致。

---

[1] 灵枢:本藏[M]//缩印浙江书局汇刻本.二十二子.上海:上海古籍出版社,1986:1021.

可见，运动也可以起到整个身心的保健作用。

第二节　动静有度——运动调养的基本原则

对人体来说，动和静是一对矛盾，它们之间既相互对立，又相互统一，都是人体生活的需要。动可以养形，静可以养神，但如果动得太过则会耗伤气血；静得太过则又会使形气阻滞。如果能动静结合、动静适度，则不仅形神皆得调养，且不会对形神产生负面影响。所以，人们在生活中，必须有动有静，既不能过动，也不能过静，需要动静适度。《庄子·刻意》云："形劳而不休则弊，精用而不已则劳，劳则竭。"[1]《素问·宣明五气篇》谓："五劳所伤，久视伤血，久卧伤气，久坐伤肉，久立伤骨，久行伤筋。"[2]说明过度劳倦与内伤密切相关。故《素问·上古无真论篇》强调"不妄作劳""形劳而不倦"，就是主张动静有度。陶弘景说："能从朝至暮，常有所为，使之不息乃快，但觉极当息，息复为之。"[3]使动与静交替进行，达到适度。孙思邈则继承了前人的认识，坚持动以养形的原则，不过仍然强调运动不能太过。他说："养性之道，常欲小劳，……且流水不腐，户枢不蠹，以其运动故也。"[4]不过运动不能太过，"莫大疲及强所不能堪"，认为过度的运动是对人体精气神的消耗，会损减人的寿命，所以他提出："养性之道，莫久行、久立、久坐、久卧、久视、久听。盖以久视伤血，久卧伤气，久立伤骨，久坐伤肉，久行伤筋也。"[5]对孙思邈的小劳之术，《保生要录》进一步地阐述："养生者，

---

[1] 二十二子[M].缩印浙江书局汇刻本.上海：上海古籍出版社，1986：48.
[2] 素问：宣明五气篇[M]//缩印浙江书局汇刻本.二十二子.上海：上海古籍出版社，1986：904.
[3] 养性延命录：教诫篇第一[M]//道藏：第18册.北京：文物出版社，1988：478.
[4] 千金要方：道林养性[M]//道藏：第26册.北京：文物出版社，1988：532.
[5] 千金要方：道林养性[M]//道藏：第26册.北京：文物出版社，1988：533.

形要小劳，无致大疲。故水流则清，滞则浊。养生之人欲血脉常行，如水之流。坐不欲至倦，行不欲至劳。频行不已，然宜稍缓，即是小劳之术也。"[1]《遵生八笺》更明确地指出："人身流畅，皆一气之所周通。气流则形和，气塞则形病。……人身欲得摇动，则谷气易消，血脉疏利。仙家按摩导引之术，所以行血气，利关节，辟邪外干，使恶气不得入吾身中耳。"[2] 事实上，对许多现代人来说，盲目崇拜运动，导致运动过度，精竭形弊，这是内伤虚损的重要原因。

现代人由于竞争加剧、工作紧张，普遍缺乏运动，而生活过于舒适安逸、运动不足，必然导致气血郁滞而致病。《吕氏春秋》说："出则以车，入则以辇，务以自佚，命曰招蹶之机……富贵之所以致也。"[3] 佚者，逸也，过于安逸，致使身体得不到适当的运动，是富贵人得病的一个重要原因。张介宾在诠释《内经》"久卧伤气""久坐伤肉"时说："久卧则阳气不伸，故伤气；久坐则血脉滞于四体，故伤肉。"[4] 说明缺乏运动和锻炼，易引起气血不畅，升降出入失常，导致人体脏腑经络气血阴阳的运动变化失调，影响人体的健康。故古人主张动静"中和"，有常有节。

在具体的运动调养实践中，对动静有度原则的掌握需要把握一个"度"字。这里所说的"度"，主要是指运动程度的强弱和运动时间的长短。运动程度过强、时间过长，其相对的一面——静就会不及，精气神必然会受到损伤；反之，运动程度太弱、时间太短，静就会太过，又不利于形气神的疏理和畅达，也不利于健康。过与<u>不及，都是不适度的表现</u>。明代冷谦在《修龄要旨》中将孙思邈的

[1] 蒲虔贯. 保生要录：调肢体门 [M] // 汪茂和. 中国养生宝典：第2版上. 北京：中国医药科技出版社，1998：1069.

[2] 高濂. 遵生八笺：延年却病笺：左洞真经按摩导引诀 [M]. 兰州：甘肃文化出版社，2004：273.

[3] 吕氏春秋：孟春 [M] // 缩印浙江书局汇刻本. 二十二子. 上海：上海古籍出版社，1986：630.

[4] 张介宾. 类经：上册 [M]. 北京：人民卫生出版社，1980：462.

各种运动养生方法整理总结充实为"养生十六宜",尤其适合于平常运动少者运用。这十六宜是"面宜多搽,发宜多梳,目宜常运,耳宜常凝,齿宜数叩,舌宜常闭,津宜常咽,气宜常提,心宜常静,神宜常存,背宜常暖,腹宜常摩,胸宜常护,囊宜常裹,语言宜常简默,皮肤宜常干沐"[1]。

第三节 常用运动调养

运动调养涉及许多形式,常见的包括散步、跑步、肢体健身活动、导引、瑜伽、田径运动、球类运动、游泳、体操等。其中导引与瑜伽是养生的传统运动形式,我们已经将其放在导引章中讨论,故此处不再讨论,这里主要就现代各种运动锻炼形式做一个简要的介绍。

一、散步

散步是指闲散、从容地行走。清代养生家曹庭栋对散步有一个很好的解释:"散步者,散而不拘之谓,且行且立,且立且行,须得一种闲暇之态,卢纶诗'白云流水如闲步'是也。"[2]可见作为养生的散步强调的是不拘形式、无行程目的、闲散进行的步行活动。

作为养生的散步可以有多种形式,常用的有普通散步、快速散步、摆臂散步、扭体散步等几种。其中,普通散步以每个人的自然速度进行,每分钟60~90步,肢体运动呈自然摆动状态;快速散步为每分钟90~120步,肢体运动呈自然摆动状态;摆臂散步为散步时手臂顺势用力向前后摆动;扭体散步为散步时随节奏同时左右

---

[1] 冷谦.修龄要旨:起居调摄[M]//李聪甫.传统老年医学.长沙:湖南科学技术出版社,1986:133.

[2] 曹庭栋.老老恒言[M].赤峰:内蒙古科学技术出版社,2003:40.

扭动身体。至于散步的时间，一般以每次20~60分钟适宜，一天1~2次，也可以根据个人的兴趣和习惯选择散步的时间和次数，但每次散步应不低于10分钟。

在一般人的养生中，散步是一项理想的方式。通过闲散和缓的行走，四肢自然、协调而又规律的运动，可使全身经络畅达，气血流畅，关节筋骨得到活动，精神情绪得以畅达，从而达到强身健体、延年益寿的功效。

散步健身，对各种年龄的人皆适用，对脑力劳动者尤其有益，因为轻快的步行可以缓和神经肌肉的紧张而收到镇静的效果。整天伏案工作的脑力劳动者，到户外空气新鲜处散步，可使原来十分兴奋的大脑皮层细胞不再兴奋，以得到积极的休息和调整，从而提高工作效率。同时，脑力劳动者一般活动少，身体条件较差，肌肉较为软弱无力，关节亦较迟钝欠灵活，采用这种简单、轻快、柔和、有效的方式进行锻炼更为适宜。考察步行上班者与坐车上班者的健康状况不难发现，走路20分钟以上的步行上班者的身体健康指数普遍要高于坐车上班者。这应归功于走路上班者的身体能得到更好运动锻炼的缘故。其实，步行时不仅心脏收缩加强，血输出量增加，血流加快，对心脏和血管起到了间接按摩作用；同时，散步时平稳而有节律地加快、加深呼吸，既满足了肌肉运动时对氧气供给的需要，又对呼吸系统的机能进行了锻炼和提高，尤其是膈肌活动的幅度增加，可增强消化腺的分泌功能；腹壁肌肉的运动，对胃肠起按摩作用，有助于食物消化和吸收，也可防治便秘。

散步确实有益于身心健康，不过在具体开展时则需要注意：散步前，全身应放松，保持愉快的心情、闲散的情绪，同时调匀呼吸，然后从容地出发散步。散步时，步履宜轻松，从容和缓，不急不躁，状如闲庭信步，思想情绪则随步伐和情趣自由抒发，通过自然的身体运动和情绪调节，促进百脉流通、气血调畅、身心和调。此外，散步须注意循序渐进，量力而为，做到形劳而不倦，避免过劳耗气伤形。实际上，对一般人来说，应避免长期的快速步行和长时的超强度步行，而日常的长跑运动则更应谨慎，它们都可能对人体造成伤害。

二、肢体健身运动

肢体健身运动的类型很多，主要包括一般的徒手肢体运动、借助器械的肢体运动及体操运动等。肢体运动可以是针对肢体的某个部分进行，如上肢、下肢、腰部、头部、躯干等；也可以按运动方式进行，如甩动、扭动、屈伸运动等。

肢体健身运动是目前最简便易行、最具普遍性的一种养生保健运动。目前城市的许多小区都配备肢体健身运动设施，广大群众也非常喜欢这种肢体健身运动。这种健身运动方式不仅可以达到运动肢体、活动筋骨、疏通气血的作用，还能促进交往、加强联系、调节情趣。

运用肢体健身运动进行运动调养首先要选择合适的方式，尤其是器械运动，并不是每个人都适合，老年人更要选择安全适用的运动器械，否则会导致身体的受损。同时还要注意运动的强度和节奏，强度要适当，不宜过大；节奏要适中，不要过快。

三、田径运动

田径运动是由田赛和径赛、公路赛、竞走和越野赛组成的运动项目。田径运动分为竞走类、跑类、跳跃类、投掷类和全能类。其中跑类又包括短距离跑（100~400米）、中距离跑（800~3000米）、长距离跑（5000~10000米）、超长距离跑（马拉松）、跨栏跑、障碍跑、接力跑等；竞走类包括场地竞走和公路竞走；跳跃类包括高度项目（跳高、撑竿跳高）和远度项目（跳远、三级跳远）；投掷类包括推铅球、掷铁饼、掷标枪、掷链球等;全能类包括十项全能、七项全能和五项全能等。

田径运动是比速度、高度、远度的运动项目,要求参加者在短时间内表现出最大的速度与力量或较长距离的忍耐能力。田径运动虽然是近代以来随着体育运动的发展才逐步普及的竞技运动项目,但它也有重要的健身价值:能提高人体走、跑、跳跃、投掷等基本活动能力;促进人体正常的生长发育和各器官、系统机能的发育;提高人体对外界环境的适应能力;全面发展力量、速度、耐力等身体素质,从而增强体质、提高健康水平。事实上,田径运动是我国《国家体育锻炼标准》和《大中小学体育合格标准》中的主要项目,同时也是我国各级各类学校体育教学的主要内容。由于田径运动可以不受条件限制,便于广泛开展,加上体育文化的广泛传播也使广大群众乐于接受,可以起到广泛的保健作用。

值得注意的是,运用田径运动进行养生保健首先需要根据个人情况选择适合的项目,不能强其所难选择不适合的项目。同时,作为健身的田径运动不应以竞赛成绩来衡量其作用,而应以适度为标准,以身体得到适度锻炼为原则,避免运动强度过大。

四、球类运动

球类运动是将特定的球作为活动器具的运动形式。球类运动类型有很多,包括足球、篮球、排球、乒乓球、羽毛球、网球、高尔夫球、手球、冰球、沙滩排球、棒球、垒球、藤球、毽球、台球、板球、壁球、橄榄球、曲棍球、水球、马球、保龄球、健身球、门球、弹球等。其中影响较大的是足球运动、篮球运动和排球运动。

球类运动与田径运动一样,也是比速度、高度、耐力的运动项目,同时,还需要技巧。球类运动虽然是常规的竞技项目,但因其灵活多样的运动方式和选择性,所以对不同的人来说,可以以不同的方式参与进行,从而也使它具有了重要的健身价值:提高人体跑动、跳跃、投掷、肢体运动等基本活动能力;促进人体正常的生长发育和各器官、系统机能的发展;提高人体对外界环境的适应能力;全面发展力量、速度、耐力、技巧等身体素质;增强人的反应能力和协作能力。以上几个方面都能使人的体质增强,健康水平提高。

运用球类运动进行养生保健也需要注意一些问题:首先,要根据个人情况选择适合的项目,不能强其所难选择不适合的项目;其次,作为健身的球类运动不应以竞赛成绩来衡量其作用,而应以活动身体为目的、以适度运动为标准、以身体得到适度锻炼为原则,避免大运动量的运动。

五、游泳

游泳指人或动物在液体中游动,一般指人在水中游动。游泳在形式上包括仰泳、蝶泳、蛙泳、自由泳等类型。

对人的运动养生来说,游泳是一项不错的方式。因为游泳不仅可以起到活动肢体、强壮筋骨、疏通气血的作用,还可以增强耐力、磨炼意志、健美身体,起到综合调养的作用。现代科学表明,游泳具有多方面的保健作用,尤其是对心血管系统和呼吸系统。游泳对心血管系统的作用表现:冷水的刺激通过热量调节作用与新陈代谢能促进血液循环;游泳时水的压力和阻力对心脏和血液的循环起到特殊的按摩作用,使心房和心室的肌肉能力得到加强,心腔的容量增大,心跳次数减少,静止状态下舒张压上升,收缩压下降;血管的弹性提高。根据有关统计,一般人在安静状态下每分钟心脏跳动66~72次,每次搏动输出量为60~80毫升,而长期参加游泳锻炼的人,在同样情况下每分钟心脏跳动50次左右,每次输出量却达到90~120毫升。对呼吸系统的作用表现:游泳时需要大量供氧,然而由于水压迫着胸腔和腹部,给吸气增加了困难,要想使身体获得足够的氧气，呼吸肌就必须不断克服这种压力；游泳时呼气一般都是在水下完成，而水的密度要比空气的密度大得多，因此要想呼气就必须用力，这样不管是吸气还是呼气都能增加呼吸肌的收缩力，从而增强呼吸系统的功能，加大肺活量。游泳对人体皮肤亦有一定的保健作用，在游泳过程中，由于水温的刺激，水波不断的摩擦，使皮肤的血液循环得到加强，并得到了保健按摩，所以经常参加游泳的人，皮肤都比较光洁、柔软。

游泳虽然是一项很好的健身运动，但也必须注意游泳运动的量，不能超过身体承受的度；同时开展游泳运动还应特别注意安全，一定要在安全得到充分保障的前提下进行游泳；此外，由于环境污染严重，游泳时还需注意水质的清洁，避免不清洁的水对皮肤和身体的伤害。

第二十三章　按摩调养

按摩调养是养生学普遍采用且历史悠久的一种养生方法。按摩方法在各种养生方法中属于最简便易行的方法之一，历来受到人们的欢迎，今天它仍然是人们最常用的养生方法之一。本章将对按摩方法的养生作用、按摩的基本手法及其特点、常用养生按摩方法等进行简要的讨论，以便人们对按摩调养有一个基本的把握。

第一节　按摩调养及其养生作用

一、何谓按摩调养

按摩，又称推拿，就是用手或肢体部位在人体的皮肤、肌肉、穴位上施行各种手法，以使身体得到摩擦、挤压、运动的调养方法。

按摩有主动按摩和被动按摩两种。所谓主动按摩即一个人主动对自己的身体施行按摩；被动按摩则是由他人（比如按摩师）对一个人的身体所进行的按摩。主动按摩的优点是随时可以进行，不受时间、地点、场合的限制；缺点是一些部位无法进行主动按摩，同时绝大多数人也不具备按摩的专业技能，其效果有限。被动按摩的优点是对身体的任何地方都可以施行按摩，而且如果是专业按摩师进行按摩，其效果也会更好；缺点是不能随时随地进行按摩，专业按摩需要特定的场所、设施和按摩师，并会受到经济条件的限制。

二、按摩调养的作用

根据养生学的认识，按摩的养生作用主要有以下方面：

第一，疏通经络，调和气血。通过按摩对皮肤和组织器官的按压推摩的物理作用，可以使经络中的气血得到疏通，从而促进气血的顺利运行。人体的许多机能障碍和疾病的发生，都与经络阻滞有关，按摩可使经络疏通、气血调和，从而使机能活动顺畅，健康状况得到改善，疾病得到缓解或消除。

第二，行气活血，止痛祛疾。人体气血不通，则引发气机阻滞而疼痛，"通则不痛，痛则不通"是也。临床上，跌打损伤常有局部肿胀，这是损伤之处离经之血瘀积于体表所致，此时可按摩伤处，使筋骨复原、瘀血消散、肿胀减轻，疼痛随之缓解。《医宗金鉴》对此就提出用按摩之法加以疏导治疗："因跌扑闪失，以致骨缝开错，气血郁滞，为肿为痛，宜用按摩法，按其经络，以通郁闭之气，摩其壅聚，以散瘀结之肿，其患可愈。"[1] 气血不通不仅导致身体疼痛，还会引发各种疾病，所以按摩对气血的疏通也可起到预防疾病的效果。

第三，活动筋骨，疏利关节。许多人由于活动偏少，导致筋骨不健、关节僵硬。按摩时用推按、屈伸和弹拨等手法，可活动筋骨、疏利关节，有利于筋骨的强健和关节滑利，并保持其功能的健全。

第四，温经祛寒，除湿散风。按摩过程的肢体活动，可以促进身体产热，使身体温暖，从而起到温经祛寒的作用；又因其活动出汗，又可起到除湿散风的效果。所以《黄帝内经》云："中央者，其地平以湿，……故其病多痿厥寒热，其治宜导引按蹻，……"[2] "寒客于背俞之脉则脉涩，脉涩则血虚，血虚则痛，其俞注于心，故相引

---

[1] 吴谦. 医宗金鉴：眼科心法要诀：刺灸心法要诀：正骨心法要旨：第五分册：卷77-卷90[M]. 北京：人民卫生出版社，1981：6.

[2] 素问：异法方宜论篇[M]// 缩印浙江书局汇刻本. 二十二子. 上海：上海古籍出版社，1986：890.

第二十三章　按摩调养

而痛，按之则热气至，热气至则痛止矣。"[1]

从现代科学的观点来看，按摩确实能起到相应的保健作用。

第一，增强人体的防卫机能。按摩能使血脉畅通，皮肤毛孔敏感，开闭顺畅，从而增强机体的抗邪能力。研究表明，按摩能使血液中白细胞总数增加及吞噬杀菌能力增强，淋巴细胞及补体效价增加，起到增强机体抵抗力的强身健体作用。

第二，促进机体的新陈代谢。按摩可以增加血液中许多成分的含量，如血色素、血浆蛋白、红细胞、白细胞等，它们是血液氧气的主要携带者，具有改善组织、供氧和营养、促进新陈代谢的功能。按摩还可以增加血液和尿中组织胺、乙酰胆碱、肾上腺素等激素类物质的含量，这些物质不仅能促进机体的物质和能量代谢，也参与神经体液调节。

第三，消除疲劳。疲劳是人们过度的体力或脑力劳动后所出现的一种正常现象，并常伴有肌肉酸痛、头晕等身体不适表现。按摩可以调整神经系统的活动，改善大脑血液和氧气供应，恢复大脑和其他组织器官的工作能力，促进肌肉活动后代谢中间产物乳酸的氧化分解，从而使身体恢复正常状态。所以在人们劳累时用按摩方法加以调整，可使疲劳很快消失。

第四，增强食欲。按摩可促进消化活动的进行，尤其是对脾俞、胃俞、足三里的按摩可以明显促进消化、提高食欲。研究表明，按摩足三里能增强正常人胃肌电活动，从而促进消化、增进食欲，同时使胃肠蠕动增加，利于食物中营养成分的消化和吸收。

---

[1] 素问：举痛论篇[M]// 缩印浙江书局汇刻本. 二十二子. 上海：上海古籍出版社，1986：918.

第二节　养生按摩的基本手法及其特点

一、养生按摩的基本手法

（一）按法

是以拇指或掌根等部位在一定的部位或穴位上逐渐向下用力按压的手法。用力大则作用强而深，接触面积小时常有酸、麻、胀、痛的感觉。按法的作用是疏通经络、解痉止痛和开窍发汗等。按法的特点是以压力为主，刺激局部，适用于全身各部位。常用的按法有以下几种：

1. 指按法

用拇指、中指指端或拇指、食指、中指屈曲的背侧关节着力点按压穴位或痛点，用力使之产生酸、麻、胀、痛的感觉为佳。

2. 掌按法

用掌根、全掌等按压某部位或穴位，使局部受到挤压。操作时，着力部位要紧贴体表，垂直方向，不移动，用力由轻到重，按到一定程度做缓慢揉动。

3. 掐法

以拇、食、中指指端与指甲同时着力，点掐于穴位或痛点处，如人中、合谷、太溪等。

（二）揉法

是指用手指螺纹面或掌面吸定于肌肤上，做轻柔和缓的回旋揉动的手法。揉法的特点是执行操作的手指或手掌等与被揉部位的皮肤之间贴紧或尽量不发生摩擦，通过转动和摆动使肌肉和筋膜等深部组织受到有节律的按摩作用。常用的揉法有以下几种：

1. 一般揉法

用指、掌根、鱼际或全掌按定被揉部位的皮肤做旋转或垂直方向揉动。可用于各个部位,在补泻手法中属于补法。

2. 弹拨法

用拇指或中指较有力的拨动肌腱和肌肉。可按照与肌腱或肌肉垂直方向朝一面弹拨,也可有节律地来回弹拨,拨动的幅度不宜太大,但要有一定力量,使被拨肌腱和肌肉像弓弦一样有一定活动度。

3. 捻法

用拇、食指掌面捏住被按摩的手指或脚趾做相对的搓揉动作。要求捻动快而有节律。捻法有行气活血、疏通经络、消除疲劳的作用。

(三) 摩擦法

以掌面或指面附着于肌肤表面,以腕关节连同前臂做顺时针或逆时针环形有节律的摩擦运动。摩擦法的特点是使被按摩的部位受到摩擦,对皮下组织和肌肉筋膜等也有被推动和轻度挤压作用。手法缓和柔软,具有温经散寒、活络祛瘀的作用,包括以下常用手法:

1. 摩法

用掌指在体表以曲线或环形摩动的手法。其作用可达皮下,属于轻柔手法。在按摩中应用普遍,常用于胸腹和关节等处。

2. 擦法

用指掌根、大鱼际、小鱼际或全掌在体表以直线形式来回摩擦的手法。此法要用力均匀,压力适度,速度快,以作用于体表皮肤为主,促使局部发热,有温经散寒、祛风除湿、散瘀止痛的作用。

3. 抹法

用指或掌沿身体某部朝同一方向直线抹动,抹动方向与操作时手指方向垂直,具有理气活血、调和阴阳的作用。

(四) 推法

用指掌和其他部位沿体表某部以直线形式朝同一方向推动。常沿着躯体和肢体的长轴推动,或与经络、神经、血管和淋巴管一致。

推法可分为平推法、直推法、旋推法、合推法等。具有舒筋活络、解表散寒和消肿止痛作用。

（五）提拿法

提拿法就是用多根手指抓捏肌肤并向上提起的方法。其特点是对皮下组织或肌肉进行上提或牵拉。具有解表发汗、疏通经络、解痉止痛的作用，常用的提拿法有以下几种：

1. 拿法

用拇指与其他四指相对或用四指与掌根相对，反复提拿被按摩部位的皮肤和肌肉的手法。所抓拿的组织较多，每次都使该部位受到挤压。有解痉通络、提神开窍的作用。

2. 捏法

用拇、食二指或拇、食、中三指反复提捏某处皮肤，每提捏一次都使被提捏的组织受到挤压和提拉。对局部组织起到行气活血、舒筋通络的效果。

3. 揪法

用拇、食、中指捏住肌肤或韧带进行揪扯。多用于皮肤较松弛的部位，刺激性较强。具有疏通经络、活血止痛的作用。

4. 抓法

用全手反复大把抓起被按摩部位的组织，使该部受到挤压。常用于肌肉丰厚、皮肤宽疏的部位。具有软坚散结、活血止痛的作用。

（六）叩击法

用手叩击相应体表部位的方法。此类手法均用节律性断续的冲击力刺激被叩击的部位，有舒筋活血、祛风止痛、醒脑安神和解除疲劳的作用。常用的叩击法有以下几种：

1. 叩法

用指、掌、拳等快速有节奏地弹打，如指端叩、手指弹叩、手指腹侧或背侧叩、空掌叩、平掌叩、侧掌叩、伏拳叩、侧拳叩等。

2. 拍法

单手掌撑开，掌面朝向按摩部位用一定力量拍下，捂住该部位2~3秒，使振动波向深远处传播。此法作用力较大，每处拍1~3次。常用于肩和躯干部，有壮阳散寒、疏通经络、调节功能的作用。

3. 捶法

用实拳和掌根用力捶打相应部位。此法要求对准相应部位，用力要充实，捶下去不可移动，要求准和稳。有宣通气血、调节功能的作用。

二、运用养生按摩手法的基本要求

养生按摩与治疗按摩的手法有所不同，一般说来，运用养生按摩手法应按照以下要求进行：

第一，体位要求自然、舒适、放松。

按摩时尽量选择自然、舒适、放松的体位进行。按摩肩、肘部位时，最好伏在桌案上，局部能放松；站立位按摩臀部，需将身体重心稍向后移，使臀部放松，用同侧手握拳，以第二掌指关节处按摩。

第二，手式要求顺势、省力和有效。

养生按摩常用点穴，多用拇、中指端和指节背侧进行点、按、揉，也可用手掌、掌根、鱼际等部位按摩、推揉某一部位，以顺势、省力和有效为原则，如推揉颈肌，顺势用一手或两手四指并拢推揉，既省力又有效。

第三，手法强度以感觉舒适为度。

一般从轻手法开始逐渐增加强度，以被按摩者身体感到舒适为度。

第四，以补法和平补平泻手法为主。

养生按摩多针对中老年人，故宜多用补法和平补平泻手法。包括轻柔手法、顺经脉方向或顺时针方向按摩的手法均属于补法。用此法时间不宜过长,一般每次 10~20 分钟,最多不超过 30 分钟。平补平泻手法包括顺时针和逆时针方向旋转手法,时间对等。用中等强度的手法,顺经脉和逆经脉往返进行按揉。

第五,配合意念增强效果。

为加强养生按摩的效果,可让被按摩者配合运用意念,即一边按摩一边念想相应的调理作用。如腹部按摩,可念想腹内有胀气需疏通、排出,按摩将促进肠胃气机通畅,有利于食物的消化和腹内气体的排出,边想、边做、边体会,可收到良好的效果。

第六,调节呼吸,促进气机流通。

按摩的基本目的在于促进身体气血流通,所以为了使按摩达到更好的效果,还应注意让被按摩者通过调节呼吸来配合按摩,促进身体气机的流通。通过调息,加深呼吸,增加肺内气体交换,促进身体气机的流通,使全身气血舒畅,从而加强按摩的作用。

第七,适当运用按摩器械。

除了人工按摩外,也可以选用各种合适的按摩器械进行按摩。如用自制的拍子拍打后背,用圆木在足底滚摩和用电动按摩器按摩穴位,都可起到人工起不到的作用。

第三节　养生按摩的常用方法

一、器官部位健身按摩法

（一）健眼法

取坐位,双眼微闭,用双手拇指背面关节轻擦眼球,每眼擦 10 次;然后用食指掌面轻揉双眼球各 10 次;再用大拇指侧轮刮眼眶,上下眼眶各轮刮 10 次。

（二）健齿法

集中注意力于牙齿部位,将上下牙齿相向叩击,叩齿 40 次;

第二十三章　按摩调养

然后将舌尖置于上唇内，舌尖沿着牙床左右搅转30次，尽量搅遍整个牙床，再将舌尖置于下唇内，沿着牙床左右搅转30次。完成上述过程后，将舌尖回缩，用力吸腮20次，促进唾液分泌，待唾液满口后，漱口10次，然后慢慢分次咽下。

（三）健鼻法

取坐位，先用双手大拇指掌面置鼻梁两侧，上下反复搓擦，两侧同时进行，使鼻腔内发热为止；然后用食指在鼻梁根部用力按压1分钟；再用中指在鼻尖部按揉1分钟，再按揉鼻旁迎香穴1分钟。

（四）健舌法

先将舌尽量伸出口腔外，使舌底部感到疼胀，然后将舌尽量上卷回缩，使舌上舔咽部，反复进行30次。

（五）健耳法

两手掌贴住耳郭，盖住耳孔，向前向后旋动，旋动时，两手掌要紧按耳郭，不要让耳郭与手掌之间有移动，尽量让耳郭活动，反复进行10次。然后两手掌心紧闭耳孔，随之突然移开，使耳内鼓膜产生振动，反复进行10次。再做鸣天鼓（震动鼓膜，鼓动太阳穴）30次。再用食指和拇指反复搓捻耳郭，使每一部分发热。

（六）健颜法

两手掌分别按于同侧腮部，用力沿鼻旁向上摩擦至前额，再经耳前向下摩擦到下颌，然后沿相反的方向摩回腮，反复进行30次。用一手中指压住印堂穴，向上推至发际，再反搓到印堂，用力均匀，反复30次，用大拇指揉两侧太阳穴1分钟。最后两手掌压在同侧脸上，固定做按揉，顺时针、逆时针各30次。

（七）健颈法

先将右手中间三指并拢，中指压在右侧风池穴上，三指同时用力推向对侧风池穴，然后拉摩回，如此反复进行30次。两手五指并拢，捏住颈后，双手掌放于两侧，大面积捏揉颈部 30 次。然后用手掌拍打颈后各部位 15 次。最后右手四指并拢置于颈前气管上，上下搓擦 15 次。

（八）健手法

先两手掌相对，相互搓擦至发热，然后两手掌背十字相对，相互搓擦至发热。再用一手拇指螺纹面，推擦另一手指掌面，从指根部推向指尖，每指 10 次，两手交替进行。最后两手有节奏的空抓 30 次。

（九）健臂法

一手掌用力擦另一手臂，从腕到肩，再从腋下至腕，上下反复擦整个手臂，内外侧各擦 20 次，两手交替进行。然后一手握拳，叩打另一手臂的桡侧和尺侧各 20 次，两手交替进行，上下都叩击到。再用手掌各揉对侧肩部 20 次。

（十）健胸法

用一手掌置于胸部正中，先划一个小圆，摩擦胸部，逐渐将圆划大，10 圈。使整个胸部都摩擦到，然后沿这个线路的反方向旋转摩擦返回，直到在中间划一小圆。反复进行 5 次，然后用双手掌推揉对侧胸大肌和乳房，方向从下向上，不能从上向下推回。这样单向推揉 20 次，再双手五指分开，从上中线向外滚擦胸部，从上部滚擦起，至下部，10 次，使整个胸部得到滚擦，再用手指轻轻拍打胸部进行调理。

（十一）健腹法

用与健胸法相同手法，划圆推揉整个腹部，反复 5 次再用手掌搓擦腹部两侧，反复来回 20 次。一手四指并拢压住肚脐，顺时针、逆时针各旋揉 15 次，再一压一松 30 次。最后用手指轻拍腹部进行调整。

（十二）健腰法

取坐位，两手握拳，用拳眼叩击腰眼处 20 次。然后两手掌置腰椎两侧，上下推揉，至发热。最后站立，稍弯腰，左右扭动腰部

20次，扭动幅度尽量大。

（十三）健腿法

先取坐位，用手掌根从大腿根部向下推，直至足下，先推前面，再推后面，前后各推10次。然后用两手抱住大腿两侧，边搓边向下移动，至足上，反复10次，再用手掌揉膝盖部，顺时针、逆时针各15次。两手拇指和食指分别按住同侧膝关节的内外侧，同时相对用力，一按一松30次。再取仰卧位，两腿交替屈髋，屈膝，伸腿，各30次，伸腿时要用力，使髋、膝关节得到快速活动。再取坐位，用拇指揉按两足底涌泉穴各1分钟。

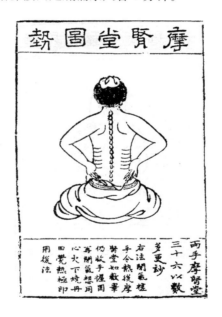

二、穴位健身按摩法

其一，按摩百会穴。百会在头顶中央，两耳尖向上一连线与头前后正中线之交叉点。每日临睡前用中指按压揉摩，顺时针方向，约10分钟左右。有健脑及全身调理作用。

其二，按摩风池穴。风池在颈部两侧，乳突之后下方凹陷处。

每晚睡前按摩，每次约为10分钟。有理气作用。

其三，按摩曲池穴。曲池在屈肘时，肘横纹外端。每日临睡前按摩30次。有疏风、清热、理气作用。

其四，按摩内关穴。前臂内侧，腕横纹上约2寸。每日睡前或清晨按揉30次。有健胃、理气作用。

其五，按摩中脘穴。中脘穴在腹中线剑突与脐之连线中点。每晚睡前按顺时针方向按揉30次。有和胃、助消化作用。

其六，按摩气海穴。气海在腹中线，脐下约1.5寸处。每日临睡前按顺时针方向按揉30次。有益气、理气作用。

其七，按摩膻中穴。膻中在胸部中线，两乳之间。每日临睡前用手掌以顺时针方向按揉30次。有理气作用。

其八，按摩三阴交穴。三阴交在小腿内侧，内踝尖上3寸（内踝上四横指）。每日临睡前按揉30次。有理气、除湿作用。

上述各穴位，顺序可自上而下，每天睡前操作1遍，大约需30分钟，还可配合揉搓面部、足心各60次。亦可根据每个人的具体情况，有所选择、有所侧重进行。

三、头面健脑按摩法

通过对头面部的保健按摩，可以清脑明目、健脑聪耳。如果坚持这种按摩，可以减缓大脑和神经系统及感觉器官的老化，并可预防头面部疾患的发生。

其一，擦掌敷目

仰卧，闭目，两手掌对擦，使两掌发热，两眼睑轻闭，将擦热的两手掌轻轻地放在两眼睑的皮肤表面上，30~50秒，共36次。

其二，压、提两目内、外眦角

两眼微闭，用两手的中指端，压在两侧睛明穴上，轻压轻放36次。然后改以拇、中指，将睛明穴处的眼角上下眼睑捏住提起，继而放下，36次。然后，用同样方法压、提目外眦，亦36次。

其三，压放眼周围穴

两眼轻闭，用两拇指端的外侧，压住瞳子髎穴，角度斜向外侧下压，继而上放，36次。再以两手中指端，压住两攒竹穴；继以拇指端，压住两丝竹空穴；两食指端，压住两阳白穴，同时在这两侧的3个穴位上，用指进行压放的操作。压力适中，不要太强，压放的角度偏于外向，36次。接着，用两手中指端，压放两承泣穴，方法同前。以上各穴的压放法，都是以眼为中心的外向压，具有放散性。

其四，双目运转

双眼睑轻轻闭合，两眼球做环绕式的环视运转。先顺时针运转7次，再逆时针运转7次，顺逆交替着运转，49次为止。在运转的过程中，特别注意不要用力，要缓慢地做此项运转法。之后两眼睑由闭合而睁开做3次。

其五，捏耳运转

以两手拇、食指捏住耳的上下部；两手捏住两耳轮，同时相对的运转，也就是右侧为顺时针运转，左侧为逆时针运转。运转手法应轻缓均匀，做36次。

其六，摩擦耳前穴

耳屏前上方为耳门穴，耳屏前中间为听宫穴，耳屏前下方为听会穴。三穴都能对耳的功能和病证起到调理作用。操作时，将两手的中指顺着两耳屏前边三个穴位的上、下范围压住，继将食指放压在两耳轮的后边，食指紧靠着耳轮上下根部，然后，食指与中指在所压按的部位做摩擦。（共36次。摩擦时要求轻缓均匀。）

第四节 足浴

一、什么是足浴

足浴保健是近年来十分流行的一种养生方法。实际上，足浴保健在我国源远流长，至今已有3000多年的历史。早在远古时代我们的先人们就开始探索运用足浴保健方法，今天的足浴保健可以说是古人大量足浴保健经验的积累和总结。古代有首民谣：春天洗脚，升阳固脱；夏天洗脚，暑湿可祛；秋天洗脚，肺润肠濡；冬天洗脚，丹田温灼。所以在今天足浴仍然是一种深得人心的保健养生方法。足浴保健方法由于其操作简单、方便舒适、效果显著，近年来更是流行大江南北。此外，人们还发明各种专业用的足浴盆、足浴沙发、足浴药物等，可在家自行保健，使足浴走进了千家万户，并逐步成为人们（尤其中老年人）家庭自我保健和治疗的一种重要方法。

足浴可分为普通热水足浴和足药浴。普通热水足浴是指通过水的温热和机械作用，刺激足部各穴位，促进气血运行/经络畅通，改善新陈代谢，进而起到防病健身、自我保健的效果。足药浴疗法是指选择适当的药物、水煎后兑入温水，然后进行足药浴，让药液成分在水的温热作用和机械作用下通过黏膜吸收和皮肤渗透进入到人体血液循环进而输布到人体的全身脏腑，达到保健、防病、治病的效果。

二、足浴的作用

足浴具有显著的养生保健作用，这种作用是通过水的温热作用、机械作用、化学作用，并借助药物蒸汽和药液熏洗的作用，产生疏通经络、理气活血的效果，从而达到改善睡眠、消除疲劳、强身健体的保健功效。从现代的观点来看，足浴的作用主要表现在以下几个方面：

第一，消除疲劳。足浴的一个基本作用就是消除疲劳。通过足浴，可以使身体放松，得到休息，组织器官的机能得到调整，从而消除疲劳。事实上，当体内组织器官需要的营养物质和氧气供应不足，代谢废物乳酸等积蓄增多，进入大脑组织，使人产生疲劳感时，热水足浴可令代谢废物从体内排出，疲劳消除。

第二，改善循环，促进代谢。足浴可以改善足部的血液循环。水的温热作用，可扩张足部血管，增高皮肤温度，从而促进足部和全身血液循环。由于血液循环量的增加，从而调节内分泌，促使内分泌腺体分泌活跃，身体活动加强，从而促进新陈代谢。

第三，改善睡眠。足浴可通过促进足部及全身血液循环，加速血流，驱散足底沉积物，安神祛烦，催眠入睡，从而改善睡眠。每天坚持热水足浴 30~40 分钟，可调节和平衡人体内分泌、舒展紧张神经、防治神经衰弱，从而促进睡眠。

第四，调节血压。足浴可扩张足部及全身细小动脉、静脉和毛细血管，使自主神经功能恢复到正常状态，使血压更为正常。

第五，保健美容。足浴对人体踝部以下的数十个穴位都可以起到按摩刺激作用，可促进气血运行、温煦脏腑、润泽肌肤，从而能保健美容。

第六，祛寒保暖。"百病从寒起，寒从脚下生"，人体脚部距心脏最远，局部血流相对缓慢。冬春季节，下肢特别是脚总是容易感到寒冷。热水足浴可使足部血管扩张，血流加快，祛寒保暖；还能防止脚裂和冻疮。

第七，预防疾病。热水足浴具有行气活血、加速血液微循环、舒筋通络等功效。坚持每天热水足浴，可有效防治风湿关节炎、静脉曲张、下肢水肿、麻木、四肢不温及足癣等病证，同时还可预防脑血栓、眩晕、高血压、高血脂和动脉痉挛等病证。

三、足浴的运用

进行足浴首先是选择足浴用具。足浴用具主要包括足浴盆、足浴椅、足浴沙发、足浴床、足浴保健药材等。可根据家用和公共场所用进行选择，家用的要选择舒适度高，并符合个人的喜好；公共场所用（如足浴店、足疗会所）则可以根据大众的习惯选用，同时要注意美观耐用、卫生、使用方便及统一的标准等。

足浴的具体方法是：先将脚放入37℃左右的水中，然后让浴水逐渐变热至42℃左右保持水温即可，浴足时水通常要没过踝部，且要时常搓动。浴足时间不要少于30分钟，40分钟较适宜。如选用中药热浴足，则先将煎煮过的药液放入水中即可。

足浴时应注意以下事项：①温度适中。最佳温度在40~45℃，尤其要防止水温过高灼伤皮肤。最好能让水温按足部适应能力逐步变热。②时间足够。一般以30~40分钟为宜，只有保证足浴时间，才能保证更好地发挥药物的效力，从而起到保健的效果。③适当的按摩刺激。足浴时，如给予足部以适当的按摩刺激，如摩脚、捏脚或搓脚等，有条件者也可使用具有加热和按摩功能的足浴盆进行足浴。④用药温和。足浴选用药物不要太过刺激，更不要选用有较大毒副作用的药物。要选用作用温和的药物，虽然作用可能一时不明显，但长期使用仍然可以见到效果，而足浴要求的本来就是长期的效果。对于使用后起泡、局部皮肤发红、瘙痒的药物应停用；对有明显不良反应的药物更要注意不用。

第二十四章 针灸调养

　　针灸是中国传统特有的一种养生治疗方法。从养生的角度来看，针灸在本质上是一种全身经络信息疏通调养方法，它是通过经络、腧穴的传导和调整作用，来调理、调整人体以促进人体的健康。针灸疗法既是中医学遗产的一部分，也是养生学的重要遗产。千百年来，其对中华民族的身心健康，有过卓越的贡献。在今天的养生事业中，它仍然具有重要的意义和价值，为广大群众所信赖和运用。本章就对针灸调养的养生作用及具体运用做一个简要的阐述。

第一节　针灸调养及其养生作用

一、什么是针灸调养

　　所谓针灸调养就是在养生理论的指导下借助针法和灸法来对人体进行调理，以促进人体健康，消除不适和病痛的调养方法。在具体方法上，针法通常是指使用毫针按照一定的角度刺入患者体内，运用捻转与提插等针刺手法来刺激人体特定穴位，从而达到调理身体的目的；灸法则是以预制的灸炷或灸草在体表一定的穴位上烧灼、温熨，利用热刺激来调理身体和消除病痛。

　　针灸调养的特点是不靠吃药，只是在人体的一定部位用针刺或灸烤，达到通经活络、疏通气血的身体调养目的。在临床上，需要按养生学的辨证方法诊断出身体病痛的原因所在，找出病痛的关键，辨别病痛的性质，然后进行相应的配穴处方，进行针灸调理，以通经脉、调气血，使阴阳归于相对平衡，使脏腑功能趋于调和，身心协调，从而达到身体调养的目的。

二、针灸调养的养生作用

针灸调养的养生作用主要表现在疏通经络和温通气血上。

第一，疏通经络。

针灸最基本、最直接的调养作用就是疏通经络的作用，也就是通过针灸的刺激调整，使瘀阻的经络趋于通畅，使经络信息得以正常传输，从而发挥其应有的生理作用。经络"内属于脏腑，外络于肢节"，传输经气是其基本的生理功能。经络不通，经气运行受阻，临床表现为疼痛、麻木、肿胀、瘀斑等症状。针灸选择相应的腧穴和针刺手法使经络通畅，经气运行正常。

第二，温通气血。

这一点尤其体现在传统灸法上。传统灸法之所以用艾绒作为主要材料，是由其所具有的特殊作用决定的。艾绒是用干燥的艾叶捣研后除去杂质而成，柔软如绒，故称艾绒。艾叶气味芳香，易燃，用作灸料，具有温经通络、行气活血、祛湿除寒、消肿散结、回阳救逆的作用。《名医别录》记载："艾味苦,微温,无毒,主灸百病。"[1] 灸用艾叶，一般用陈艾，而且越陈越好。

针灸调养不仅有显著的养生保健效果，还具有以下几个方面的优点。第一，应用范围广泛，可用于多种病痛的预防和调理；第二，调理的效果比较显著，特别是具有良好的疏通身体气血，提高抗病能力和镇静、镇痛等作用；第三，操作方法比较简便；第四，费用经济；第五，没有或极少不良反应，基本安全可靠，又可以协同其他方法进行综合调理。

---

[1] 陶弘景，尚志钧. 名医别录[M]. 北京：人民卫生出版社，1986：155.

第二节　针灸调养常用方法

一、针法

针法都是用针刺腧穴来对身体进行调理。在人体，腧穴（简称穴位）是经络之气的汇聚点。根据针灸学研究，人体共有 361 个穴位。针灸在长期医疗养生实践中，形成由十二正经、奇经八脉、十五别络、十二经别、十二经筋、十二皮部和孙络、浮络等组成的经络体系，以及 361 个腧穴以及经外奇穴等腧穴与腧穴主病的知识，发现了人体特定部位之间特定联系的规律，创造了经络学说，并由此形成了一套身体治疗调养的方法体系。

（一）毫针刺法

临床针刺穴位常用的针就是毫针。毫针是用金属制作而成，其制针材料以不锈钢最常用。毫针的结构可分为 5 个部分，即针尖、针身、针根、针柄、针尾。

毫针刺法就是施针者运用毫针刺入穴位，通过其针法作用，以疏通经络、调理气机，从而达到调养治疗的作用。毫针刺法分进针、行针、留针与出针几个环节。进针方法有指切进针法、夹持进针法、提捏进针法、舒张进针法等。行针手法则有提插法、捻转法及辅助的刮柄法、弹针法、震颤法。留针是将毫针留在穴位中一段时间，以加强针感和针刺的持续作用。出针就是针刺结束后将毫针拔出，结束针刺调理治疗活动。

（二）其他刺法

包括三棱针刺法、皮肤针刺法、皮内针刺法、火针刺法、芒针刺法、电针刺法等。

（三）梅花针疗法

梅花针疗法，也称皮肤针疗法，即由五根或七根针结成丛针，弹刺皮肤经络穴位。

(四)现代刺法

包括耳针法、头针法、眼针法、手针法、足针法、腕踝针法等,其他还有声电波电针法、电火针法、微波针法等。

二、灸法

灸法主要是指用艾绒或其他药物放置在体表的穴位部位上烧灼、温熨,借灸火的温和热力以及药物的作用,通过经络的传导,起到温通气血,扶正祛邪,达到预防保健和治疗疾病目的的一种方法。

灸法包括传统灸法和现代灸法两种。传统灸法主要是艾灸,它也是临床最常用的灸法。传统灸法是用艾绒为主要材料制成的艾柱和艾条,点燃以后,在体表的一定穴位熏灼,给人体以温热性刺激以达到调养治疗效果的养生治疗方法。艾灸法有艾条灸、艾柱灸和温针灸三种。

(一)艾条灸

艾条灸就是将艾绒或加其他药物用纸卷成艾条,点燃后在穴位处灸烤。艾条灸分温和灸、雀啄灸和熨热灸三种。

温和灸:将艾条一端点燃,对准施灸部位,约距0.5~1寸进行熏烤,使局部有温热感而无灼痛,一般每处灸3~5分钟,至皮肤稍起红晕为度。

雀啄灸:艾条燃着一端,与施灸部位并不固定在一定距离,而是像鸟雀啄食一样,一上一下地移动。

熨热灸:用点燃的艾条均匀地向左右方向移动或反复旋转施灸。

(二)艾柱灸

艾柱灸是将艾绒放在平板上搓捏成圆锥状,大小根据需要,小者如麦粒、大者如橄榄,将其置于穴位上施灸。艾柱灸分直接灸和间接灸两种。

直接灸：又称明灸、着肤灸。是将艾炷直接放在穴位皮肤上施灸的一种方法。根据灸后对皮肤刺激程度的不同，分有瘢痕灸和无瘢痕灸。若施灸时需将皮肤烧伤化脓，愈后留有瘢痕者，称为瘢痕灸。若不使皮肤烧伤化脓，不留瘢痕者，称为无瘢痕灸。养生一般不用瘢痕灸。

间接灸：又称隔物灸。指艾炷与穴位皮肤之间衬隔物品的灸法。通常以生姜、大蒜等一类辛温芳香的药物作为衬隔，具有加强温通经络的作用，又不使艾火直接灼伤皮肤。间接灸的种类很多，其名称通常随所垫隔的物品而定，如隔姜灸、隔蒜灸、隔盐灸、隔药饼灸等。

（三）温针灸

又称针上加灸或针柄灸，即针刺得气后在针柄上套艾条，点燃，使其通过针体传入穴位内。

（四）现代灸法

现代灸法主要是运用现代技术对穴位进行灸烤和刺激作用的养生治疗方法，包括穴位激光照射法、穴位贴敷法、穴位磁疗法、穴位注射法、穴位指针法等。

三、拔罐法

拔罐法，又称吸筒疗法、拔筒法。它是应用各种方法排除罐筒内空气以形成负压，使其吸附体表，达到特殊的刺激作用的养生治疗方法。通过吸拔，可引致局部组织充血或郁血，促使经络通畅、气血旺盛，具有活血行气、止痛消肿、散寒除湿、散结拔毒、退热等作用。

第三节 针灸调养的运用

在针灸调养的运用中,应按养生和中医的方法诊断出病因,找出关键,辨别性质,明确身体病痛属于哪一经脉、哪一脏腑,辨明它是属于表里、寒热、虚实中哪一类型,做出诊断。然后进行相应的配穴处方进行调理调养,以通经脉、调气血,使阴阳归于相对平衡,脏腑功能趋于调和,从而达到防治疾病和保健身体的目的。具体来说,针灸调养又主要用于身体调理、疾病调养和美容减肥等几个方面。

一、身体保健

运用针灸进行身体保健调养也就是人们所说的保健针灸。保健针灸是中国独特的养生方法之一,不仅可用于强身保健,也可用于久病体虚之人的康复。临床上保健针灸主要是保健灸,就是在身体某些特定穴位上施灸,以达到和气血、调经络、养脏腑、延年益寿的目的。古人历来就很重视保健灸法在身体调理上的作用,《医学入门》里说"药之不及,针之不到,必须灸之"[1],说明灸法可以起到针、药有时不能起到的作用。至于灸法的保健作用,早在《扁鹊心书》中就有明确的记载:"人于无病时,常灸关元、气海、命门……虽未得长生,亦可保百余年寿矣。"[2]

保健灸主要用于身体的气血脏腑虚弱证。气血脏腑虚弱证可以分为气虚、血虚、津亏、脾虚、肾虚、心阳虚、肺气虚等,其临床表现主要是身体虚弱、脏腑功能虚衰和障碍、少气乏力、食欲不振、大便稀溏、舌质淡、苔薄、脉弱等。

---

[1] 李梴,田代华. 医学入门 [M]. 天津:天津科学技术出版社,1999:272.
[2] 窦材,李晓露,于振宣. 扁鹊心书 [M]. 北京:中医古籍出版社,1992:8.

第二十四章　针灸调养

保健灸的常用穴位有足三里、气海、关元、命门、肾俞、神阙、中脘、涌泉等。其中，灸足三里有健脾和胃、补益气血、调理脏腑的作用；灸气海有益肾壮阳、调经理气的作用；灸关元有补益气血、调理心肾的作用；灸肾俞有益精固肾、强壮腰膝、清利湿热的作用；灸命门有补肾壮阳、健脾益胃的作用；灸中脘有健脾和胃、培补后天的作用；灸神阙有补养益气、温肾健脾的作用；灸涌泉有补肾壮阳、延年健身的作用。

二、身体调理

运用针灸进行身体调理主要是针对身体的各种不适、不通、疼痛等状况，也就是身体的气血脏腑经络阻滞不和证。气血脏腑阻滞不和证又可分为气滞、气乱、血瘀、水留、神郁、脏腑功能紊乱失调等，其临床表现是周身不适、强直、肌肉疼痛、肢体肿胀、局部瘀血疼痛、外伤瘀肿、胸胁胀满、烦躁易怒、闷闷不乐、肠胃不适、消化不良、脘腹痞满、大便不畅、小便不利等。

针对以上各种表现，可以用针灸方法来进行调理。其具体施针施灸则可根据其病痛和不适的具体部位和所属经络、脏腑及表里、寒热、虚实情况针对性地进行，其方法运用的要旨是疏通气血、调理气机。

三、疾病调养

运用针灸进行疾病调养是针对疾病患者所进行的主要以调理身体为主要目的的调理和调养。疾病调养不以疾病治疗为目的，而主要是促进身体的健康和防病治病能力的增强。其调养的目的当然也可以是辅助治疗的或有助于治疗康复。

疾病调养所针对的疾病可以是任何疾病，但从针灸方法的特点和作用功效看，比较适宜的是功能性疾病，或器质性疾病带有功能障碍者；纯粹器质性疾病的针灸调养效果一般不是太好。另外人体的精神情绪性问题也可以用针灸方法进行调理，但在方法上应以形气神的疏通为主。

四、减肥健美

（一）针灸减肥原理

针灸减肥是通过扶正祛邪，刺激腧穴，疏通经络，加强脾肾功能，扶助正气，并通过经络的疏通作用祛除停滞于体内的湿腻邪气，从而达到整体减肥和局部减肥的效果。从现代科学的角度来看，针灸减肥是通过刺激经络腧穴来调整下丘脑—垂体—肾上腺皮质和交感—肾上腺髓质两大系统功能，加快基础代谢率，从而促进脂肪代谢，产热增加，将积存的脂肪消耗掉，从而达到减肥的目的。

当前减肥方法很多，但针灸减肥有独特的疗效，既安全方便，又无不良反应。针灸减肥不同于药物减肥，药物作用通常有一定的期限，而针灸减肥是通过调整患者内在功能而发挥身体的减肥作用，一般不会在针灸停止后很快又反弹发胖。近年来，针灸减肥已倍受国内外关注，特别是针对由内分泌失调引起的肥胖、单纯性肥胖等，可迅速减去多余脂肪，收紧皮肤、不松弛、无皱纹，且不影响身体健康。针灸减肥还具有无须节食、无须大运动量、无手术痛苦等优点。

（二）针灸减肥的方法

针灸减肥意在消除体内痰湿积聚，疏通气血运行，使机体恢复健康美丽。其方法重在行气理气、活血祛瘀、除湿散积。以下针灸配方可供参考：

1. 体针一组

主穴：关元、三阴交。

配穴：依据辨证分型而取。脾虚湿滞者，选内关、水分、天枢、丰隆、列缺、脾俞。湿热内盛者，选曲池、支沟、大横、四满、内庭、腹结。气血失调者，选支沟、中注、带脉、血海、肾俞、太溪。

操作：每次主穴必取，然后依据证型酌加配穴 3~4 个。每次均留针半小时，隔日 1 次，15 次为一疗程，每次疗程间隔 5 天。

2. 体针二组

主穴：天枢、中脘、大横。

配穴：曲池、合谷、膏肓、内庭、三阴交。

操作：天枢、大横接电针仪，然后持续通电 15~20 分钟，每日或隔日 1 次，10 次为一疗程。

3. 艾灸

主穴：阳池、三焦俞。

配穴：地机、命门、三阴交、大椎。

操作：每次选主穴与配穴各一个，用隔姜灸。

值得注意的是，针灸减肥最合适的年龄段是 20~40 岁，而且不是每个人都适合针灸，有的人针灸减肥效果不明显，有的人则是长期坚持才能展现效果。而且针灸减肥是一个循序渐进的过程，必须由针灸师施行，并在其全程监控指导下进行。

第二十五章　导引调养

导引是一种极为重要的养生方法，也是当今社会大众普遍运用的养生保健方法。本章共有六节内容，首先讨论导引的基本概念、原则和特点，接下来介绍五禽戏、八段锦、易筋经、太极拳、瑜伽等几种常用的导引方法，以使大家对导引的基本方法和运用原则有一个系统的把握。

第一节　导引概述

一、什么是导引？

导引是通过意念引导自我身体运动锻炼的养生修炼方法。导引的一个基本特点就是用意念来引导肢体运动，同时还结合呼吸调节、自我按摩等方法，形成一种综合的身体运动调养方式，用以锻炼身体、疏理气机、调养精神、舒畅情志，从而达到强身健体的作用。

导引是养生学中重要的养生方法，早在远古时代，人们就知道以舞蹈的形式活动肢体来祛除病邪。据《吕氏春秋·古乐》记载："昔陶唐氏之始，阴多滞伏而湛积，水道壅塞，不行其原，民气郁阏而滞着，筋骨瑟缩不达，故作为舞以宣导之。"[1]《素问·移精变气论篇》描述上古时代，"古人居禽兽之间，动作以避寒，阴居以避暑"，使"邪不能深入"。[2]《素问·四气调神大论篇》中介绍了"广步于庭"等

---

[1] 二十二子 [M]. 缩印浙江书局汇刻本. 上海：上海古籍出版社，1986：643.
[2] 二十二子 [M]. 缩印浙江书局汇刻本. 上海：上海古籍出版社，1986：890.

第二十五章　导引调养

运动养生法,《素问·上古天真论篇》中指出这种锻炼方法具有"形劳而不倦,气从以顺"的作用。《庄子·刻意》说:"吹呴呼吸,吐故纳新,熊经鸟申,为寿而已矣。此道引之士,养形之人,彭祖寿考者之所好也。"晋代李颐注:"导气令和,引体令柔。"[1] 意即通过调整呼吸可使脏腑经络之气和顺,通过肢体运动可使人体动作灵活柔和。《吕氏春秋》则明确论述了导引方法的养生原理,指出:"流水不腐,户枢不蠹,动也。形气亦然。形不动则精不流,精不流则气郁。"[2] 汉代张仲景也指出在"四肢才觉重滞"时,"勿令九窍闭塞"的首要调理方法即为导引。湖南长沙马王堆汉墓出土的《导引图》,绘有导引姿势 40 余种。湖北江陵张家山汉墓出土的竹简《引书》,用文字记述了多种病症的导引方法。隋代巢元方《诸病源候论》录有导引法 260 余条。汉代华佗所倡导的"五禽戏"是我国古代早期最有代表性的导引健身方法。

明清时期出现的各种武术和太极拳、太极剑等则是导引方法的进一步丰富和发展。明清及现代所流行的八段锦、十二段锦、十六段锦、易筋经、太极拳、太极剑等都是从早期的导引术发展演化而来的。可以说,太极拳、太极剑及各种武术套路基本上都是在导引的基础上,出于健身和技击的需要而逐渐形成的。其矫健优美的姿态、龙腾虎跃的动作,不仅有利于身体的全面锻炼,而且还具有一定的防身技击作用,所以它们一出现就受到人们的重视,并广为流传。

二、导引的主要类型

导引养生的形式方法多种多样,今天的各种运动项目在古代基本都可以归入导引的范畴。《抱朴子·别旨》谓:"或伸屈,或俯仰,

---

[1] 二十二子 [M]. 缩印浙江书局汇刻本. 上海:上海古籍出版社, 1986:48.
[2] 二十二子 [M]. 缩印浙江书局汇刻本. 上海:上海古籍出版社, 1986:636.

或行卧,或倚立,或踯躅,或徐步,或吟,或息,皆导引也。"[1]

按照现代的分类,导引大致可分为操术、拳术、械术等几大类。操术是单一动作的成套组合,如五禽戏、八段锦、十二段锦、十六段锦、小劳术、易筋经、少林内功、壮腰八段功、体功、祛病延年二十势、练功十八法、瑜伽等。拳术是动作连贯而紧密的徒手技法操练,如舒缓柔和、轻灵圆活的太极拳,姿势舒展、动作快速的长拳,步稳势猛、刚强有力的南拳,动作简练、发力较刚的形意拳,身灵步活、势势连绵的八卦掌,动作紧凑、节奏鲜明的查拳,放长出远、发力顺达的通背拳等。械术则需借助特制器械来进行,如勇猛快速、刚强有力的刀术,轻快敏捷、灵活多变的剑术,缠绕圆转、轻灵稳健的枪术,勇猛快速、全身协调的棍术等。

三、导引的特点

导引养生法的主要特点是形神一致、动静结合、意气相依、内外兼修、身心并重。静则收心纳意、轻松自然、全神贯注,以使神气内守,培育正气,让人在精神舒畅和情绪安宁的状态下进行锻炼;动则强筋壮骨、通利关节、行气活血、疏经通络,以使形气疏活,脏腑和调。总之,导引锻炼强调动静结合、形神同炼,通过动以养形、静以养神,动中有静、静中有动的过程来达到对整个人体的锻炼。动中有静是指在导引时要保持精神宁静的状态,要全神贯注,以意领气、以气领形;静中有动则是要求在导引时要保持呼吸的自然和谐,气随意行、形随气动。通过动静结合及意、气、形三者的协调一致,达到炼精化气生神、内养脏腑气血、外壮筋骨皮肉的效果。

四、导引锻炼的注意事项

导引养生不主张强作强为,而强调坚持不懈、量力而行、循序

---

[1] 道藏:第28册[M].北京:文物出版社,1988:251.

渐进、适度为宜。不同的导引方法各有所长，也各有特点，可根据自身情况（如年龄、体质、职业等）、实际需要、兴趣爱好，以及不同的时间、地点、场合来选择适宜的项目。在运动量适当的情况下，所选项目不一定局限于某一种，可综合运用或交替穿插进行；运动量和技术难度可逐渐加大，并注意适可而止，切不可勉强或操之过急；锻炼一般应在教练的指导下进行。对老年人，在导引时除做一般的体征观察外，还可参照"酸加、痛减、麻停"的原则予以调节。如导引锻炼后仅觉肌肉酸楚，抬举活动时稍有胀重感，可继续维持原运动量或按照原计划略加大；如局部稍有疼痛，应减轻运动量或更换导引项目；如出现麻木感，应立即停止锻炼，并查明原因再做决定。导引养生，并非一日之功，要想收效，必须有一个过程，所以要持之以恒。尤其是取得初步效果时，更要加以坚持，这样才能使效果得到巩固并进一步提高。

第二节　五禽戏

一、何谓五禽戏？

五禽戏是模仿虎、鹿、熊、猿、鸟五种动物的动作和神态来锻炼的一种养生导引方法，为汉末医学家华佗倡导。《三国志·华佗传》记载："人体欲得劳动，但不当使极尔。动摇则谷气得消，血脉流通，病不得生，譬犹户枢不朽是也。是以古之仙者为导引之事，熊颈鸱顾，引挽腰体，动诸关节，以求难老。吾有一术，名五禽之戏，一曰虎，二曰鹿，三曰熊，四曰猿，五曰鸟，亦能除疾，并利蹄足，以当导引，体中不快，起作一禽之戏，沾濡汗出，因上著粉，身体轻便，腹中欲食。普施行之，年九十余，耳目聪明，齿牙完坚。"[1]

五禽戏通过模仿熊攀树枝，鹞鹰回头顾盼等动作来俯仰身体、

---

[1] 三国志：华佗传[M]. 北京：中华书局，1959：804.

活动关节,使人体保持健康、不易衰老。经常锻炼,还可以防治疾病,使腿脚活动轻便利索。在《后汉书·艺文志》中有《华佗五禽诀》《华佗老子五禽六气诀》等著作的载录,但这些书籍都已亡佚。现在我们只能在南北朝陶弘景《养性延命录·导引按摩篇》、南北朝道经《太上老君养生诀》及明代罗洪先《万寿仙书》等书中,见到对五禽戏具体练法的描述。各家所述和后世所传的五禽戏练法虽有所不同,但其基本精神和原理是一致的。

就具体的锻炼内容和特点来看,五禽戏模仿虎之猛威、鹿之安详、熊之沉稳、猿之灵巧、鸟之轻捷以锻炼身体,既可增强体力、行气活血、舒筋活络,也可用于慢性病的康复治疗。既可以操练全套,也可选练其中的部分。如虎戏可醒脑提神、强壮筋骨、益肺气;鹿戏可明目聪耳、舒筋活络、滑利关节、增脾气;熊戏可健腰膝、消胀满、舒肝气;猿戏可提高人体对外界反应的灵敏度,还可固肾气,防治腰脊痛;鸟戏可增强呼吸功能,提高人体平衡能力,强心气。

五禽戏虽然对人体养生有明显的效果,但也要注意以下几点:第一,五禽戏运动量较大,应量力、适度而行,切勿勉强。第二,传统五禽戏常用到闭气法以及其他的一些动作,有可能对身体产生一些负面影响,所以锻炼要在专业人员指导下进行。年老体弱及患有某些疾病者不宜练习,年青力壮者练习倒悬式须有保护措施,以免受伤。第三,患急性疾病及严重器质性疾病者不宜修习五禽戏。

二、五禽戏功法

(一)《养性延命录》五禽戏[1]

1. 虎戏

原文:虎戏者,四肢距(据)地,前三掷,却二掷,长引腰侧,

---

[1] 养性延命录:导引按摩篇第五[M]// 道藏:第18册.北京:文物出版社,1988:483.

脚仰天即返，距行，前、却各七过也。

手足着地，身躯前纵后退三次，再引腰脚，然后如虎行步，前进、后退各七步。

2. 鹿戏

原文：鹿戏者，四肢距地，引项返顾，左三右二伸，左右脚伸缩亦三亦二也。

手足着地，回头顾盼二三次，然后左脚伸三次，右脚伸二次。

3. 熊戏

原文：熊戏者，正仰，以两手抱膝下，举头，左僻地七，右亦七，蹲地，以手左右托地。

仰卧，两手抱膝，抬头，躯体向左、右倾侧着地各七次，然后蹲起，双手左右按地。

4. 猿戏

原文：猿戏者，攀物自悬，伸缩身体，上下一七，以脚拘物自悬，左右七，手钩却立，按头各七。

双手攀物悬空，伸缩躯体七次，或以下肢钩住物体使身体倒悬，然后手钩物体作引体向上七次。

5. 鸟戏

原文：鸟戏者，双立手，翘一足，伸两臂，扬眉用力，各二七，坐伸脚，手挽足趾各七，缩伸二臂各七也。

一足立地，两臂张开作鸟飞状。然后取坐位，下肢伸直，弯腰用手摸足趾，再屈伸两臂各七次。

（二）《万寿仙书》五禽戏[1]

1. 虎戏

原文：闭气，低头，捻拳，战如虎威势，两手如提千金，轻轻起来莫放气，平身，吞气入腹，使神气上而复下，觉腹内如雷鸣，

---

[1] 王敬. 中国传统秘传气功[M]. 北京：北京科学技术出版社，1993：366-370.

或七次。如此运动，一身气脉调和，百病不生。

低头前俯，两手握拳，如虎发威状抖动，然后两手如提千斤重物般慢慢上举，身体挺直。

2. 熊戏

原文：如熊身侧起，左右摆脚，要后立定，使气两旁胁骨节皆响，亦能动腰力、除肿，或三五次止。能舒筋骨而安，此乃养血之术也。

如熊行走般，摆动腰腿，尽量使关节运动，每次走三五步，然后立定。反复进行。

3. 鹿戏

原文：闭气，低头，捻拳，如鹿转头顾尾，平身缩肩，立脚尖跳跌，跟连天柱，通身皆振动。或三次，每日一次也可，如下床作一次更妙。

低头，略收肩，握拳，向后顾盼，然后脚尖着地，做跳跃动作，尽量使全身振动。

4. 猿戏

原文：闭气，如猿爬树，一只手如捻果，一只脚如抬起，一只脚跟转身，更运神气，吞入腹内，觉有汗出方可罢。

像猿猴爬树一般，一手高举，一足抬起，像抓树上的果子，再放下，左右两手两足交替进行。

5. 鹤戏

原文：闭气，如鹤飞头起，吸尾闾气朝顶虚，双手躬前，头要仰起，迎神破顶。

俯身，举双臂扑动，如仙鹤起飞状，然后昂首挺腰。

第三节　八段锦

一、何谓八段锦？

八段锦是由八节动作组成的一种养生导引方法，其动作精炼，运动量适度，每节动作的设计都针对一定的脏腑或病症，用于保健与治疗，有疏通经络气血、调整脏腑功能的作用。功法名最早见于宋代洪迈《夷坚志》。曾慥《道枢·众妙篇》则记述了具体练习方法："仰掌上举，以治三焦者也；左肝右肺，如射雕焉；东西独托，所以安其脾胃矣；返复而顾，所以理其伤劳矣；大小朝天，所以通其五脏矣；咽津补气，左右挑其手，摆鳝之尾，所以祛心之疾矣；左右手以攀其足，所以治其腰矣。"[1]《灵剑子引导子午记》也记载："仰托一度理三焦，左肝右肺如射雕，东脾单托西通肾，五劳回顾七伤调，游鱼摆尾通心脏，手攀双足理于腰，次鸣天鼓三十六，两手掩耳后头敲。"[2]八段锦在历代流传中得到不断发展，流派繁多，现代较为流行的习练方法和歌诀见于清代梁世昌《易筋经图说》所附八段锦。

八段锦流传至今，至少已有900年的历史。原先所称"八段锦"实际上包含有两大系列，其中采用坐位锻炼的诸法均称"文八段"，采用立位锻炼的各法均称"武八段"。由于站立时，人体的血液循环和新陈代谢要比坐着时快速和旺盛，站立时气机畅通，而端坐时较易"入静"，使人心平气和，所以武八段和文八段在操作方法和养生应用方面各具特色。后来文八段系列中的一些方法，分别被改成"十二段锦""十六段锦"等。于是，现在的"八段锦"就单指"武八段"系列了。

二、八段锦功法

第一式　两手托天理三焦

直立，两足分开，与肩同宽。两臂自然松垂身侧，然后徐徐自左右侧方上举至头顶，两手手指相叉，翻掌，掌心朝上如托天状，同时顺势跷两脚跟，再将两臂放下复原，两脚跟轻轻着地。如此反复多遍。如配合呼吸，则上托时深吸气，复原时深呼气。

---

[1] 道藏：第20册[M]. 北京：文物出版社，1988：798-799.
[2] 道藏：第10册[M]. 北京：文物出版社，1988：674.

第二式　左右开弓似射雕

直立，左足跨一大步，身体下蹲做骑马式，两臂在胸前交叉右臂在外，左臂在内，眼看左手，然后左手握拳，示指（食指）翘起向上，拇指伸直与示指呈八字撑开。接着左臂向左推出并伸直，头随而左转，眼看左手示指，同时右手握拳，展臂向右平拉做拉弓状。动作复原后左右互换，反复数次。如配合呼吸，则展臂及拉弓时吸气，复原时呼气。

第三式　调理脾胃须单举

直立，两足分开，与肩同宽。右手翻掌上举，五指并紧，掌心向上，指尖向右，同时左手下按，掌心向下，指尖向前。动作复原后，两手交替进行，反复多遍。如配合呼吸，则上举下按时吸气，复原时呼气。

第四式　五劳七伤向后瞧

直立，两足分开，与肩同宽。两手掌心紧贴腿旁，然后头慢慢左顾右盼向后观望。如配合呼吸，则向后望时吸气，复原时呼气。

第五式　摇头摆尾去心火

两足分开，相距约三个足底的长度，屈膝半蹲呈骑马势。两手张开，虎口向内，扶住大腿前部。头部及上体前俯，然后作圆环形转摇，转动数圈后再反方向转摇。在转摇的同时，适当摆动臀部。如配合呼吸，则在转摇时吸气，复原时呼气。

第六式　两手攀足固肾腰

直立，并足，两膝挺伸，上身前俯，以两手攀握两足趾，头略昂起。然后恢复直立姿势，同时两手握拳，并抵于腰椎两侧，上身缓缓后仰，再恢复直立姿势。反复进行，自然呼吸。

第七式　攒拳怒目增气力

两腿分开屈膝成骑马势，两手握拳放在腰旁，拳心向上。右拳向前方缓缓击出，右臂伸直，拳心向下，两眼睁大，向前虎视。然后收回左拳,如法击出右拳,左右交替进行。如配合呼吸,则击拳时呼气,收拳时吸气。

第八式　背后七颠百病消

直立,并足,两掌紧贴腿侧,两膝伸直,足跟并拢提起,离地数寸,同时昂首,作全身提举势,然后足跟轻轻着地复原,反复进行。如配合呼吸,则足跟提起时吸气,足跟着地时呼气。

三、十二段锦功法

十二段锦由八段锦改良而来,是由十二节动作组合而成的一种导引养生方法。原见于明代朱权(臞仙)《活人心法》,名为"八段锦导引法",后冷谦《修龄要旨》称之为"八段锦法"。但其实际内容与一般所称的"八段锦"有很大不同。明代罗洪先《万寿仙书》有"八段锦坐功图诀"的内容。冷氏和罗氏的八段锦由于全部动作取坐势,所以又有"坐式八段锦"之称。清代徐文弼《寿世传真》中将此法易名为"十二段锦",并对每节动作予以说明。咸丰年间,潘霨《卫生要术》据徐氏本收录,并略加增删。光绪年间,王祖源改《卫生要术》为《内功图说》。近代通行之十二段锦,多从《万寿仙书》和《内功图说》。

十二段锦的锻炼方法如下:

第一式　闭目冥心坐,握固静思神

盘腿而坐,紧闭双目,冥亡心中杂念。凡坐要竖起脊梁,腰不可软弱,身不可倚靠。握固者,握手牢固,可以闭关却邪也。静思者,静息思虑而存神也。

第二式　叩齿三十六,两手抱昆仑

上下牙齿相叩作响,宜三十六声。叩齿以集身内之神,使不散也。昆仑即头,以两手十指相叉,抱住后颈,即用两手掌紧掩耳门,暗记鼻息九次,微微呼吸,不宜有声。

第三式　左右鸣天鼓，二十四度闻

记算鼻息出入各九次毕，即放所叉之手，移两手掌掩耳，以第二指叠在中指上，作力放下第二指重弹脑后，要如击鼓之声，左右各二十四度。两手同弹，一先一后，共四十八声，仍收手握固。

第四式　微摆撼天柱

天柱即后颈，低头扭颈，向左右侧视，肩亦随之左右摇摆，各二十四次。

第五式　赤龙搅水津，鼓漱三十六，神水满口匀，一口分三咽，龙行虎自奔

赤龙即舌，以舌顶上腭，又搅满口内上下两旁，使水津自生，鼓漱于口中三十六次。神水即津液，分作三次，要汩汩有声吞下。心暗想，目暗看，所吞津液直送至脐下丹田。龙即津，虎即气，津下去，气自随之。

第六式　闭气搓手热，背摩后精门

以鼻吸气，闭之。用两掌相搓擦极热，急分两手摩后腰上两边，一面徐徐放气从鼻出。精门即后腰两边软处，以两手摩三十六遍，仍收手握固。

第七式　尽此一口气，想火烧脐轮

闭口鼻之气，以心暗想，运心头之火下烧丹田，觉似有热，仍放气从鼻出。脐轮即脐丹田。

第八式　左右辘轳转

曲弯两手，先以左手连肩圆转三十六次，如绞车一般，右手亦如之，此单转辘轳法。

第九式　两脚放舒伸，叉手双虚托

放所盘两脚平伸向前，两手指相叉，反掌向上，先安所叉之手于头顶，作力上托，要如重石在手托上，腰身俱着力上耸。手托上一次又放下，安手头顶，又托上，共九次。

第二十五章　导引调养

第十式　低头攀足频

以两手向所伸两脚底作力扳之，头低如礼拜状十二次，仍收手握固，收足盘坐。

第十一式　以候神水上，再漱再吞津，如此三度毕，神水九次吞，咽下汩汩响，百脉自调匀

再用舌搅口内，以候神水满口，再鼓漱三十六，连前一度，此再两度，乃共三度毕。前一度作三次吞，此两度作六次吞，乃共九次吞。如前咽下，要汩汩响声。咽津三度，百脉自周遍调匀。

第十二式　河车搬运讫，想发火烧身。旧名八段锦，子后午前行，勤行无间断，万疾化为尘

心想脐下丹田中似有热气如火。闭气如忍大便状，将热气运至谷道，升上腰间、背脊、后颈、脑后、头顶止。又闭气从额上、两太阳、耳根前、两面颊，降至喉下、心窝、肚脐下丹田止。想似发火烧，通身皆热。

第四节　易筋经

一、何谓易筋经？

"易"指移动、活动，"筋"泛指肌肉、筋骨，"经"指常道、规范。顾名思义，"易筋经"是指通过活动肌肉、筋骨，使全身经络、气血通畅，从而增进健康、祛病延年的一种养生方法。

相传易筋经是中国佛家禅宗的创始者菩提达摩传授的，梁武帝时期（公元5世纪），达摩北渡，到了河南嵩山少林寺，向弟子们传授了易筋经。当时只是为了缓解坐禅修炼的困倦和疲劳，故多以伸腰踢腿等通血脉、利筋骨的动作为主，以仿效古代的各种劳动姿势。后来逐渐流传开来，并结合道家的养生方法，有了进一步完善。自唐以后，历代养生书中多有记载，逐渐成为民间广为流传的养生方法之一。事实上，易筋经是一种充分体现养生理论与方法的养生功法，它与太极拳一样，都是强调形气神的全面锻炼且注重和调三者关系的导引养生功法。

易筋经锻炼通常以达到"抻筋拔骨"为显在效果；而在活动方式上则以形体屈伸、俯仰、扭转为特点。对人体来说，这种方法可以纠正身体发育过程中的不良姿态，促进肌肉、骨骼生长；同时，常年练此功法，也可以防止肌肉萎缩，促进血液循环，调整和加强全身的营养和吸收，起到延缓衰老的作用。长期锻炼，可以收到内则五脏浮华，外则肌肤润泽、容颜光彩、耳目聪明、老当益壮的效果。

从养生学来看，易筋经是一种将意念、呼吸、动作即人体的形气神紧密结合起来进行锻炼的养生方法。易筋经锻炼尤其重视意念的锻炼，练习中要求排除杂念，通过意识的专注，力求达到"动随意行，意随气行"，以用意念调节肌肉、筋骨等形体运动，而且强调练习过程中对形体不动而意气运动的训练。其独特的"抻筋拔骨"运动形式，可使肌肉、筋骨在动作柔、缓、轻、慢的活动中，得到有意识地抻、拉、收、伸。长期习练易筋经，可以使肌肉、韧带富有弹性，收缩和舒张能力加强，并使其营养得到改善。同时，还可促进全身经络、气血通畅，五脏六腑调和，精气神健旺、和调，生命活力旺盛。

二、易筋经功法

练习易筋经，首先要掌握以下四个锻炼要领：第一，要精神清静，意守丹田。也就是要排除各种杂念，一心一意专注于锻炼之中。第二，舌抵上腭，呼吸匀缓。即要用腹式呼吸，使呼吸达到深、长、细、匀。第三，松静结合，柔刚相济，形神和调。即将身体自然放松，形体随意识运动，意识随气而行，注意意识要进入自然虚静的境界，不要过度兴奋，身体要自然放松，避免紧张僵硬。第四，身体运动随意气和缓运动。即身体运动时随意气和缓用力，使肌肉逐渐收缩，

第二十五章 导引调养

达到紧张状态，然后缓缓放松。

易筋经功法共由十二式组成，练习时将它们连接起来进行。

第一式 韦驮献杵

口诀：立身期正直，环拱手当胸，气定神皆敛，心澄貌亦恭。

左足向左横跨一步，两脚距离与肩同宽。两手自然下垂，头端正，两目半开半合，平视前方。舌抵上腭，松肩垂肘，含胸拔背，收腹松胯，膝松微屈，足掌踏实，全身放松，自然呼吸，心境澄清，神意内敛。

两手变阴掌，慢慢向上抬起与肩平，变阴阳掌向胸前靠拢，两掌心相对，缓缓屈肘，两拇指少商穴轻轻接触，合十当胸，指尖向上。松肩沉肘，深呼吸，气沉丹田，自觉气脉流动时，意念随呼吸。在吸气时导引气从指尖而出，进入鼻内，下沉丹田；呼气时，气从丹田上胸，循手三阴经入掌贯指。

第二式 横担降魔杵

口诀：足趾柱地，两手平开，心平气静，目瞪口呆。

两掌慢慢变阴掌，左右分开，手臂成一字形。同时足跟微微抬起，脚尖点地。凝神贯注前方，含胸拔背，收腹松胯，舌抵上腭。自然呼吸，意念集中于两内掌劳宫穴及足趾部，熟练后改用深呼吸。在吸气时意念集中于劳宫，呼气时意念集中于足拇趾。

第三式 掌托天门

口诀：掌托天门目上视，足尖着地立身端，身周腿胁浑如植，咬紧牙关莫放宽。舌下生津将腭抵，鼻中调息将心安，两拳缓缓收回处，用力还将挟重看。

两手从左右缓缓向上做弧形上举，将阴掌变成阳掌，掌心向上，手指朝里，直对天门（前发际上2寸）做托天状。同时两足跟提起，微微向外分开，足尖着地，闭合会阴穴，同时放开膀胱经之会阳穴。牙关咬紧，舌抵上腭，两目内视，通过天门，注视手掌之间。

两手握拳，两臂顺原来路线缓缓下降成一字形，开始用鼻吸口呼，后改为鼻吸鼻呼，气沉丹田。呼吸细匀长缓，绵绵不断。吸气时意守丹田，呼气时将意念逐渐转入两掌之间。在气脉运行时，则以意随气。

第四式　摘星换斗

口诀：只手擎天掌覆头，更从掌内注双眸，鼻吸口呼频调息，用力收回左右眸。

右手向右上方缓缓高举，离额约一拳，同时左手放下、并反手以手背贴于左侧腰眼部，两目注视右手之内劳宫穴。

左手高举，右手放下，手背贴于右侧腰眼处，两目注视左手内劳宫穴，呼吸用鼻吸口呼的方法，调匀呼吸。意念注视高举之手的劳宫穴，并将内劳宫、两眼与在腰眼处之手背外劳宫穴连成一条直线，随着呼吸的吐纳，腰眼发生一凸一凹的动作。在呼气时注意内劳宫，吸气时注意下边手的外劳宫。

第五式　倒拽九牛尾

口诀：两腿前弓后箭，小腹运气空松，用意存于两膀，擒拿内视双瞳。

右手从腰眼离开，微向下垂，顺势变成阴掌向前方抄去，至与肩相平，五指撮拢成"擒拿手"状，腕微屈，指尖指上向外，劲蓄袖底。同时右腿跨前弯曲，左腿伸直，成前弓后箭步，左手也同时放下，向左后方抄去，右手与额同高，左手与左箭腿成一微小角度。

换左弓右箭步，左手反折抄向左前方，右手收回向右后方，动作要领同前。呼吸用鼻吸口呼法，意想两手拉成一条线，似拽牛尾之状。吸气时，两眼内视观注后伸之手，向前顺牵，与丹田元气运动开合相呼应。两腿和腰、背、肩、肘亦都随倒拽和前牵的韵律颤动，如此反复操作三至五次。

第六式　出爪亮翅

口诀：挺身兼怒目，推窗望月来，排山还海夕，随息七徘徊。

第二十五章 导引调养

借前手向后倒拽之势，前腿后收，两脚并拢。两手收回，掌指翘立笔直，掌心向外，变成"排山掌"，放于胸胁部待势。

两"排山掌"向前缓缓推出，开始前推轻如推窗，推到肩肘腕平时，五指用力外分，身体直立闭息，两目张开，不可瞬动眨眼，平直地望着前面，集中意念，观看两掌。

再把"排山掌"缓缓向胸胁内收，贴于左右两侧胸胁处，如此反复七次。用鼻吸口呼法，向前推掌时配合呼气，推至前面微停息。开始时轻轻用力，前推至极点则重如排山。收回时吸气，意念集中于两掌中间。

第七式 九鬼拔马刀

口诀：侧首屈肱，抱头拔耳，右腋开阳，左腋闭死。右撼昆仑，在贴胛膂，左右轮回，直身攀举。

右手向前提，如脑后做圆周运动，用掌心贴枕部玉枕关，用食、中、无名三指轻轻压拉左耳的尖端，肩肘相平，右腋张开。左手向左方划，反手以手背贴于脊部两肩胛间，左腋紧闭。

右手放下，反手提起，以手背贴于两肩胛间。同时左手提至脑后，用掌心贴在玉枕关，手指轻轻压拉右耳。左腋张开，右腋紧闭。以鼻吸口呼法，吸气时意念集中在抱头攀耳之手的肘尖，微微拔牵，头颈同时与掌相应地运动。呼气时意念集中在贴于背部之手的外劳宫穴，气沉丹田。左右反复作六七遍。

第八式 三盘落地

口诀：上腭抵尖舌，张眸又咬牙，开裆骑马式，双手按兼拿，两掌翻阳起，千斤仿佛加，口呼鼻吸气，蹲足莫稍斜。

两手向左右平伸，与肩相平，成一字形，掌心向下，同时左足向左跨一大步。两膝弯曲慢慢下蹲成骑马裆势，含胸拔背。下蹲时，两阴掌亦缓缓下按，至与膝相平。动作和缓，沉稳有力，舌抵上腭，两眼睁大。

将下按之掌,翻转成阳掌,如托拿物之状,随两腿慢慢伸直一起上升,与胸相平。如此反复三五次。以鼻吸口呼法,下蹲时呼气,上升时吸气,气沉丹田。意念集中于两手掌,像托拿沉重的东西。

第九式　青龙探爪

口诀:青龙探爪,左从右出。左掌纠行,踏傍胁部。右爪乘风,云门左露。气周肩背,扭腰转腹。调总微嘘,龙降虎伏。

左脚向内收回,至与肩宽。左手翻掌向下,成阴掌"龙探爪"状(五手指关节屈曲,掌心空而圆)。用腰部之劲运动,左肘尖领先,向左后方缩去,同时右掌也翻转向下成阴掌"龙探爪"状。借左掌后伸的姿势,右掌如乘风破浪一般朝左侧面探爪,将左期门穴、云门穴放开,右边的期门穴、云门穴闭着。随着左掌后缩,右掌左探,腰部、腹部相应扭转,同时全身尽量放松。

左探爪做完,再向右缩右探。向左右探爪时要同时发出"嘘"音相配合,头颈亦随左探、右探动作转动,用鼻吸口呼法。在左右缩探的过程中,将气缓缓送入丹田。缩探至尽时呼气,口念"嘘"字,意念集中于两手掌,十指轻轻一抓。

第十式　卧虎扑食

口诀:两足分蹲身似倾,左弓右箭腿相更。昂头胸做探前势,翘尾朝天掉换行。呼吸调匀均出入,指尖着地赖支撑。还将腰背偃低下,顺势收身复立平。

拾起右腿,向右前方跨一步,成右弓左箭步,同时两手向前,五指着地,掌心悬空(初练可用整个手掌着地),头向上略抬。

前足收回,足背放于后足跟上,先做一个俯卧撑,再下俯,臀部慢慢向后收,两目平视,腰部放松,似虎扑食。

头昂起,前胸以低势,头、腰、臀、四肢呈波浪形向前运动,似向前扑食之状。目视前方,至前臂,呈垂直时,胸稍挺再收回。如此反复三至五次,最后还原成右弓左箭步。

收回站起，再变左弓右箭，照法三至五次，还原成弓箭步，后站立，两脚与肩等宽。呼吸用鼻吸口呼法，两手扶地、变前弓后箭步，用意调匀呼吸，撑起、前冲吸气，下俯、后缩呼气，意凝注前方，有向前扑捉之意。

第十一式　打躬击鼓

口诀：两掌持后脑，躬腰至膝前，头垂探胯下，口紧咬牙关，舌尖微抵腭，两肘对手弯，按耳鸣天鼓，八音奏管弦。

两掌与肩宽，站立正直。两手抱头，掌心按耳，两掌的中指尖微微接触，指头贴在玉枕关处。两肘屈曲，肘与肩平行，食指击打玉枕关频频敲击，耳中发出"隆隆"的响声，名曰"鸣天鼓"。

鸣天鼓之后，双手抱头，慢慢俯身，弯腰，将头向两膝的空档中间弯垂下去，以不能再弯为度，两腿挺直，腰胯放松，舌抵上腭，咬紧牙关。

腿即慢慢直立起来，还原全身笔直姿势，再度"鸣天鼓"与下弯。反复做三五次，然后站立正直。呼吸用鼻吸鼻呼法，在弯腰直立过程中，慢慢地微闭着呼吸。弯腰时意存丹田，直立时意在手掌。

第十二式　掉尾摇头

口诀：膝直膀伸，推手及地，瞪目摇头，宁神一志，直起顿足，伸防直臂，左右七次，功课完毕，祛病延年，无上三味。

将两手从脑后正前方推出去，使两臂伸直，与肩相平。

将两掌十指交叉扣起，掌心向地，慢慢向胸前收拢，至与胸两拳距时，随即慢慢下推及地，两腿挺直，随即前、左、右各推一下，头亦随之摇摆。

再缓缓伸腰，两掌同时上提，双掌松开，向左右各摆动七次。同时，两足各顿地七次。自然呼吸，在推掌及地时，意念集中两掌心，直立时意念集中于鼻尖。

第五节 太极拳

一、什么是太极拳？

太极拳是在太极阴阳思想的指导下，根据养生学对人体形气神及其相互关系的原理而创编出来的一套传统导引养生拳术。由于其动作舒展轻柔、动中有静、圆活连贯、刚柔相济、形气相随，同时对普通大众来说，具有容易掌握、效果明显的特点，所以自创立以来就受到广大民众的热烈欢迎，也是今天最为普及的导引养生方法。太极拳外可活动筋骨，内可流通气血、协调脏腑、和谐形神，十分符合人体的养生原理，具有明显的养生保健、祛病延年作用。此外，它不仅是一种行之有效的养生方法，而且还可以用于技击、防身，也是一种有效的武术技法。

太极拳以"太极"为名，系取《易·系辞》"易有太极，是生两仪"之说。"太极"指万物的原始"浑元之气"，其动而生阳、静而生阴，阴阳二气互为其根，此消彼长、相互转化，通过不断运动变化，而化生出天地万物。完整体现这种太极阴阳思想的太极图，呈浑圆一体、阴阳合抱、动静结合、刚柔相济、形气相合之象。太极拳正是以此为基础，形体动作以圆为本，一招一式均由各种圆弧动作组成，故观其形，连绵起伏、动静相随、圆活自然、变化无穷。在体内，则以意领气，运于周身，如环无端，周而复始。意领气、气动形、形和意，内外合一、形神兼炼、浑然一体。可以看出，以"太极"哲理指导拳路，一招一式构成了太极图形。拳之形象为"太极"，拳之神韵亦在"太极"，以太极之动而生阳、静而生阴，激发人体自身的阴阳气血性命，从而达到和谐统一的状态，使人体保持旺盛的活力，这就是太极拳之真义所在。

太极拳的起源及创始者至今尚待考证，就文献及传说而言，众说纷纭。有说云南北朝时即有太极拳，有云创始者为唐代许宣平、有云宋代张三峰、有云明代张三丰，也有以为始于清代陈玉庭和王宗岳者，究竟如何，尚无确论。然而，能比较清楚地论及师承脉络、分支流派者，当在明末清初。此后，即有陈氏太极之说，后由陈长兴传弟子杨露蝉，经改编而形成杨氏太极拳。后来，又从杨氏太极派生出吴氏（吴鉴泉）太极拳、武氏（武禹襄）太极拳和孙氏（孙禄堂）太极拳。目前，国内普及的太极拳，即是由杨派太极拳改编而成。总之，太极拳经历了长期的发展、充实、演变。百余年前，太极拳较为重视技击，时至今日，则发展为技击、养生、医疗并重的拳术，故长期受到各界人士的喜爱和欢迎。

二、太极拳的养生原理

从人体的养生机制来看，太极拳是一种将人体的形气神结合起来加以锻炼的养生方法，它强调意识、呼吸、动作的紧密配合，"以意领气，以气运身"，用意念引导身体的运动，用呼吸协调动作，融调神、运气、导引、技法于一体，是内修意气、外炼形体合而为一的内功拳术。

人体是形气神的统一，而且神对整个人体具有主导作用，所以太极拳将意识的修炼放在第一位，重意念以使神气内敛。练太极拳要精神专注，排除杂念，将神收敛于内，而不被杂念干扰。神情内敛则"内无思想之患"而精神得养、身心欢愉。精神宁静舒畅，则百脉通畅，精气自然健旺。

气为人体各种功能活动的源泉和动力，且为人体各部分沟通协调枢机，气的调养对人体的健康十分重要，所以太极拳亦把气的调理放在锻炼的重要地位，强调调理气机以养周身。太极拳以呼吸协同动作，气沉丹田，以激发内气营运全身。肺主司呼吸，肾主纳气，为元气之根。张景岳云："肾属水，水为气之本也，故上气海在膻中，下气海在丹田,而人之肺肾两脏,所以为阴阳生息之根本。"[1]肺肾协同,则呼吸细、匀、长、缓。这种腹式呼吸不仅可以增强和改善肺的通气功能,并能益肾以固护元气。丹田气充,则鼓荡内气周流全身,脏腑、皮肉皆得其养,内外、上下皆得其调。

形体是人体的结构基础,同时也是气和神的物质基础,所以养生还必须保养形体,使之健全并与气和神相协调,故太极拳亦把形体的修炼放在重要地位,动形体以行气血。动以养形是人体养生的一个基本原则,也是太极拳的一个基本特点。太极拳以意领气,以气运身,内气发于丹田,通过旋腰转脊的动作带动全身,即所谓"以腰为轴""一动无有不动"。气经任、督、带、冲诸经脉上行于肩、臂、肘、腕,下行于胯、膝、踝,以至于手足四末,周流全身之后,气复归于丹田,故周身肌肉、筋骨、关节、四肢百骸均在气的推动下得以运动,从而使其功能得到锻炼,达到活动筋骨、疏通脉络、行气活血的功效。

由于太极拳按照人体是形、气、神的统一的思想,将意、气、形结合成一体,对人体的形、气、神进行全面的锻炼,使人体的精神、气血、脏腑、筋骨均得到调养,达到"阴平阳秘"、形神和谐的健康状态,所以能起到健身疗病、延年益寿的作用。

三、太极拳的特点

总的说来,太极拳是一种涉及人体形、气、神或命与性各个方面的全方位锻炼,其特点主要表现在以下几点。

第一,神情安详、意识主导。练习太极拳,要始终保持神情安详,排除思想杂念,避免情绪干扰,要使头脑安静,全神贯注,并用真意引导整个锻炼过程,要以神领气、以气领形,使动作在意念引导下自然进行。之所以要这样,是因为只有神静才能以意导气,气血

---

[1] 张介宾.类经:上册[M].北京:人民卫生出版社,1980:274-275.

第二十五章　导引调养

也才能周流畅通。

第二，气沉丹田、含胸拔背。太极拳对气的炼养是一个关键环节，而要使气得到真正的炼养，就必须在意念作用下使气沉于丹田，才能得到滋养化生。气沉丹田则需要在形体动作上含胸拔背。含胸即胸略内含而不挺直，拔背即脊背的伸展，含胸拔背则气更能沉于丹田。

第三，全身放松。太极拳锻炼需要从身体的动作上来展现对整个人体的炼养，所以身体的姿势动作亦必须遵循一定规范，在这些规范中身体的放松是最基本的方面。身体放松自然就表现为上要沉肩坠肘、下要松胯放腰。肩松而下垂即谓沉肩，肘松而下坠即是坠肘，腰身自然放松，全身自不僵直板滞，体松则可使经脉畅达、气血周流。

第四，形气神协调、浑然一体。太极拳是一种全方位的人体炼养，所以它要求外动于形、内动于气，神为主帅、身为驱使，内外相合才能达到意到、气到、形到的协调一致效果。在外在形式上，太极拳强调根于脚、发于腿、轴于腰、形于手指，只有手、足、腰协调一致，浑然一体，方可上下相随，流畅自然。

第五，以腰为轴。从力学的角度来看，腰是整个人体的重心所在，重心稳则全身稳。所以在太极拳中，腰被作为各种动作的中轴，要求始终保持中正直立，虚实变化皆由腰转动，故腰宜松、宜正直，腰松则两腿有力，正直则重心稳固。

第六，连绵自如。太极拳动作要轻柔自然、连绵不断，不得用僵硬之拙劲，宜用意不用力。动作连绵则气流通畅，轻柔自然则意气相合、百脉周流。

第七，呼吸深匀。太极拳要求神、气、形的统一和协调，神、气、形的统一协调关键在于气的作用，而气的作用的发挥则有赖于呼吸，所以调息使呼吸深长均匀在太极拳练习中十分重要。呼吸深长均匀则意味着气能达于根，气机和调。气机和调则全身疏利，动作轻柔，形、气、神和谐。一般说来，吸气时动作为合，呼气时动作为开，呼吸均匀，气沉丹田，则气血舒畅、开合有度。

四、太极拳的功法要领

太极拳有许多流派，其动作也有不同程式，近几十年最流行的则是24式简化太极拳。简化太极拳共分为八组，各组动作名称如下。

第一组：①起势，②左右野马分鬃，③白鹤亮翅；

第二组：④左右搂膝拗步，⑤手挥琵琶，⑥左右倒卷肱；

第三组：⑦左揽雀尾，⑧右揽雀尾；

第四组：⑨单鞭，⑩云手，⑪单鞭；

第五组：⑫高探马，⑬右蹬脚，⑭双峰贯耳，⑮转身左蹬脚；

第六组：⑯左下势独立，⑰右下势独立；

第七组：⑱左右穿梭，⑲海底针，⑳闪通臂；

第八组：㉑转身搬拦捶，㉒如封似闭，㉓十字手，㉔收势。

更具专业性的42式太极拳共有42个动作，并将这42个动作程式分为四个大的阶段。

第一段：①起势，②右揽雀尾，③左单鞭，④提手，⑤白鹤亮翅，⑥搂膝拗步，⑦撇身捶，⑧捋挤势，⑨进步搬拦捶，⑩如封似闭；

第二段：⑪开合手，⑫右单鞭，⑬肘底捶，⑭转身推掌，⑮玉女穿梭，⑯左右蹬脚，⑰掩手肱捶，⑱野马分鬃；

第三段：⑲云手，⑳独立打虎，㉑右分脚，㉒双峰贯耳，㉓左分脚，㉔转身拍脚，㉕进步栽捶，㉖斜飞势，㉗单鞭下势，㉘金鸡独立，㉙退步穿掌；

第四段：㉚虚步压掌，㉛独立托掌，㉜马步靠，㉝转身大捋，㉞歇步擒打，㉟穿掌下势，㊱上步七星，㊲退步跨虎，㊳转身摆莲，㊴弯弓射虎，㊵左揽雀尾，㊶十字手，㊷收势。

第二十五章　导引调养

限于篇幅，在这里就不对太极拳的锻炼方法做具体阐述了，只是就太极拳锻炼的基本要领做一个简要的说明。总的说来，太极拳锻炼涉及人体的各个方面，在具体的练习中应注意以下四个方面：

第一，动作连贯、柔和缠绕、劲力完整。

太极拳要求手、脚、头、眼神配合一气，保持上下相随，节节贯穿，连续圆活，轻柔自然地做好每一个动作。在每一个动作的转换过程中不能有停顿和断续的感觉，似停而非停，在似停的一瞬间，动作表现得极缓，但仍要求保持所有的动作能缠绕不断地进行着。

整个一套太极拳的劲力配合也较讲究，自始至终劲力均匀。动作的速度须保持大致相等，不能妄动拙力，要快均快，要慢均慢。初学者开始速度要慢，反复练熟后，始能逐渐加快，做到快慢轻重得心应手，动作才能表现出柔和、自如、优美。

第二，呼吸配合、意念集中、以意导动。

太极拳准备开始，首先调整呼吸，开始用自然呼吸或腹式呼吸，熟练后需要用呼吸配合动作。一般呼气时间稍长，动作均在推、展等末段部分；吸气时间稍短，动作处于收、提等开始阶段。随着动作变化，一呼一吸，自然而又有意识地配合进行锻炼。

自古以来，太极拳行家们很重视精神、意念的锻炼，甚至超过肉体锻炼，曾提出"用意不用力"的观点。在打太极拳的过程中，应排除杂念，意念集中，意守丹田，也就是意想气存小腹，处在一种放松、心静、无思无虑的状态之下开始动作。动后则应全神贯注，不断用意念来指导每个动作过程，把全部精神、意念用在引导动作上去。"以意导动，意动行随"，使内部与外形，开合虚实，呼气、吸气，变换结合，融汇一体。经过一段时间的锻炼，会使人感到有一种意趣横生的快感，太极拳功夫越深，练得就越安宁，使人沉入幽幽自乐之中。

第三，保持体位、以身带臂、自如舒展。

太极拳是个全身运动，起势后，架势的高低根据练习者的身体条件和掌握程度决定。初学者可略高点，练熟后可把架子逐渐放低，越低运动量越大。起势后定好的架势高度，应在整个这套太极拳的过程中加以保持，途中不要或高或低地改变架势，要始终保持一致的高度。

动作是以腰为轴，带动四肢。腰是上下肢转动的关键，对全身动作的变化，调整身躯的重心稳定，以及推动劲力到达肢体的各个部位都起主宰作用。腰力运用得当，可加强发力，提高发力的速度。腰部须竖直，方能坚强有力。通过腰脊来带动上肢动作，力起于腰、行于肩、通于臂、达于手；带动下肢动作，腰连于胯、行至膝、达于脚。身腰挺直，中轴不弯，才能使内劲支撑八面，功力有劲灵活。从而在练拳时亦能有利于呼吸的深长、转换。在全身放松的要求下，逐步松开各个关节。由于太极拳在腰脊的原动下，带动四肢进行圆转的上下左右的缠绕伸缩动作，脊柱和几个主要关节活动松开，使全身运动节节连贯，劲整而灵活，自如又舒展。

第四，动作协调、刚柔相济、柔中寓刚。

太极拳在演练的全过程，身体似展未展、欲发未发，开中有合、合中有开。又由于身体重心的虚实变换，手法、步法的折叠进退，使整个太极拳的动作协调、轻灵、圆活。

动作的刚柔、速度的快慢、劲力的蓄发，是相对而言的。一般来说动作的终点定势为"实"，动作的变转过程为"虚"。分清动作的虚实，在用力的时候，就要有张有弛区别对待，体现了有柔有刚。实的动作和做动作的部位，用力要求沉着、充实，各个动作体现出松沉、稳定、有力；虚的动作和做动作的部位，要求轻灵、含蓄，各动作体现出舒松、活泼、柔和，刚柔相济，张弛交替。太极拳的锻炼要点体现在"由松入柔，积柔成刚，刚复归柔，柔刚相济"。武式太极拳的武禹襄说："极柔软，然后能极坚刚。"因此，可见刚仍然是柔中寓刚。在柔和的运转中可随时迅速集中力量于某一点，也称之为"放劲"时的刚，并且一发之后，又立即放松。柔与刚始终贯穿在各式太极拳的运动之中，也是练好各式太极拳的基础。能摸索运用好以上这四点，对掌握各式太极拳也就轻而易举了。总的一句话，太极拳要求"沉、匀、连、缓"。

第六节　瑜伽

一、瑜伽及其养生作用

"瑜伽"这个词，是从印度梵语"yug"或"yuj"而来，其含意为"合一""相应""一致""结合"或"和谐"。瑜伽是一个通过净化意识、调控呼吸、运动身体，以提高人们身体和精神能力，达到身体与精神和谐统一的一套运动修炼方法。

瑜伽的思想理论基础是古代印度哲学，通过数千年来的发展演变，古代的瑜伽信徒发展出了瑜伽体系，而且他们深信通过运动身体和调控呼吸，可以控制心智和情感，以及保持身体健康。

在数千年前，印度的高僧们为了追求进入天人合一的最高境界，经常僻居原始森林，静坐冥想。在长期的静修生活中，高僧们从对生物和人自身的观察中，体悟到不少大自然和人自身的法则，再根据这些法则和自身修炼进行不断的探索，逐步创造出了一套理论完整、实践有效的瑜伽体系。

瑜伽与中国传统的导引术一样，包含形体锻炼和精神意识锻炼，其特殊的伸展、力量、耐力等体现了对形体的作用，而其调心、入静、忍耐力等则体现了对精神意识的锻炼。通过瑜伽特殊的身心锻炼，可以促进身体健康，加强整个机体的功能协调，并增加身体的活力。同时，还有利于促进心灵和谐和情感稳定，并改善人体的生理、感情、心理和精神状态，促进身心协调平衡，维持健康。

二、瑜伽的类型

瑜伽经过几千年的发展演变,已经衍生出很多派别。传统瑜伽包括智瑜伽、业瑜伽、信仰瑜伽、哈他瑜伽、王瑜伽、昆达利尼瑜伽等六大体系。此外,人们还根据现代发展区分出另外一些瑜伽类别,如养生瑜伽、舒缓瑜伽、双人瑜伽、孕妇瑜伽等。

智瑜伽:提倡培养知识理念,从无明中解脱出来,达到觉悟,实现与梵合一。智瑜伽认为,知识有高低之别。普通人的知识仅仅局限于生命和现实世界的外在表现,而智瑜伽所寻求的知识,则来自瑜伽者的内向思考,要求透过一切外在事物的现象达到其本质,并去体验和理解万物的本质——梵。瑜伽师凭借瑜伽修行提升生命之气,打开头顶的梵穴轮,让梵进入身体以获得无上智慧。

业瑜伽:业是行为的意思。业瑜伽倡导运用禅定的方法来探查内心世界,通过内心的精神活动,引导出更加完善的外在行为。瑜伽师通常采取克制的苦行,崇神律己、清心寡欲、执着苦修,并认为只有这样才能使自己的精神、情操、行为达到与梵合一的境界。

信仰瑜伽:信仰瑜伽认为智、业、信仰是相互联系的,知识和行为都应该受到信仰之心的指导,所以它强调专注于杜绝愚昧杂念,启发对梵的敬仰之心,以期与梵同在。信仰瑜伽修行的目的是纯洁灵魂、杜绝杂念,把精神寄寓于梵中。

哈他瑜伽:哈他意为日月、阴阳。哈他瑜伽认为,人体包括精神和肉体两个体系,但平常情况下这两个体系并不协调,如果不能主动自我调节,这种失调会日益加剧导致身心疾病。哈他瑜伽就是通过调息和身体活动来清除体内影响身心协调的因素,以促进整个身体的和谐健康。

王瑜伽:哈他瑜伽重在体式和制气,王瑜伽则偏于意念和调息,通常使用莲花坐等一些体位法进行冥想。王瑜伽积极提倡瑜伽的八支分法,即禁制、遵行、坐法、调息、制感、内醒、静虑、三摩地。

冥想时通过意念来控制气脉在体内流通，产生不同的神通力；或者用凝视法将注意力集中在某一固定的对象，比如神像、树叶、野花、瀑布、流水等，使自己的精神完全沉浸在无限深邃的寂静中。

昆达利尼瑜伽：又称蛇王瑜伽。昆达利尼瑜伽认为人体周身存在 72 000 条气脉、七大梵穴轮、一根主通道和一条尚未唤醒而处在休眠状态的圣蛇。昆达利尼瑜伽的目的就是打通气脉，唤醒圣蛇，穿过七大梵穴轮而到达出神入化的三摩地。此瑜伽现在的练习者已相当少。

三、瑜伽的修炼方法

目前，瑜伽修炼已经形成了一套比较成熟的体系，其要素主要包括以下几个方面。

老师：一般而言，要修炼好瑜伽，首先需要有好的老师，在老师的正确指导下进行修炼，切忌个人随意进行。

时间：修炼时间没有严格限制，可利用早晨、中午、黄昏或睡前进行修炼。不过一般认为，清晨 4~6 点是练习瑜伽的最佳时间，因为此时周围万籁俱寂，大气最为纯净，肠胃活动基本停止，大脑尚未活跃起来，容易进入瑜伽的深层练习状态。

地点：练习瑜伽的地点最好是干净、舒适的房间，有足够伸展身体的空间，避免靠近任何家具。房间内要保持空气清新、流通。当然，也可以选择在露天的自然场地练习，比如花园等环境较好的地方，但千万不要在大风、寒冷或有污染的空气中练习，也不要在太阳直射下练习。

基本要求：练习瑜伽时应穿着宽松柔软的衣服，以棉麻质地者为佳，必须保证透气和练习时肌体不受拘束。鞋子必须脱掉，袜子最好也脱掉，其他饰物都应除下。练瑜伽最好在专用的垫子上进行，如果没有专业的瑜伽垫，铺上地毯或对折的毛毯也可。不要在过硬的地板或太软的床上进行练习,同时注意不能让脚下打滑。初学者也可以使用一些道具来辅助练习某些姿势,如瑜伽砖、瑜伽绳,甚至墙壁、桌椅等。

注意事项:在空腹状态下进行修炼。一般要在饭后 3 小时后再练习瑜伽,可以在练习前 1 小时左右进食少量的流质食物或饮料,比如牛奶、酸奶、蜂蜜、果汁等。沐浴前 20 分钟内不要练习瑜伽,因为瑜伽练习会使身体感觉变得极其敏锐,此时若给予忽热忽冷的刺激,会对身体造成伤害。在做瑜伽练习时应注意,一定要温和缓慢地伸展身体,千万不要用力推拉牵扯。如果在练习过程中出现体力不支,或身体颤抖,请即刻收功恢复自然状态,不要过度坚持。现代瑜伽有过分强调身体训练的趋势,如果过分注重某些身体的极限效果,很容易导致身体拉伤,这是今天的瑜伽修炼者需要注意的。

第二十六章　房中调养

房中调养历来受到养生学的重视，但因房中之术涉及社会道德价值观问题，而其中的某些内容又确实与社会道德价值观有悖，所以历代都受到不少非议，使人们难以客观科学地认识它和运用它。从现代的角度来看，传统房中术确实是精华与糟粕并存，所以今天我们应该探索其中科学合理的内容，使之服务于人们的性保健和性和谐；而对其中不适合于当今社会的部分，则应予以批判澄清。本章将本着这一原则，首先简要阐述房中调养的历史演变，以及其在养生中的意义，然后讨论房中养生的基本原则和方法，最后再简单介绍几种辅助的房中调养方法。

第一节　房中调养概述

一、房中调养的概念

房中调养或房室调养是养生中的一个重要组成部分。所谓"房中"，即探讨有关性生活的卫生之道，是运用各种养生方法调节房事活动，以达到和谐男女性生活、强健身心、祛病延年目的的一种养生方法。《汉书·艺文志》曰："房中者，情性之极，至道之际，是以圣王制外乐以禁内情，而为之节文。传曰：'先王之作乐，所以节百事也。'乐而有节，则和平寿考；及迷者弗顾，以生疾而陨性命。"[1]古代"房中"又称"阴道"，"阴"泛指男女生殖器，而"道"的意

---

[1] 班固. 汉书：艺文志第十 [M]. 北京：中华书局，1962：1779.

思是法则、方法、原理。所以,"阴道"也就是指男女合房的交接之道,也就是"性生活的原则和规律"。在养生学中,房中术是研究房事活动中有关生理、病理现象及男女和合之道的规律与方法的学科,相当于现代性科学的范畴。具体来说,房中术是指根据男女的性特性,运用相应的技术和方法以达到和谐男女性关系、调节房事活动、实现性满足、促进身心健康以祛病延年的方术。从现代性科学的观点来看,房中术主要包含有关性知识、性技巧、性功能障碍治疗与受孕等方面的内容,同时它又不局限于性,而是把性与行气、导引及其他养生方法结合在一起的一种综合性方术。

长期以来,房中术被人们涂上一层神秘、玄虚的色彩,但实际上它在很大程度上代表着中国古代的性学理论和技术。从古代的房中著作可以发现,房中术自古为历代帝王所重视和实践,成为他们礼乐教化的组成部分,并用于广嗣、宣情、疗病、延寿等各个方面。

二、房中调养的历史发展

至今所见较早的对房中论著进行考察讨论的著作是班固的《汉书·艺文志》。他将房中看作是与人们"和平寿考"密切相关的一门学科,与医经、医方等并属于"方技"类。晋葛洪在《抱朴子内篇》中对房中养生有更进一步的认识,他认为:"房中之法十余家,或以补救伤损,或以攻治众病,或以采阴益阳,或以增年延寿,其大要在于还精补脑之一事耳。"[1]

从现存文献载述的史实来看,房中术在秦汉两晋时期不仅盛极一时,而且还出现了偏重于养生或医疗的不同流派,不过养生学历来对房中是偏重其养生作用,以调节房事活动而臻延年益寿为目的。晋唐以降,随着养生学的发展,节欲保精的准则在房中养生中成为一个基本的方法论原则,在具体的方法中普遍提倡"闭精不泄""还

---

[1] 王明. 抱朴子内篇校释:增订本 [M]// 抱朴子内篇. 北京:中华书局,1985:150.

第二十六章 房中调养

精补脑"之术；后来房中术更成为内丹修炼的一项重要方法，甚至有人提出"采阴补阳""还精补脑"之说，从而形成男女双修派。男女双修派因其修行方法不可避免地涉及淫亵内容而为社会所不容，社会中大多数人对此也持反对态度，故历来其修炼多隐秘进行，公开倡导者很少，像孙思邈那样提倡御女术者，后世更是少见。

房中养生术的文化渊源，可以追溯到上古原始巫教的生殖崇拜。从原始先民朴素的生殖崇拜观上，开始萌芽了阴阳互补的观念，从而创造出独具中国特色的阴阳统一思维模式。根据"一阴一阳之谓道"的思想发展起来的房中术，事实上是一种典型的调和阴阳的方术。早在殷商之际，房中术已成为一种通神疗病的巫术。而至春秋、战国时代，诸子百家蜂起，房中家亦为方术之一派。秦汉神仙家以方术求成仙，故房中亦为仙家秘术之一，并出现了一批专述房中的著作，且多托名上古先王，如《汉书·艺文志》所收房中八家，包括《容成阴道》二十六卷、《务成子阴道》三十六卷、《尧舜阴道》二十三卷、《汤盘庚阴道》二十卷、《天老杂子阴道》二十五卷、《天一阴道》二十四卷、《黄帝三王养阳方》二十卷、《三家内房有子方》十七卷，共一百八十六卷。[1] 葛洪对先秦以来的房中术进行了总结："房中之术，近有百余事焉。……房中之法十余家，或以补救伤损，或以攻治众病，或以采阴益阳，或以增年延寿，其大要在于还精补脑之一事耳。此法乃真人口口相传，本不书也，虽服名药，而复不知此要，亦不得长生也。人复不可都绝阴阳，阴阳不交，则坐致壅阏之病，故幽闭怨旷，多病而不寿也。任情肆意，又损年命。唯有得其节宣之和，可以不损。若不得口诀之术，万无一人为之而不以此自伤煞者也。玄素、子都、容成公、彭祖之属，盖载其麤事，终

---

[1] 班固. 汉书：艺文志第十 [M]. 北京：中华书局，1962：1779.

不以至要者著于纸上者也。"[1] 又说："夫阴阳之术，高可以治小疾，次可以免虚耗而已。其理自有极，……善其术者，则能却走马以补脑，还阴丹以朱肠，采玉液于金池，引三五于华梁，令人老有美色，终其所禀之天年。而俗人闻黄帝以千二百女升天，便谓黄帝单以此事致长生，而不知黄帝于荆山之下，鼎湖之上，飞九丹成，乃乘龙登天也。黄帝自可有千二百女耳，而非单行之所由也。凡服药千种，三牲之养，而不知房中之术，亦无所益也。是以古人恐人轻恣情性，故美为之说，亦不可尽信也。玄素谕之水火，水火煞人，而又生人，在于能用与不能耳。大都知其要法，御女多多益善，如不知其道而用之，一两人足以速死耳。彭祖之法，最其要者。其他经多烦劳难行，而其为益不必如其书。人少有能为之者，口诀亦有数千言耳。"[2] 葛洪还收录了《玄女经》《素女经》《彭祖经》《子都经》《陈赦经》《元阳子经》《天门子经》《容成经》《阴阳经》《九阴经》等房中著作，可见当时尚有许多房中文献流传社会，并有不少新的房中研究。

其后，随着对房中养生的进一步研究，又有了一批新的房中著作。根据《隋书·经籍志》记载，有《素女秘道经》《玄女经》《素女方》《彭祖养性》《郯子说阴阳经》《序房内秘术》《玉房秘诀》《徐太山房内秘要》《新撰玉房秘诀》等房中论著被收入医方类典籍中。这其中既有古籍，亦有新作。可惜这些书其后大多散失殆尽，人们无法详知当时房中养生学的确切水平。幸而日本学者丹波康赖的《医心方》中收录了一些流入日本的房中古籍，后来叶德辉从《医心方》中辑出《素女经》一卷、《素女方》一卷、《玉房秘诀》（附《玉房指要》）一卷、《洞玄子》一卷，连同敦煌卷子中白行简的《天地阴阳交欢大乐赋》残本，汇入《双梅景阁丛书》中印行，这为今人的

---

[1] 王明.抱朴子内篇校释：增订本[M]//抱朴子内篇.北京：中华书局，1985：149-150.

[2] 王明.抱朴子内篇校释：增订本[M]//抱朴子内篇.北京：中华书局，1985：129.

第二十六章 房中调养

研究提供了许多方便。

尤其值得提到的是，马王堆汉墓出土的简帛《十问》《合阴阳》《天下至道谈》《养生方》《杂疗方》等珍贵的西汉古籍，揭开了先秦房中术的许多谜团。在《十问》中，通过黄帝和天师、大成、曹熬、容成，尧和舜，王子巧父和彭祖，盘庚和耈老，禹和师癸，文执和齐威王，王期和秦昭王的讨论与回答，集中探讨了十个有关房中养生的问题，其中既涉及房中养生的基本理论，也论述了许多房中养生方法。《合阴阳》则集中讨论了阴阳交合即男女性交之事，性技巧的内容十分集中、突出。《天下至道谈》讨论的主要内容是性保健问题，也就是房中养生之道。《养生方》《杂疗方》和《胎产书》也多涉及房内生活。《养生方》也对男女性生活进行了与《天下至道谈》大致相同的论述，认为人必须蓄积精气，有精则生、无精则死，性交时男子出现阳痿，或是阴茎勃起但不坚硬，就是精气虚弱的缘故。饮食能滋补身体，而纵欲则损伤年寿，所以圣人主张男女交合必须遵循一定的法度，性交要有节制。性交时动作要舒缓，切忌粗暴急躁，要模仿许多动物的姿态作为性交方式，并要坚持做房中气功导引。此外，还要了解女子阴道的结构，对性交动作的高、下、深、浅、左、右等都是需要讲究的。《杂疗方》还涉及了男女性功能补益问题。由此可知，当时对房中的认识已经相当全面系统。

隋唐以后，理学兴起，性的问题逐渐成为社会禁区，再加上某些淫荡邪术的鱼目混珠，宋元以后，除了道家著作中间或以神秘玄虚方式闪烁其辞的论述之外，医家著作对房中问题大多采取回避或批评的态度，以至于房中著作几近绝迹。因此，中国古代处于世界先进水平的房中之学，除了阳痿阴冷、遗精淋浊、不孕不育等性功能障碍和房事病的防治逐渐分化，归为中医男科、女科的治疗范围而继续有所发展之外，有关房中养生术等则渐趋式微。20世纪，随着《养生方》《合阴阳》《天下至道谈》等一批古代房中学文献的发掘与整理研究，再加上国外性医学发展及有关学者对中国房中问题研究的冲击，中国古老的房中学不仅从禁锢中逐渐得以解脱，而且更以其独特的科学内涵与指导养生康复的保健价值引起了国内外学者的广泛关注。

三、房中调养的意义

房中调养有重要意义，这种意义可以概括为以下四个方面：

第一，房中调养可以保障人们的性健康和性和谐，并能更好地处理各种有关性生活的问题。

男大当婚，女大当嫁，性的需求和满足是人体一种自然健康的行为，而且性的满足也是人体维持生理和心理健康的一个重要方面。《孟子·告子上》说："食、色，性也。"[1]《礼记·礼运》谓："饮食男女，人之大欲存焉；死亡贫苦，人之大恶存焉。故欲恶者，心之大端也。"[2] 在这里，"男女"就是指性欲，"大端"就是重要问题，指出了性生活是人类生理、心理上的一个重要的问题，不可回避。可见，即使一贯重视礼义道德的儒家，亦把性生活与饮食并举，认为是人类生活中的一大需要，是人之本性。《玉房秘诀》云："男女相成，犹天地相生也。天地得交会之道，故无终竟之限；人失交接之道，故有夭折之渐。能避渐伤之事，而得阴阳之术，则不死之道也。"[3]《玉房指要》亦谓："黄帝问素女曰：今欲长不交接，为之奈何？素女曰：不可。天地有开阖，阴阳有施化。人法阴阳随四时，今欲不交接，神气不宣布，阴阳闭隔，何以自补？……玉茎不动则辟死。"[4] 由此可见，房事生活本乎自然之道，是养生不可缺少的内容，是健康长寿的基础，如果违背了这个自然规律，就会给人体健康带来危害。

---

[1] 孟子 [M]// 黄侃.黄侃手批白文十三经.上海：上海古籍出版社，1983：64.
[2] 礼记：中庸 [M]// 黄侃.黄侃手批白文十三经.上海：上海古籍出版社，1983：82.
[3] 丹波康赖.医心方 [M].上海：上海科学技术出版社，1998：1137.
[4] 丹波康赖.医心方 [M].上海：上海科学技术出版社，1998：1138.

第二十六章 房中调养

从养生学的角度来看，禁欲主义违背了人的自然之道，也是养生学所反对的。根据养生学的观点，长期禁欲，旷室日久，对身体是有危害的。《素女经》云："阴阳不交，则生痈瘀之疾，故幽闭怨旷，多病而不寿。"[1]《千金要方》谓："男不可无女，女不可无男，无女则意动，意动则神劳，神劳则损寿，若念真正无可思者，则大佳、长生也，然而万无一有，强抑郁闭之，难持易失，使人漏精尿浊，以致鬼交之病，损一而当百也。"[2]《古今医统大全》载："黄帝曰：一阴一阳之谓道，偏阴偏阳之谓疾。又曰：两者不和，若春无秋，若冬无夏。因而和之，是谓圣度。圣人和合之道，但贵于闭密，以寄天真也。"[3]可见，凡是健康的成年人，都必须要有正常的性生活，并通过性生活来达到养生防病的目的。如果长期禁欲（如太监、宫女、寡妇、鳏夫等），则违背了人的生理之常，不仅能导致疾病，而且还会损伤寿命。房中养生则能使人们更科学、更和谐地进行性生活，不仅保证和促进人体的身心健康，而且还可以更好地防止和治疗与性生活相关的各种疾病，使人能生活得更健康、更快乐，也更长寿。

第二，房中调养有利于繁衍后代。

男女性生活的目的之一，是怀孕生子、繁衍后代。《内经》曰："两神相搏，合而成形。"生命个体的形成，是男女两方通过性生活孕育而成的。《周易·系辞传》云："天地氤氲，万物化醇，男女构精，万物化生。"[4]这说明结婚生育、孕育后代是保持种族繁衍所必需的。要实现孕育优生，就必须注意交接的方法，把握交接时机，避免各种不良因素对孕育的影响，这些都是房室养生所涉及的问题，所以房中调养也是保证更好地实现人类怀孕生子、繁衍后代目的的一个十分重要的方法。古代房中养生家对性生活与孕育的关系、性生活

[1] 丹波康赖. 医心方 [M]. 上海：上海科学技术出版社，1998：1139.
[2] 千金要方：房中补益 [M]// 道藏：第 26 册. 北京：文物出版社，1988：545.
[3] 徐春甫. 古今医统大全：下册. 北京：人民卫生出版社，1991：1394.
[4] 周易 [M]// 黄侃. 黄侃手批白文十三经. 上海：上海古籍出版社，1983：47.

与胎养胎教以及性生活与胎成男女的关系等，进行了颇为全面的论述与探讨，这些内容在今天仍然具有重要的参考价值。

第三，房中调养有助于夫妻生活和谐美满、家庭幸福。

在人的婚姻家庭生活中，正常而和谐的性生活是保证夫妻美满、家庭幸福的重要因素。正如《房术秘诀》所说："天地交媾，夫妇和畅，全美之道也。"[1] 而要使夫妻性生活达到和谐则必须讲究房中养生，以更好地处理夫妻在性生活上的各种问题。因为人类性生活并不是单纯的生理交接过程，而是男女双方整个身心的交流过程。如果男女双方关系融洽，性生活的各种问题处理得当，不仅可使双方得到性的满足，享受性的乐趣，感受到人生极度的欢愉和快乐，而且还可以丰富夫妻生活的内容，提升夫妻生活的情趣，促进夫妻的感情交流及相互间的了解和理解，增进夫妻感情，促进家庭幸福。否则，不知房中养生，不能正确处理各种性生活相关的问题，不仅夫妻间难以得到性的满足，无法享受到性的乐趣，进而会影响到夫妻感情，使夫妻间产生隔膜乃至怨恨，导致家庭失和，甚至走向离婚。

第四，房中调养有助于性病和其他相关疾病的防治。

男女的性生活既可以使双方获得性满足，增进双方感情，同时，如果不讲性卫生，不注意性生活中一些问题的处理，也可能导致性病和其他相关疾病的产生。所以房中养生不仅有助于性病和相关疾病的预防，而且对男女双方某些疾病的治疗亦大有帮助。《玉房秘诀》云："交接之道，固有形状，男以致气，女以除病。"[2] 说明夫妻性生活遵循一定的法则，可以起到保健强身、防病治病的直接作用。古代论房室之道，有"七损八益"之说，认为性生活时注意用八益而去七损，即可起到固护精液、协调阴阳、舒达神气、通畅经脉、强健肌肉、充实骨骼、灵活关节等保健作用，并能够治疗男子阳痿、

---

[1] 樊友平. 中华性学观止 [M]. 广州：广东人民出版社，1997：695.
[2] 丹波康赖. 医心方 [M]. 上海：上海科学技术出版社，1998：1143.

第二十六章　房中调养

遗精、早泄和女子漏血、阴冷、闭经、月经不调和女阴炎等病症。从现代的角度来看，房中调养首先可以预防各种性病的发生；同时，也可以通过性生活的和谐增强体质，预防其他各种疾病的发生；再者对某些特殊疾病的治疗也有助益作用。

第二节　房中调养的基本原则

一、男女和合，自然必须

男欢女爱既是人类繁衍后代的需要，也是人体的基本欲望，是人体寻求身心愉悦的自然表现，所以房中养生首先要遵循的原则就是男女和合、自然必须。所谓男女和合、自然必须就是要满足每个男女与异性交合的需求，使男女在自然的性吸引中寻求身心愉悦和满足，而不应该违背人的自然需要，压抑人的性欲需求。《遵生八笺》云："黄帝曰：一阴一阳之谓道，偏阴偏阳之谓疾。阴阳不和，若春无秋，若冬无夏。因而和之，是为圣度。圣人不绝和合之道，贵于闭密，以守天真。"[1]《房术秘诀》谓："夫一阴一阳之谓道，故好色之心，人皆有之。"[2] 元代李鹏飞在《三元延寿参赞书》中说："男女居室，人之大伦，独阳不生，独阴不成，人道有不可废者。"[3] 由此可见，房事生活本乎自然之道，是房中调养应遵循的一个基本原则，它是人体健康长寿的基础，如果违背这个自然规律，就会给人体健康带来危害，也会对人的正常生活带来负面影响。

养生学认为，男女、阴阳、天地，统成一体。所谓"一阴一阳之谓道"，乃是男女性爱之至理，人类的繁衍昌盛亦从男女阴阳规律而来。古代养生家很重视房中养生，也很重视房中养生中具体的

---

[1] 高濂. 遵生八笺：延年却病笺[M]. 兰州：甘肃文化出版社，2004：280.
[2] 樊友平. 中华性学观止[M]. 广州：广东人民出版社，1997：706.
[3] 道藏：第18册[M]. 北京：文物出版社，1988：529.

"阴阳之道",不仅不把它看作是人的生活的负面因素,且强调它是人的生活不可缺少的重要方面,认为正确的男女性生活之道能够起到保健身体、健康生活的作用。总之,在养生学看来,一阴一阳之谓道,偏阴偏阳之谓疾,男女相需、相合,好比天地相合、阴阳相成,若男女不合,则为阴阳相离,与阴阳之道相悖,犹"若春无秋,若冬无夏",故男女阴阳应当交合互用,方为圣人之道。所以房中调养首要的是遵循男女阴阳之道,认识到男女的房事生活本乎人道之自然,是养生保健的重要内容之一,也是人体健康长寿的基础。

二、宝精守元,欲不可纵

根据养生学的认识,精为人身之至宝,乃元气化生之源,是维系人体生命的物质基础。但人体的精又是有限的,特别是先天元精,后天无法增补,消耗一点就少一点,尤须宝惜守护。所以房中调养的一个重要方面就是要节制性欲,宝精守元,不让元精流失;而保存精液,养护元气也是房中养生的一个重要目标。传统养生学认为,如果能交接而不泄或少泄,则不仅能保存自身之精,而且还能吸纳到女方阴精,甚至能致还精补脑之效,所以对人体是大有益处的。《玉房秘诀》云:"黄帝曰:愿闻动而不施,其效何如?素女曰:一动不泻,则气力强;再动不泻,耳目聪明;三动不泻,众病消亡;四动不泻,五神咸安;五动不泻,血脉充长;六动不泻,腰背坚强;七动不泻,尻股益力;八动不泻,身体生光;九动不泻,寿命未失;十动不泻,通于神明。"[1]《房术秘诀》谓:"夫精气乃一身至宝,只图快乐,泄尽元阳,譬如珠玉投于渊海之中,安可再得?"[2]

"还精补脑"是传统房中术强调的一种在性生活中结合运用内丹导引之术将所采之阴精导引到大脑以达补脑之效的特殊养生方

---

[1] 樊友平. 中华性学观止 [M]. 广州:广东人民出版社,1997:136.
[2] 樊友平. 中华性学观止 [M]. 广州:广东人民出版社,1997:694.

法。《玉房秘诀》曰："欲行阴阳取气养生之道，……采取其精液上鸿泉，还精，肌肤悦泽，身轻目明，气力强盛，能服众敌，老人如二十时，若少年，势力百倍。"[1]《修身秘诀》谓："夫御女，临施精时闭口，人张目，握两手，左右上下视，缩鼻取气，又缩下部吸腹，……则精上补脑，使人长生。"[2]《洞玄子》云："凡欲泄精之时，必须候女快，与精一时同泄。男须浅拔，游于琴弦麦齿之间，阳锋深浅如孩儿含乳，即闭目内想，舌拄下腭，踢脊引头，张鼻歙肩，闭口吸气，精便自上，节限多少，莫不由人，十分之中，只得泄二三矣。"[3] 也就是指在性交达到高潮时，通过行气导引的方法，来调节控制泄精，或抬头张目，左右环视；或阴茎外提置于阴道前部，闭目内想；或临射精时闭目上视，将意念集中于头顶百会穴处。方法可有多种，目的皆在于控制射精，从而做到少施泄或不施泄，并用意念吸引阴精上行补脑。

三、身心和合，气调情悦

人类的性生活是一个身心交流的过程，所以性生活首先要有感情基础，即"情意合同，俱有悦心"，从而才能达到"阴阳相感而应"的效果。同时，还必须有双方的密切配合，相互爱抚嬉戏，促进情欲，达到情意融融、两心相合的交欢乐趣，在和谐、和睦中进行性活动。事实上，正常的性生活应该是一个男女双方全身心投入、密切配合、共同完成、共享乐趣的活动过程。在这一过程中，加强双方的身心交流，和悦双方的神情，使双方都有强烈的交合意愿是非常重要的，而交接之前的嬉戏调情则是和合身心、愉悦神情的重要方法。

对于一个人来说，夫妻恩爱和睦、性生活和谐则心情愉快、气

---

[1] 丹波康赖．医心方 [M]．上海：上海科学技术出版社，1998：1141．
[2] 张学梓，钱秋海，郑翠娥．中医养生学 [M]．北京：中国医药科技出版社，2002：338．
[3] 丹波康赖．医心方 [M]．上海：上海科学技术出版社，1998：1158．

血和调、经络畅通、脏腑安和，身心亦为之健康。当然，性生活的和谐又是以夫妻恩爱为基础的，而夫妻性生活和谐、彼此感情融洽，也是家庭美满幸福的重要内容。

古代养生家非常强调性生活前的爱抚和性生活过程的协调同步，要求先伸缱绻、叙绸缪，爱乐相感、两情洽合，再进入直接性交接过程。《玉房指要》说："凡御女之道，务欲先徐徐嬉戏，使神和意感，良久乃可交接""交接之道，无复他奇，但当从容安徐，以和为贵，玩其丹田，求其口实，深按小摇，以致其气"。[1]《玄女经》也说："黄帝曰：交接之时，女或不悦，其质不动，其液不出；玉茎不强，小而不势，何以尔也？玄女曰：阴阳者，相感而应耳，故阳不得阴则不喜，阴不得阳则不起。男欲接而女不乐，女欲接而男不欲，二心不和，精气不感，加以卒上暴下，爱乐未施。男欲求女，女欲求男，情意合同，俱有悦心，故女质振感，男茎盛热，营扣俞鼠，精液注溢，玉茎施纵，乍缓乍急，玉户开翕，或虚或实，作而不劳，强敌自伏。吸精引气，灌溉朱室，今陈九事，其法备悉。"[2] 在房室生活中，务必先有一个爱抚嬉戏的阶段，动作要轻柔徐缓，使两情感动、心融情依，都有性的要求，然后才可以正式交合。两情未感，性兴奋尚未激发，就卒上暴下，女方未能体会到性快感、达性高潮就射精，或不管女方愿意与否，粗暴地进行性生活，以满足自己的性欲，这是一种自私的表现，不可能有和谐美满的性生活。对于女方来说，在行房时则要做到安神定志，排除自抑心理和不良情绪，使自己的性欲情志与男方融洽。《玉房秘诀》说："与男交，当安神定意，有如男子之未成，气至乃小收，情志与之相应，皆勿振摇踊跃，使阴精先竭也。阴精先竭，其处空虚，以受风寒之

---

[1] 丹波康赖. 医心方 [M]. 上海：上海科学技术出版社，1998：1141，1144.
[2] 丹波康赖. 医心方 [M]. 上海：上海科学技术出版社，1998：1144-1145.

第二十六章 房中调养

疾。"[1]总之,在房室生活中,男女双方要善于发现和掌握对方的性生活习惯和性欲发展规律,了解对方的性欲满足情况,增强相互的适应性,不断改善房室生活质量。男子要适当控制性欲的发展,使性活动时间适当延长,并激发女子的性欲。女子要主动与男方配合,使性兴奋与男方相适应,促使性高潮出现,这样就会逐渐达到性生活的和谐。

房室生活不单纯是一种生理活动,同时也是精神心理活动,是夫妻双方表达真挚爱情的一种方式。夫妻恩爱,房室生活和谐,精神愉悦,可使机体的生理功能处于最佳状态,表现为食欲旺盛、睡眠香甜、思维敏捷、精力充沛、身体健康。相反,夫妻反目,性生活不和谐,心情忧郁,则会食不甘味、寝不安寐,影响身心健康,甚至引起各种疾病。特别是妇女,多愁善感,常郁闷于内,久久不释,更易产生多种情志疾病。因此夫妻之间,在日常生活中要互相关心、体贴和尊重,多为对方着想,相互理解,不断增进感情,保持恩爱和睦,这样也有利于房室生活的和谐美满。

养生学强调性交应使男女双方同享快感,共同欢悦,共同受益。如《玄女经》就强调男女双方必先有"爱乐"然后行房,做到"相感而相应"。它说:"阴阳者,相感而应耳,故阳不得阴不喜,阴不得阳则不起。男欲接而女不乐,女欲接而男不欲,二心不和,精气不感,加以卒上暴下,爱乐未施。男欲求女,女欲求男,情意合同,俱有悦心。"[2]这些观点的可贵,不仅在于这是一种科学的性生理和性心理规律反映,尤其是体现出一种男女平等的思想,承认女性的性权利,在性交时男性必须考虑女性在性反应上较为迟缓的特点加以照顾,要"情意合同,俱有爱心",而不能只顾自己一时之快。总之,养生家认为和合之道贵在"神交",以阴阳互感为前提,

---

[1] 丹波康赖.医心方[M].上海:上海科学技术出版社,1998:1142.
[2] 丹波康赖.医心方[M].上海:上海科学技术出版社,1998:1144.

再配合以调神、治气、导引等方法的锻炼，增强房事活动中的自控能力，与对方一起进入"神和意感""固密天真"的境界。

四、尊道而行，交合有节

房中调养的一个重要原则就是要尊道而行，做到交合有节，而交合有节的一个具体表现就是行房有度。所谓有度，即适度，就是说不能恣其情欲，漫无节制。古代养生家认为，男女房事，乃交换阴阳之气，固本还元，只要行之有度，对双方都有益处。马王堆出土的竹简《十问》中，有房事影响寿夭的记载，强调男女房事如能遵守一定的法度，做到心安不放纵，形气相和谐，保精全神，勿使元精乏竭，这样，体虚的人可以逐渐充盈，体壮的人更能健实，老年的人亦可因而长寿。正如《抱朴子内篇》所说："人复不可都绝阴阳，阴阳不交，则坐致壅阏之病；故幽闭怨旷，多病而不寿也。任情肆意，又损年命。唯有得其节宣之和，可以不损。"[1]

行房有度，主要反映的是一个数量问题，但"度"不是一个绝对概念。《玉房秘诀》认为："黄帝问素女曰：道要不欲失精，宜爱液者也，即欲求子，何可不泻？素女曰：人有强弱，年有老壮，各随其气力，不欲强快，强快即有所损，故男子十五，盛者可一日再施，瘦者可一日一施；年二十岁者，日再施，羸者可一日一施。年三十，盛者可一日一施，劣者二日一施。四十，盛者三日一施，虚者四日一施。五十，盛者可五日一施，虚者十日一施。六十，盛者十日一施，虚者二十日一施。七十，盛者可三十日一施，虚者不泻。又云：年二十，常二日一施。三十，三日一施。四十，四日一施。五十，五日一施。年过六十以去，勿复施泻。"[2]《千金要方》则提出："御女之法，能一月再泄，一岁二十四泄，皆得二百岁，有颜色，

---
[1] 王明.抱朴子内篇校释：增订本[M]//抱朴子内篇.北京：中华书局，1985：150.
[2] 丹波康赖.医心方[M].上海：上海科学技术出版社，1998：1158.

第二十六章　房中调养

无疾病。若加以药，则可长生也。人年二十者，四日一泄；三十者，八日一泄；四十者，十六日一泄；五十者，二十日一泄；六十者闭精勿泄，若体力犹壮者，一月一泄。凡人气力自有强盛过人者，亦不可抑忍。久而不泄，致生痈疽。若年过六十而有数旬不得交合，意中平平者，自可闭固也。"[1]性交次数要适当，抑忍禁锢或纵欲伤精，都对身体不利。其实，根据古人的认识，在不同的季节，度的标准也不相同，一般认为春夏季可多于秋冬季。如果某人春天每月四次、夏天每月六次的话，那么秋天每月可以有两次、冬天每月一次。孙思邈还指出"人年四十以下，多有放恣"，若不加节制，"倍力行房，不过半年，精髓枯竭，惟向死近，少年极须慎之"。[2]这些说法在今天亦可作为参考。

从现代性科学的研究来看，行房次数到底多少是适度的，并没有统一的标准，应根据性生活的个体差异，以及年龄、体质、职业等不同情况，灵活把握、区别对待。新婚初期，或夫妻久别重逢的最初几日，可能行房次数较频，而经常在一起生活的青壮年夫妇，每周一二次正常的房事不会影响身体健康。究竟隔多长时间合适？应由夫妻双方的年龄、体质、健康情况和精神、生理、心理状态来决定。其测定的最简单方法是，只要在性交之后，感到心身愉快、精力充沛、感情融洽，则是合适。如果出现腰酸背痛、疲乏无力、工作效率低，说明纵欲过度，应当调整节制。对于青壮年来说，房事生活一定要节制，不可放纵；对于老年人，更应以少为佳。

交合有节除了行房的量的因素之外，也还有一个质的问题。从古人的认识来看，性生活更应该看重其质，使每次性生活都能保证较高的质量，这自然就涉及性生活具体过程的把握和适当节欲的问题。

---

[1] 李长福，李慧雁. 孙思邈养生全书 [M]. 北京：社会科学文献出版社，2003：50.
[2] 李长福，李慧雁. 孙思邈养生全书 [M]. 北京：社会科学文献出版社，2003：46-47.

五、运用八益，避免七损

《素问·阴阳应象大论篇》指出："能知七损八益，则二者可调，不知用此，则早衰之节也。""七损八益"是古代指导男女同房趋利避害的房中养生原则与方法，具体内容包括房事活动中七种有损于身心健康和八种有益于男女双方的和合之道。

所谓"八益"，是指八种有益于男女双方身心健康的房中和合之道。那么，什么是八益呢？《天下至道谈》载：一曰治气，二曰致沫，三曰知时，四曰畜气，五曰和沫，六曰窃气，七曰待赢，八曰定倾。《玉房秘诀》则把八益概括为：一固精，二安气，三利脏，四强骨，五调脉，六畜血，七益液，八道体。

如何运用八益呢？对此《玉房秘诀》给出了方法："素女曰：阴阳有七损八益。一益曰固精，令女侧卧张股，男侧卧其中，行二九数，数卒止，令男固精。又治女子漏血，日再行，十五日愈。二益曰安气，令女正卧高枕，伸张两髀，男跪其股间刺之，行三九数，数毕止，令人气和。又治女门寒，日三行，廿日愈。三益曰利脏，令女人侧卧，屈其两股，男横卧却刺之，行四九数，数毕止，令人气和。又治女门寒，日四行，廿日愈。四益曰强骨，令女人侧卧，屈左膝，伸其右髀，男伏刺之，行五九数，数毕止，令人关节调和。又治女门闭血，日五行，十日愈。五益曰调脉，令女侧卧，屈其右膝，伸其左髀，男据地刺之，行六九数，毕止，令人脉通利。又治女门辟，日六行，廿日愈。六益曰畜血，男正偃卧，令女戴尻，跪其上，极纳之，令女行七九数，数毕止。令人力强，又治女子月经不利，日七行，十日愈。七益曰益液，令女人正伏举后，男上往，行八九数，数毕止。令人骨填。八益曰道体，令女正卧，屈其髀，足迫尻下，男以髀胁刺之，以行九九数。数毕止，令人骨实。又治女阴臭，日九行，九日愈。"[1]

---

[1] 樊友平. 中华性学观止[M]. 广州：广东人民出版社，1997：134.

第二十六章　房中调养

所谓"七损",是指房事活动中应该加以避免的七种不合乎养生之道的弊病。什么叫七损呢?《天下至道谈》曰:"一曰闭,二曰泄,三曰渴(竭),四曰勿,五曰烦,六曰绝,七曰费。"[1]对此加以解释就是:性交时阴茎疼痛,这就是内闭;性交时出虚汗多,这就是外泄;房事无度而不能及时中止,这就是竭;想性交时临阵阳痿,或举而不坚,无力进入,这就是勿;性交时喘息,并心烦意乱,这就是烦;无性交要求而勉强交合,对身心健康很有害,这就是绝;因交合不当而导致疾病,这就是费。《玉房秘诀》则对七损有另一个更具体的说法,即为:一曰绝气,二曰溢精,三曰夺脉,四曰气泄,五曰机关厥伤,六曰百闭,七曰血竭。《玉房秘诀》还论述了七损的具体表现及其治疗方法,其指出:"素女曰:一损谓绝气。绝气者,心意不欲,而强用之,则汗泄气少,令心热目冥冥。……二损谓溢精。溢精者,心意贪爱,阴阳未和而用之,精中道溢。又,醉而交接,喘息气乱,则伤肺,令人咳逆上气,消渴,喜怒或悲惨惨,口干身热而难久立。……三损谓夺脉。夺脉者,阴不坚而强用之,中道强写,精气竭,及饱食讫交接,伤脾,令人食不化,阴痿无精。……四损谓气泄。气泄者,劳倦汗出,未干而交接,令人腹热唇焦。……五损谓机关厥伤。机关厥伤者,适新大小便,身体未定而强用之,则伤肝,及卒暴交会,迟疾不理,劳疲筋骨,令人目茫茫,痈疽并发,众脉槁绝,久生偏枯,阴痿不起。……六损谓百闭。百闭者,淫佚于女,自用不节,数交失度,竭其精气,用力强写,精尽不出,百病并生,消渴,目冥冥。……七损谓血竭。血竭者,力作疾行,劳困汗出,因以交合,俱已之时,偃卧推深,没本暴急,剧病因发。连施不止,血枯气竭,令人皮虚肤急,茎痛囊湿,精变为血。"[2]在房室养生中,人们必须避免七损对人体带来的伤害。

---

[1] 樊友平.中华性学观止[M].广州:广东人民出版社,1997:29.
[2] 樊友平.中华性学观止[M].广州:广东人民出版社,1997:134-135.

总之，在房事中如能善于用八益而除七损的人会耳聪目明、身体灵活轻便、生理功能日益增强，故能延年益寿，生活快乐长久。故《天下至道谈》云："去七损以振其病，用八益以贰其气，是故老者复壮，壮不衰。……故善用八益，去七损，耳目聪明，身体轻利，阴气益强，延年益寿，居处乐长。"[1]《玉房秘诀》曰："避七损之禁，行八益之道，无逆五常，身乃可保。正气内充，何疾不去？府藏安宁，光泽润理，每接即起，气力百倍，敌人宾服，何惭之有？"[2]

六、调性为主，诸法为辅

养生学房中调养并不是单纯就性生活论性生活地进行房中调养，而且还特别强调将包括行气导引在内的各种方法结合起来进行房中养生，尤其重视以下几点：第一，把精神情志的调养作为房中调养的重要组成部分。强调同房前要保持良好的情绪，调整各自的心身状态，在气血冲和、性情和悦的状态下入房。第二，将处理男女双方的关系使其达到和谐一致作为房中养生的重要内容。强调由于女方的性冲动反应较为迟缓，男方不但要有一定的耐心，而且须以和情悦性的方式使双方情怡意浓、两情相悦之后方宜于交接。如果一方性情不悦，或根本就没有性要求，绝对不可强行房事。第三，将行气吐纳、导引按摩等调养方法放在房中调养中的重要地位。不仅要将这些调养方法贯穿于房事活动的全过程，而且还强调平时坚持不懈的修炼，以产生补益固精、疏理气机的效应。第四，注重药物和食物在房中养生中的作用，注意服用对性生活有调理作用的药物和食物。总之，养生学的房中调养既有单纯针对性生活本身的调养方法，也有从一般角度所采用的养生方法；既有针对性心理、性生理、性卫生等方面的调养方法，又有

---

[1] 樊友平.中华性学观止[M].广州：广东人民出版社，1997：28，30.
[2] 樊友平.中华性学观止[M].广州：广东人民出版社，1997：126.

治气、蓄气、吐纳、导引等房中补益的修行方法，体现了以房事调养方法为主，其他方法为辅助，诸法结合又独树一帜的房中养生特点。

第三节　房中调养的基本方法

一、交合知机

古人认为，男女双方在行房过程中如能把握最佳时机适时交会，不仅可使性生活高度和谐而有益于各自的身心健康，而且比较容易怀胎受孕，有利于优生优育。为此，历代房中养生家都强调男女交接，贵在"知机"。如《天下至道谈》在讨论"治八益"时，将交接"知机"列为八益之一，主张同房时必须待到双方情欲皆动，"五征""三至"齐备，"交欲为之"之际，方可行房交接。明代张介宾则进一步加以发挥，认为："阴阳之道，合则聚，不合则离；合则成，不合则败。天道、人事莫不由之，而尤于斯道为最。合与不合，机有十焉；使能得之，权在我矣。"[1] 交合之机主要涉及以下三个方面的内容：

（一）注意动情迟速

男性和女性在情欲萌动至性高潮期的反应速度上存在着明显差异。养生家认为：男子属阳，阳性主动，故其动情迅速而短暂，旋即趋于高潮，并随射精动作完成而立即消退；女子属阴，阴性主静，故动情缓慢而持久，缓缓地趋于高潮，高潮后的回落势态也缓。由于男女动情迟速不一，这就客观上给房事和谐带来了一定的难度。对此，张介宾指出："阴阳情质禀有不齐，固者迟，不固者速。"[2] 据此，他强调"迟速乃男女之会机"，就是指夫妇在同房时应相互配合，适当控制和调整各自的性兴奋反应速度与水平，以使双方性情和谐同步。如房中性情冲动，容易兴奋者，可运用主观意念控制方法减

---

[1] 张介宾. 景岳全书 [M]. 北京：中国中医药出版社，1994：468.
[2] 张介宾. 景岳全书 [M]. 北京：中国中医药出版社，1994：468.

缓其反应速度，在"静以自持"的基础上适当配合一些能激发对方情欲的技巧，待两情相洽、欲接之时再合阴阳；动情迟缓者，应将注意力集中在房事体验上，主动迎合对方，并加快动情速度，适时交接。

（二）注意情欲强弱

主要指男女间性欲及其能力可能存在一定的差异。张介宾指出："强弱乃男女之畏机也。阳强阴弱，则畏如蜂虿（蝎子），避如戈矛；阳弱阴强，则闻风而靡，望尘而北，强弱相凌而道同意合者鲜矣。"[1] 由于体质、年龄、健康、精神状态等因素的影响，个体在性欲、性交能力等方面都有程度不等的差异，既可表现为男强女弱，也可表现为男弱女强。倘若在这方面的差距过于明显，不仅难以和谐房事，甚或影响正常的夫妇关系，有碍于双方的心身健康。一般而言，如果不是因为一方体质虚弱、疾病缠身，或双方年龄相去悬殊，性功能的强弱势态不至于相差十分明显，一般情况下夫妻性功能的强弱多是随双方精神状态、疲劳程度等有所变化。因此，张介宾强调"强有不足畏，弱有不足虞者，亦在乎为之者之何如耳！"[2]

对于行房过程中因为"强弱"之势明显偏颇而难以和谐，房中家反对不顾对方的畏惧或厌恶心理状态"以强凌弱"，认为这样做的后果势必造成偏颇之势钢结难解，有悖于房中养生之旨。正确的做法是：一般情况下，强者应善于抚慰和体贴弱者，以疏导和引导的方式克服其心理障碍，采用适当的调情方法激发其情欲，待对方去畏而乐、变弱为强之后再交合。如果因为体质、疾病或其他因素导致性欲低下或回避房事时，强者一方则应节制房事，清心寡欲，同时针对其畏惧原因，或调理扶弱，或祛病复壮，或待其影响因素解除后再论房事。所谓"抚弱有道，必居仁由义，务得

---

[1] 张介宾. 景岳全书 [M]. 北京：中国中医药出版社，1994：468.
[2] 张介宾. 景岳全书 [M]. 北京：中国中医药出版社，1994：468.

其心"的说法，反映了房中家注重心理疏导和抚慰的性文明行为准则与观念。

（三）把握动情征兆

为了把握交接的最佳时机，《天下至道谈》《合阴阳》《素女经》《玉房秘诀》等有关著述，都对男女动情的生理、心理和情态改变作做了详尽描述，且与现代性医学研究的结果十分吻合。

养生家对男子性高潮届临的判断，主要是从阴茎的勃起、壮大、坚挺、温暖四个方面的程度来加以认识的。《天下至道谈》有所谓"三至"之说，而《玄女经》则增加了"玉茎不怒，和气不至"一条，称为"男候四至，乃可致女儿气"。各家阐述虽稍有不同，其基本精神则是一致的，即男子在房中如果阴茎尚未动起，是男女互感的"和气"未至；阴茎勃起而不粗大，为气血尚未充斥阴部肌表，所谓"和气"未至的缘故；阴茎粗大而未坚挺持久，是筋骨（肝肾）之气未至之征；阴茎坚挺而不热者，是神气尚未贯注其间的原因。唯待阴茎"四至"兼备，则五脏、精神、气血皆充其力，斯时交会则无损健康。

二、姿态适宜

由于性生活的和谐在身心保健中具有重要意义，所以养生家非常重视性生活中男女的配合协调和各种体位姿势的运用，以丰富性生活内容，促进交合双方的感情交流，增强快感和满足。其基本方法是：先有抚爱嬉戏的准备阶段，互相亲吻吮吸，以阴茎触摩女阴两侧，待外阴辟张，阴液润滑，再进行交接，交合时动作宜徐缓。《素女经》说："阴阳贵有法乎？素女曰：临御女时，先令妇人放手，安身屈两脚，男入其间，衔其口，吮其舌，拊搏其玉茎，击其门户东西两傍，如是食倾，徐徐纳入。"[1]

---

[1] 樊友平. 中华性学观止 [M]. 广州：广东人民出版社，1997：127.

马王堆医书《合阴阳》载有"十节""十修"。所谓"十节",是男女交合时十种模仿动物活动姿态的性交动作,分别是:一曰虎游,即交合姿势如老虎游泳;二曰蝉附,指交合时如鸣蝉附着于树干;三曰尺蠖,即如尺蠖爬行一样一伸一缩;四曰麋桷,如獐鹿角触;五曰蝗磔,即如飞蝗张翅;六曰爰据,即似猿猴恁依;七曰詹诸,即像蟾蜍吸气或跳跃样交合;八曰兔鹜,即如兔奔跑样交合;九曰青令,即如蜻蜓点水;十曰鱼嘬,即如鱼儿吐食。内容与《素女经》的"九法"颇有相同之处。所谓"十修",《合阴阳》曰:"一曰上之,二曰下之,三曰左之,四曰右之,五曰疾之,六曰徐之,七曰希之,八曰数之,九曰浅之,十曰深之。"[1] 很显然,十修是对男女交合时阴茎出入阴道的方位、速度、深浅等十种动作方式的归纳。

在性生活中,体位姿势可以多种多样,交合迎随有深有浅,有快有慢,并不存在统一的、固定的性交模式。各种姿势组合起来,可以达近百种,可以根据具体情况选择合适的方式,以促进性生活的和谐。总之,性生活采用什么样的姿势和体位,应因人而异,各种姿势并无优劣之分,只要能使双方身心感到舒适愉快,就都是可取的,如果使双方或任何一方感到勉强或不舒适,就是不可取的。

值得指出的是:选择适当的性交体位,不仅能促进性生活的和谐,而且具有一定的卫生保健作用以及对某些疾病的治疗作用。如冠心病患者夫妇采取坐式体位,可减少心绞痛发作。男方如患心肌梗死,或为心绞痛及充血性心力衰竭患者,性交时宜采用女上位,由女方控制动作。女方有心脏病等慢性疾病时,则采用男上女下的体位。如夫妇双方皆体弱或伴有心脏病等慢性疾患,可采用面对面的侧卧位。有些不孕的妇女,属于子宫后位或子宫后倾者,用男上女下式体位,使精液存留于阴道后穹窿而影响受孕,如果交合时女

---

[1] 樊友平. 中华性学观止[M]. 广州:广东人民出版社,1997:22.

方取胸膝卧位，分开两腿，男俯屈膝，阴茎从后面进入阴道，则可以帮助受孕。如果是需要避孕，则可采取坐式体位交合。

三、节宣合度

作为节宣房事法则的深化，古代房中家认为适度节制房事活动，不仅具有所谓"小别三日如新婚"的和谐房事作用，更是房中"宝精行气"养生思想的具体体现。

孙思邈认为要做到房事节宣合度，关键是对精液的宣泄频度作合理调节。为此，他在《千金要方》里提出节宣房事活动的基本标准："人年二十者，四日一泄；三十者，八日一泄；四十者，十六日一泄；五十者，二十日一泄；六十者，闭精不泄，若体力犹壮者一月一泄。"[1]古人之所以强调交接泄精的频度必须随着年龄的增长而递减，显然是当时已认识到性功能的衰退主要与伴随年龄增长的机体衰老有密切的关系，因而主张每次泄精后休养生息的时间也须适当延长。此外，古代养生家认为在掌握这一标准时还应考虑禀赋、体质等情况酌加权变，如"所禀者厚，饮食多，精力健，或少过其度。譬之井焉，源远流长，虽随汲随满，又惧其竭也。若所禀者薄，元气本弱，又食减精耗，顾强而为，是怯夫而试冯妇之术，适以劚虎牙耳"[2]。

根据不同年龄、禀质等情况，对精液的施泄频度加以适当节制，既是古人顺应自然，保持"精盈而泄"观念的反映，也是房中养生的"宝精"措施之一。这与现代以性交后仍能保持精力充沛、无疲劳感即为适度的观念相比，古代养生家更注重一个"节"字，节的目的在于惜精、固精，使之充盈而不妄泄，这对于避免和防止性生活过度而影响身体健康有积极意义。需要说明的是，古代养生家认为"泄精"并非房事活动的唯一必然结果，也不应视作房事活动结

---

[1] 李长福，李慧雁．孙思邈养生全书 [M]．北京：社会科学文献出版社，2003：50.
[2] 李鹏飞．三元延寿参赞书 [M]// 道藏：第18册．北京：文物出版社，1988：529.

束的标志,对房中养生者来说这正是应当有所节制或加以避免的。因此,在他们看来泄精与同房的概念有着很大的差异,精液之施泄当有所节制,而男女同房的情感宣泄则不在"节"的范畴内,他们还认为情意交融的感情性行为方式较单纯的以泄精为房事结束标志的性行为更有益于双方的心身健康。

节宣合度的一个常用方法就是要做到交接而不泄精,或"数交而一泻"。养生学认为性生活过度,频繁泄精,对身体有害,但交合时动而少泄或不泄精,则既能享受性生活的快感,又于身体无损,从而养生长寿。

性交中不泄或少泄的关键在于男女双方要保持"阴气和平,阳气闭密",这就必须掌握房中养生的修行方法与要领,做到合房有术。对女方而言,交接时"当安心定意",以使"阴气和平";男方则"当如朽索御奔马,如临深坑下有刃,恐堕其中"[1],务使阳气闭密,这是就同房过程中双方意念控制而言。对于房事过程中的具体要领,古人强调:"欲知其道,在于定气、安心、和志,三气皆至,神明统归,不寒不热,不饥不饱,亭身定体,性必舒迟,浅内徐动,出入欲希,女快意,男盛不衰,以此为节"[2]"能动而不施者,所谓还精,还精补益,生道乃者(著)"[3]。同时,在同房过程中还应辅之以调养心神、和谐情志及导引等方法,才能做到"数交而一泻",或"闭精而不泻"。

四、讲究技法

要使房事和谐,还需讲究技法,在技法上需要做到神和意感与从容安徐。

---

[1] 丹波康赖. 医心方 [M]. 上海:上海科学技术出版社,1998:1138.

[2] 丹波康赖. 医心方 [M]. 上海:上海科学技术出版社,1998:1139.

[3] 丹波康赖. 医心方 [M]. 上海:上海科学技术出版社,1998:1138.

第二十六章 房中调养

（一）神和意感

"神和意感"是一种以情感交流方式为主的性行为，既可用于男女同房交媾前的心身准备，以便在双方性高潮同步的基础上和合房事，也可仅仅作为房中宣泄情感的节宣之法加以运用。

古代养生家认为男女同房必须以"阴阳互感"为前提，正如孙思邈所指出的："凡御女之道，不欲令气未感动，阳气微弱，即以交合。必需徐徐嬉戏，使神和意感，良久，乃可令得阴气，阴气推之，须臾自强。"[1]《玄女经》亦指出："天地之间，动须阴阳，阳得阴而化，阴得阳而通，一阴一阳，相须而行，故男感坚强，女动辟张，二气交流，精液相通。"[2] 即在交合前，借助于倾诉衷肠、互道体贴之情及身体的偎依拥抱等方法，激发对方的情欲，阴阳相感，情投意和，俱有悦心，即可"男以致气，女以除病，心意娱乐，气力益壮"[3]。养生家根据道法自然的原则，认为男女交接既是生活的自然需要，是天理人伦的必然，但又强调这一目的需要在燕婉娱心、恩爱相接的过程中来实现，并认为这种男欢女爱、情感交融不但对男女双方身心健康有益，且在此基础上的阳施阴受、精血融合也是胎孕优生的基础。

对于男女和合动情的心身准备，可在神和意感、情欲萌动之际，根据双方动情反应特征与水平尽情嬉戏，待双方进入性高潮期再行交接。《合阴阳》竹简书将男女双方密切配合、情酣意畅的过程称为"戏道"，《洞玄子》对这一过程做了详尽的描述："凡初交会之时，男坐女左，女坐男右。男箕坐，抱女于怀中，于是勒纤腰，抚玉体，申嫌婉，叙绸缪，同心同意，乍抱乍勒，二形相搏，两口相嗚，男含女下唇，女含男上唇，一时相吮，茹其津液，或缓啮其舌，或微

---

[1] 千金要方：道林养性 [M] // 道藏：第26册. 北京：文物出版社，1988：545.
[2] 丹波康赖. 医心方 [M]. 上海：上海科学技术出版社，1998：1139.
[3] 丹波康赖. 医心方 [M]. 上海：上海科学技术出版社，1998：1143-1144.

酥其唇，或邀遣抱头，或逼命拈耳，抚上拍下，嗚东呋西，千娇既申，百虑尽解。乃命女左手抱男玉茎，男以右手抚女玉门。于是男感阴气，则玉茎振动，其状也峭然上耸，若孤峰之临迥汉；女感阳气，则丹穴津流，其状也涓然下逝，若幽泉之吐深谷。此乃阴阳感激使然，非人力之所致也。势至于此，乃可交接。"[1] 养生家认为房中交接唯其双方达到心理、生理上的性兴奋高潮才行和合之事，这时的交合不仅对身体具有补益作用，而且也更容易受孕。从现代性科学的角度来说，神和意感的交接强调男女双方不应只是注意性器官的直接交接，更应该注意思想感情的交流，要注意通过视、听、触觉及动作姿态达到性情上的和谐一致，以此获得精神情感上的爱欲交流和满足。所谓"虽欲勿为，作相呴相抱，以次（姿）戏道"[2]，即为此意。

（二）从容安徐

从容安徐主要针对女方性高潮反应较缓而持久的生理特性来和谐房事的一种技巧或方法，这种技巧或方法又可以进一步从安徐舒缓和弱入强出两种具体的操作来体现。

1. 安徐舒缓

《玉房秘诀》引素女语称："欲知其道，在安心和志，精神充归，不寒不暑，不饱不饥，定身正意，性必舒迟，滑内徐动，出入欲稀。以是为节，慎无敢违，女既欢喜，男则不衰。"[3] 根据这一阐述，"安徐"既包括同房前调养情志、静心安神的心理准备，也可借助虚静、内观、意守之类的功法调整，来增强意念的自控能力，并在交接过程中控制其行为，特别要求在对方情动欲兴的时候，保持身体平静少动，徐徐相引相交，缓缓抽送出入，以降低自身的性兴奋阈值，延长交接时间。以安徐和缓之法交合阴阳，既可满足女方性高潮体验

---

[1] 樊友平. 中华性学观止 [M]. 广州：广东人民出版社，1997：125-126.

[2] 合阴阳 [M]// 樊友平. 中华性学观止. 广州：广东人民出版社，1997：20.

[3] 丹波康赖. 医心方 [M]. 上海：上海科学技术出版社，1998：1144.

的欲望，又可避免起性过快、过猛而失控早泄，对于男性和谐于女性的性生活有切实的效果。

2. 弱入强出

著名养生家陶弘景在《养性延命录》中引用老子语称"弱入强出，知生之术；强入弱出，良命乃卒"，并具体阐释其交接法为"纳玉茎于琴弦麦齿之间，及洪大便出之，弱纳之，是谓弱入强出。消息之，令满八十动，则阳数备，即为妙也"。[1] 孙思邈则将其用作"数交而一泻"的具体方法，认为关键在于掌握"弱而内迎，坚急出之，进退欲其疏迟，情动而止"[2] 的要领。弱入强出法是对《合阴阳》等古代房中典籍所谓"执十动"说的补充与发展，体现了"动而不泻"以保持精盈的房中养生观。其具体方法为：交合时将阴茎缓缓浅刺女性阴道口，以行"九浅一深"之数，于阴茎势坚洪大之际抽出阴道，谓"一动"（犹一个回合，即交接抽送10次）；及其坚强之势略缓，再重复上述交接动作，反复数个回合，直至情酣欲泄之前停止交接。此法对于和谐房事，防治诸如阳痿、早泄一类的心因性房室病证或有益处。

第四节　房中调养的辅助方法

一、药物调养

关于房中的药物调养，古人一直就十分重视，并进行了大量的探索，找出了一些对房中调养有功效的药物，如鹿茸、淫羊藿、黄狗肾、肉苁蓉、菟丝子、五味子、巴戟天、牛膝、远志等。而到了今天，像伟哥等壮阳药更是大行其道。但养生家早就强调，药物壮

---

[1] 养性延命录：御女损益篇第六 [M]// 道藏：第18册. 北京：文物出版社，1988：485.

[2] 千金要方：道林养性 [M]// 道藏：第26册. 北京：文物出版社，1988：545.

阳只能是临时治标之用，不能作为根本，根本的调养一是饮食，稳固后天之本，使身体强壮；二是一般的药物调养，使身体气血和调、阴精充足、脏腑健全、经络舒畅；三是直接的房中调养，使人精神和悦、充满爱意、男女互动、协调配合、身心融合。

二、房中按摩

房中按摩法是采用按摩方法为主，以和谐房事或治疗某些性功能障碍疾病，并兼具养生保健作用的一种房中养生术。

（一）动情按摩法

本法是指在男女行房前，双方分别按摩对方的性敏感部位，催动情欲，以促使性情和洽、房事和谐。

以性敏感程度而言，男人动情区依次为阴茎、会阴部、乳头、唇舌、大腿内侧，女方为外阴部、乳房、唇舌、大腿内侧、小腹部、腋下、腰背、臀部、肛门等。其中，男性以龟头、会阴部最为敏感，女性则以阴蒂、大小阴唇、阴阜、乳头等最为敏感。

一般来说，男性的性冲动迅速而强烈，在视听等感官的刺激下即可产生，通常无须借助于性敏感区的按摩刺激促使其动情。如果男方表现为动情迟缓，或有功能性阳痿、性欲低下等症状，女方可在耐心抚慰的同时，搓揉按捏男方容易动情的部位，以激发其情欲高潮的到来。

女性的性冲动有迟发而持久的特点，除了须以调情方式激发情欲之外，一般还须凭借触觉刺激阈值的逐渐提高才能达到一定的性兴奋水平。因此在同房之际，男方可在依偎相拥的同时，从抚摸女方手臂肘腋开始，循其颈项、胸腹、腰背轻揉抚摩，再由臀股而下，捏拿轻抚阴部，对性敏感部位则可重点揉摩，并配合亲吻唇乳等动作，以催动其情。

在运用动情按摩法时，特别要注意，手法应轻柔体贴，不能粗鲁，双方的性高潮能否同步和谐,需要男女双方相互紧密配合与心领神会。

(二)壮阳固肾按摩法

本法具有促进性功能、固肾培元、养血益精、抗衰复壮等功效。常用的有摩涌泉、摩肾俞、兜肾囊、提肾功等方法。

1. 摩涌泉

取平坐或单盘(即一腿置于另一腿上盘坐),双手搓热,以一手握持足趾,另一手掌心旋摩涌泉,至其有热感为止,然后左右交换旋摩足心。本法有固本培元、祛湿降火之效,每日搓摩不辍,有养心安神、强身健步的功效。

2. 摩肾俞

本法载于《修龄要旨》。临卧前坐于床,垂手解衣,略行吐纳闭气,舌抵上腭,目视顶门,提缩肛门数十次。然后两掌分贴于肾俞,中指正对命门,做环行摩擦120次。在摩肾俞的同时,如能配合意守命门,其生精固阳的功效更佳。

3. 兜肾囊

《勿药元诠》引《金丹秘诀》:"一擦一兜,左右换手,九九之功,真阳不走。戌亥二时,阴旺阳衰之候,一手兜外肾,一手擦脐下,左右换手各八十一,半月精固,久而弥佳。"[1]本功法宜在晚上施行,盘膝端坐,宽衣调息片刻,先将双手搓热,用左手兜起阴囊,稍向上托起,右手擦摩脐下气海、关元,边擦边兜,行九九八十一次,然后左右手互换再兜擦九九八十一次。本法具有补肾壮阳、固本生精作用,长年坚持兜擦肾囊,可改善和增强睾丸生理功能,强壮并防止性功能衰退。如在兜擦过程中出现阴茎勃起现象,可行导引之术,凝神于脐,闭口咬牙,舌抵上腭,提摄肛门,存想气由会阴、尾闾而上,至巅顶过泥丸,下至双目间,意守片刻,叩齿咽津,

---

[1] 勿药元诠:精气神[M]// 项长生.医学全书:汪昂.北京:中国中医药出版社,1999:421.

送入中丹田，结束全套功法。

以古代兜肾囊功法为基础，后世又发展出许多刺激阴茎、阴囊的方法，如提阳功（一手揉丹田、关元，一手握固阴茎，向上下左右各提拉数十次）、搓揉睾丸法（先以两手食指、中指轻托同侧睾丸，拇指对置其上，双向轻揉，以睾丸有微微酸胀感为度，然后一手将阴茎上提并按置于脐下，另一手掌心揉擦阴囊的同时，用掌根将睾丸轻轻上推，揉擦上推至该部位稍稍透热为度。再两手互换，推揉方法同上），均有固肾生精、强阳复壮作用。

4. 提肾功

是指将自我按摩与呼吸吐纳等方法揉合在一起而形成的一种保健强壮功法，用于防治阳痿阴冷、遗精、月经失调等病证。

先取坐位，两手指对搓至热，分别按揉中脘、神阙、气海、关元各穴；再双掌搓热，由中脘向下推擦至关元，分揉两侧肾俞，然后两手虎口朝下，以全掌自两侧京门往会阳推擦至透热为度。随后，可根据个人习惯与体质强弱选择站立或仰卧姿势，双目微闭，舌抵上腭，清神涤虑，以腹式呼吸吐浊吸清数遍，意守会阴片刻，于神定之时吸气收腹撮肛，上提会阴部，稍稍闭气，如忍小便状；再于缓缓吐气的同时放松腹部、肛门及会阴部，一收一松、一提一放为一遍，连续做上述动作六至十二遍。收功时应逐步放松意念，缓缓睁开眼睛，叩齿咽津，两手再搓热后摩熨脸面、脐腹、腰胁，微动四肢，即可随意活动。每日行一二次，饭后禁止行功。

5. 健肾法

本法只适用于男子，先用并拢的四指在阴上生毛处旋转按揉20次（顺时针、逆时针方向各10次），然后四指并拢置会阴部，手掌压住阴部，用四指向上抹，并用力兜阴部，直至下腹，两手交替进行，反复20次。两手掌相对，捧住整个阴部，边搓边向下拉10次，一手将睾丸拿起固定，另一手轻轻叩打睾丸10次，再换另一侧进行。

第二十六章 房中调养

最后一手将阴茎向上拉,另一手拇指螺纹面揉阴茎根部半分钟。

三、房中导引

房中导引法是综合运用调神、吐纳、肢体运动等方法调节房事活动,以达到扶羸复壮、祛病延年目的的一种房室养生方法。

(一)炼精化气法

本法具有壮阳振颓、生精固本的功效,适用于防治阳痿、阴冷、遗精、早泄、带下、子宫脱垂等病证,也可用作强身抗衰的保健锻炼功法。

取坐位,两脚分开,两足着地,并相互平行,两臂自然下垂,两手轻置大腿上,全身松弛自然,以端正、舒适、安稳为度。坐定后静心凝神,排除杂念,将意念集中于丹田,内视丹田的同时,两耳返听丹田;同时调匀呼吸,保持呼吸自然悠长即可,如能取腹式呼吸更好,在此基础上逐渐入静。女性可意守气海、关元。初习者一时难以入静,可用数息法(默数呼吸次数)协助收敛心神,调匀气息。待内观入静稍有基础,便可进入下一步的"吐纳"修习。

入静后片刻,便可配合以腹式呼吸的吐纳锻炼。先在徐徐吐出浊气的同时,用意将小腹内收,存想前腹似与后腰相贴,吸气时缓缓复原,并于吸气末稍稍闭气,如此反复二三次。呼吸吐纳时气息要保持深悠细长,意念应始终静守丹田。

吐纳练习至丹田自然而然出现发热或跳动感时,可以意引导至命门处,静守命门。待命门出现上述感觉时,再以意引至会阴部。在意守上述部位而出现阳举或欲射精感时,可急行吸、贴、提、闭四字诀以"炼精化气":即先意守丹田,随即用意由龟头向后阴吸摄,经会阴、尾闾上提,由夹脊、玉枕而上,过泥丸至上丹田守住;同时,闭口咬牙,舌抵上腭,握紧手足,紧缩肛门,并向上提肛。意守上丹田片刻后,连同口中的津液下咽,以意送入中丹田(膻中),

待阴茎软后收功。

收功时,意想真气围绕中丹田旋转,从左向右上方左旋,周圈由小到大,共三十六圈;稍停,反方向右旋,由小到大,共二十四圈。然后将双手搓热,搓摩颜面部收功。

(二)倒阳散火法

1. 倒阳法

本法见载于《万病回春》,主治年少欲念妄动,阳强不倒,梦遗失精及房事不节等病证,如能坚持修习,有"不惟速去泄精之病,久而肾水上升,心火下降,则水火既济,永无疾病"之效。

每当夜半子时,或寐中醒来,但觉情欲冲动,阳强不倒,可取仰卧位,瞑目闭口,舌抵上腭,将腰拱起,用左手中指顶按尾闾,用左手大拇指顶住无名指;两腿伸直,两脚十趾皆抠着床面,提吸一口气,存想肾精随尾闾沿脊背正中上贯巅顶,然后缓缓而下丹田,同时呼气、松开腰腿手脚。如果阳强之势未衰,可再行二三次,多可见效。

2. 散火封固法

本法出自《逍遥子导引诀》,称为"梦失封金柜"法,主治欲火炽盛,扰动精室而致神疲滑精、梦遗及带下不止等病证。

临睡前先静心敛神,缓缓吐纳,调匀气息,然后用左手搓揉脐部十四周,再换右手搓脐部十四周;两手再分搓胁腹部,左右摇摆七次;随即咽气纳入丹田,两手握固良久而止,屈足侧卧(右侧为佳)。

每日临卧前操习一二次,可渐收散火固肾摄精之效。

第二十七章　内炼调养

内炼调养是养生学中最具特色的养生方法，其内容丰富、博大精深，其中的内丹学更被称之为"中华绝学"。本章主要讨论内炼的概念及基本类型、原理及养生作用、三要素和基本原则以及几种常用方法等，至于内炼中最具系统和理论深度与完整程序的内丹方法则放在下章专门讨论。

第一节　内炼及其基本类型

一、什么是内炼

所谓"内炼"主要是指借助人体自身的因素，在人体自身内部进行修炼或炼养。

在这里，内炼是与外炼、外丹相对的。我们知道，道家发展到唐末，修仙方式由外丹转向内丹，它借用外丹的理论和方法，将内丹修炼所需要的人体因素称之为药物，其中最基本的药物就是人体自身的精、气、神，所谓"上药三品，神与气精"是也。作者认为，"内炼"也是能更科学地反映这些养生方法内涵的概念，故用之。内炼与人们所说的"气功"可以看成是同一范畴的概念。气功是现代的通俗名称，因其在修炼中可以感受到"气"在体内产生、运行和作用而得名。中国古代养生家一般不用"气功"这个概念，因为这个概念容易让人产生误解，以为内炼就是炼气。在具体的修炼中，如果将气作为修炼的主要或唯一对象，恰恰容易出现偏差和问题。正因如此，所以本书将包括气功在内的各种体内修炼统统纳入内炼的范畴，古代的"导引""吐纳""行气""静坐""存想""禅定""瑜伽""内丹"等凡是涉及内修调理的都属内炼范畴。

内炼在我国已有很长的历史，不管是古代还是今天，内炼虽然也是宗教修行的重要方法，但对大多数的民众来说，它们主要还是作为一种养生保健、治病强身的方法。这种方法的最大特点是把人体的意识、形体与呼吸能动地结合起来，对人体的形气神进行锻炼以达到调节身心、疏通神气、强健身体、防治疾病、延年益寿的目的。

二、内炼的基本类型

内炼功夫内容庞杂，类型很多，可以根据功夫的来源和修行门派、功夫的身体动静特点、功夫修炼的重点等进行分类。

（一）按功夫的来源和修行门派分类

1. 道家功：即来源于道家，主要由道门中人修炼的功法。道家功以形气神理论为指导，以精、气、神和性、命的修炼为根本。在内炼的各种功法中，以道家功法最多，也最具理论和方法的完整系统性。道家内炼功法包括吐纳行气、导引、辟谷、存神、胎息、内丹等多种，其中最具代表性的是内丹。

2. 医家功：医家功从起源上实际来自道家，许多医家功法并不能与道家功法区别开来，但它更强调与医学的结合，更强调运用中医脏腑经络理论来指导练功，注重运用内炼预防和治疗疾病。

3. 佛家功：来源于佛家，主要由佛门中人修炼的功法。佛家功以佛家五蕴说和四谛理论为指导，重在修心，强调入定觉悟、明心见性，也有修身或身心兼修的功法，禅定、瑜伽、密宗都属佛家功法。

4. 儒家功：来源于儒家，主要由儒家士人修炼的功法。着重心性的炼养，主张"存心养性"，强调在日常生活中砥砺意志、正心诚意，养浩然之气。

5. 武家功：由武术家习练的功法。武家功法从源流上和理论方法上都来自道家，其宗旨是强身健体、壮力抗打，特点是讲究丹田气，注重筋骨皮的锻炼。

（二）按功夫的身体动静特点分类

1. 静功：在修炼时身体处于安静状态，主要依赖意念来引导体内修炼活动的功法。静功是传统内炼功法的主流，大多数内炼功法都是静功，而且它对养生保健也最为有效。实际上，静只是相对的，虽然练功时外表看起来是静止的，但身体内部却处在积极的运动之中，精、气、神都处于各种炼养活动之中，有精化为气、气的运行、意念的运用。实际上，只有在精、气、神的积极而有效的炼养活动中，内炼的功效才能显现。所以，静功其实是外静而内动的功法，静坐、禅定、内丹、辟谷、胎息、存想等都是典型的静功。

2. 动功：在修炼时身体处于运动状态的功法。动功的特点是强调身体运动与意念、呼吸相结合，要求"外动"而"内静"，形、气、神必须协调配合，都能得到锻炼，太极拳、瑜伽等是其典型。如果说静功重在调养精、气、神，其作用主要是保精、调气、健神的话，那么，动功则重在炼形行气，强体健身，主要作用是强身防病。

（三）按功理功法的运用特点分类

1. 吐纳功：以呼吸锻炼为主的功法。根据其修炼中对吸和呼的不同重视可以分为吐气、纳气和胎息三种类型。

2. 存想功：早期的存想主要根据"存谓存我之神，想谓想我之身"[1]的说法进行，而后来的存想功法则是强调用念想的方法，将外景和内景结合起来，以集中意念，炼意炼神，从而达到养生保健的作用。存想功的念想对象可以是某个外在的神灵，也可以是某个人或物，也可以是身体的某个组织器官。

3. 禅定功：禅定是指专注一境、思想集中，禅定功就是要求思

---

[1] 司马承祯. 天隐子[M]// 道藏：第21册. 北京：文物出版社，1988：700.

想内敛、凝心静坐，以达觉悟的功法。由于都是以坐式进行，故称坐禅，并要求达到入定，故称禅定，其具体功法有六妙门法、止观法、壁观法等。

4. 导引功：通过意念引导身体运动的功法。导引功主要是指身体的导引运动，实际上许多静功都包括了内气的导引运动。导引功的特点是意、气、形相结合，身体在意念引导下进行运动锻炼，太极拳、易筋经、八段锦等都属这类功法。

5. 周天功：周天功即道家的内丹功。根据功夫的层次，分为炼精化气小周天、炼气化神大周天及炼神还虚超周天三个阶段或环节。

（四）按练功姿势分类

1. 坐功：采用坐姿进行修炼的功法，是一般内炼常用的姿势。坐功的姿势有多种，包括垂腿平坐、盘腿坐（又分为单盘、双盘和自然盘）、跪坐（两腿跪下，臀部坐在小腿和足上）。

2. 站功：以双腿站立方式进行修炼的功法，又称站桩、桩功。桩功对于增进体力、强壮身体、提高素质效果明显，常作为武术锻炼的基本功。根据姿势要求的不同，桩功有无极桩、抱球桩、梅花桩、伏虎桩、三圆桩、罗汉桩、马步桩、熊桩等。如果从上肢运动来看，则有形神桩、鹤翔桩、八段锦、易筋经等各种类型。

3. 卧功：凡采用躺卧姿势进行修炼的功法都属卧功，可分为仰卧功和侧卧功两种基本类型。在练功作用上，卧功不如坐功和站功，但对比较虚弱的人来说，卧功则是比较可行的练功方法。对一般练功者来说，卧功只作为睡前、醒后的辅助练功方法。

4. 行功：在走动状态下所进行的修炼功法。这种功法种类较多，常用的有鹤步功、逍遥步、虎步功、趟泥步等。行功易学、易练，具有疏通经络、调畅气血的作用，主要用于锻炼身体。

（五）按修炼的性命重点分类

1. 命功：以炼精、炼气，修炼生命、养生延年为主。大凡吐纳、行气、导引、内丹之炼精化气等都属命功范畴。

2.性功：以炼神、炼虚，修炼心性为主。禅定、存神、内丹之炼神还虚、炼虚合道等都可以归入性功范畴。

第二节　内炼的原理及对养生的作用

一、内炼的原理

根据作者对内炼的分析和研究，内炼实质上是一种通过强化和挖掘神在人体中的作用，并通过神的修炼带动气和形的修炼，从而实现形气神品质提升和关系协调的方法。从现代角度来看，内炼是一种通过强化意识对身体的作用及沟通意识与物质和信息关系以达到强身健体的方法。在具体操作上，它是通过意识状态的调整及意识对信息和物质引导能力的运用以强化意识、信息和物质对身体的作用，同时使三者关系更为协调一致。而这种修炼在客观上也可以进一步沟通人体的纵横联系，从而达到改进自身、防治疾病、强身延年的效果。

事实上，人体作为形、气、神的统一，也就是物质、信息和意识的统一，显然人体健康与上述三个方面都有密切关系。如果要想通过自身锻炼使人体更为强健，最好的方法必然是使三方面都得到锻炼和强化。就神或意识来说，完全可以通过自我锻炼和调整得到强化；但物质和信息却不能进行自我锻炼和强化，因为它们本身是无意识的、不自主的，所以要使物质和信息也得到锻炼和强化，只有在意识的支配和带领下才能进行。但对人体来说，意识对信息和物质的支配作用却是有限的，即使能够带领信息和物质锻炼和强化也是少部分，无法起到对整个人体信息和物质的锻炼强化作用。这就导致人体意识不能完全支配信息和物质，其主要原因是意识到信息和物质的一系列中间环节未能完全沟通，所以要使人体的信息和物质得到真正锻炼，首先就需要沟通这些中间环节，而沟通这些环节就需要自上而下的内炼修炼。

从现代的观点来看，内炼要达到三个目的：第一，使意识得到调整和强化；第二，沟通意识到信息和物质的各个中间环节；第三，使信息和物质得到锻炼和强化。从上述三个方面来看，很显然，意识的调整和强化必然处于整个内炼的主导和核心地位，内炼的原则也必然是"炼神为主，以神领气，以气领形"。也就是说，在内炼中，意识的调整和强化修炼始终是第一位的，通过意识的调整和强化修炼，从而引导和带动信息和物质的锻炼，最后达到对整个人体的锻炼。

内炼中意识或神的锻炼高于信息和物质或形和气的锻炼是没有问题的，但人的意识作用能力有两个：一是对周围世界各种事物及人体自身的认知作用，二是对身体的控制支配作用。意识的这两种作用能力在一定程度上可以对应于古人所谓的两个神，即识神和元神。一般而言，认知能力可以归入识神的范畴，而控制支配能力则可以归入元神的范畴。在内炼中该怎么来对待意识的这两种作用能力呢？古人已经告诉我们，内炼最终所要强化的是元神，即对自身的控制支配和联系能力，而要达到这一目的则必须弱化识神即认知能力。之所以如此，是因为内炼的目的是人体自身的能力和健康水平的提高，而意识的认知是外向的，并不直接针对人体自身内部的各个部分。只有对身体的控制支配是内向的，针对人体自身内部的有关组织器官，所以内炼只能通过弱化意识的认知能力、强化控制支配能力来达到其目的。故弱化认知能力的回收意识就成为所有内炼的第一步。

内炼之所以要将回收意识作为其修炼的第一步也是由意识起源的缘由和其本性决定的。人类意识的起源主要是为了解决机体与环境的矛盾，所以它的作用也更多地体现在认识与适应、改造环境上，

第二十七章 内炼调养

而对机体内部的作用则较少。从意识本身来看，它的认知能力主要倾向于对环境和人体整体状况的认识，而其控制支配能力则主要表现为对身体活动的控制和支配。但在意识的发展演化过程中，认识能力得到巨大的发展而控制支配能力则几乎没有得到发展，意识的这种外向发展本身也影响了内向控制支配作用的发展。由此可见，要使意识能作用于人体自身，首先就必须调整意识的状态，将意识的外向注意力弱化，让其更多地关注身体内部，把意识回收吸引到人体内部来。

在内炼中，回收意识的工作是由意守入静来完成的，也就是《内经》所谓的"精神内守"。要完成意守需要安静的环境，以便不受外界干扰，使精神意识安守于内而不外驰。意守最常采用的方法是先意守呼吸，用意识来调节呼吸，也就是古人所说的"调息"。调息所守对象是呼吸运动，所以是一种"动守"形式。待意守呼吸完成到一定程度后就可以把意守放在丹田，因为丹田是一个静止的部位，所以意守丹田是一种"静守"形式。为什么回收意识首先要用意守呼吸的方法呢？《真诠》对此做了明确的说明："凡人心念，依着事物已久，一旦离境，则不能自立，虽暂自立，未久复散乱。所以用心息相依，拴系此心，由粗入细，才能此心离境。"[1] 从现在的角度来看，呼吸是一种半随意的生理活动，这就使它成为一种意识由环境到体内的良好过渡形式，从心理的注意力机制来看更容易守得住，因此用意识调节呼吸来达到回收意识的目的显然比用意识虚守体内其他部位更容易实现。如果一开始就用静守的方法来修炼可能很难守住，因为对象难以关注。而且更重要的是，肺主气，司呼吸，肺乃人身气之枢纽，呼吸对人体气机的调节起着极为重要的作用。正如《寿世保元》所指出的："人生以气为本，以息为元，以心为根，以肾为蒂。……人呼吸常在心肾之间，则血气自顺，元气自固，七

---

[1] 真诠 [M]// 道藏辑要：第8册. 成都：巴蜀书社，1994：470.

情不炽，百骸之病自消矣。"[1] 说明呼吸对人体气机运行具有至关重要的作用，而调息本身有助于意识与有关呼吸的信息和物质的中间环节的沟通。但意守的目的在于入静，如果把注意力始终放在呼吸上反而会影响入静，所以意守呼吸只能作为一种过渡形式。

当意守呼吸达到一定程度后就需要进一步意守丹田或身体其他部位或对象，即由动守转入静守。道家一般都强调意守丹田，首先是意守下丹田，其方法就是静心凝神于下丹田。为什么要意守下丹田呢？在道家看来，下丹田是人体藏精之所，是元精化生元气的地方，而元气又是人体生命活动的动力所在。所以意守丹田，温养元精，化生元气，能增强人体的生命活力。现在看来，意守丹田之所以有如此重要的作用，主要是它在经络系统中的特殊地位，意守丹田有利于元气的生成和用意念导引气在经络中运行。

回收意识首先要达到的目的是把人的注意力从外物收回到精神意识本身，因为这是沟通意识（神）到信息（气）和物质（形）的中间环节，使信息和物质得到锻炼的前提，所以回收意识虽然是用意守的方法，但又不能过用意识。因此，古人强调："不可用心守，不可无求守，用心守则着相，无意求则顽空，有意无意称功夫。"意守既不能过用意识又不能不用意识，应该使其在有意无意之间，达到一种对念想对象的似有似无的关注状态。这是因为，过用意识必然会使意识仍然执着于外物，不能达到回收意识的目的；不用意识则会使神完全不受关注或全部被抑制，又使神无法得到调整和锻炼，都不符合内炼的要求。如睡眠状态就是意识被完全抑制而不被关注、注意的状态，内丹修炼中就要求避免使人入睡，要"战睡魔"。实际上内炼主要是要强化意识对身体的控制支配作用，过用意识必然使对外界的认识和感觉能力得到加强，而控制支配能力反而受到抑制，相反不用意识则这两种能力都被抑制。只有一方面用意念来

---

[1] 汪茂和：中国养生宝典 [M]. 北京：中国医药科技出版社，1998：2223.

第二十七章 内炼调养

维持意识（神）的存在和被关注，另一方面又不过用意识抑制其控制支配能力，这样意识（神）的控制支配能力才能得到强化和改善。

由于回收意识的目的是把人的注意力收回到意识（元神）本身，而意识又是主观抽象、不实在的，所以意守的目的必然要使一切具体实在的东西从意识中消失，使意念关注于意识（元神）本身的"虚无"，也就是使人达到古人所说的"恬惔虚无"境界。当人体真正达到"心中无物则虚，不为物扰则静"的恬淡虚无境界时，人的意念也就真正回到了意识（元神）自身，此时也就可以对意识（元神）起到调养、炼养作用，使意识（元神）的机能得到强化，所谓"恬淡以养神，虚无以养志"是也。

可以看出，回收意识提供了一种将人体的意识关注从识神转向元神的方法，充分体现了对意识两种基本功能（即认知事物功能和控制身体功能）认识的科学性和对意识修炼的科学性。

意守是内炼修炼的第一阶段，当回收意识完成，意识的修炼达到一定程度后，就进入了内炼修炼的第二阶段，这就是导引行气阶段。导引行气是用意识来引导人体内气的锻炼和运行，由于内气是以经络为通道的，所以导引行气实际上就是用意识引导人体内气在经络中锻炼和运行。可以看出，导引已经不仅仅是单纯修炼意识了，它在强化意识（神）主导作用的同时又致力于疏通意识到信息（气）的各种中间环节并对信息进行修炼。为什么上述过程要选择经络信息系统而不选择神经信息系统或其他信息系统呢？这一点事实上是有它的道理的。经络信息系统在人体实际上是一个潜在的信息系统，一般情况下它并不表现出明显的生理作用，它只是作为其他信息系统的一个中间联系环节存在；而其他信息系统则不同，它们都有确定的生理作用，有明显的生理效应。从身体的锻炼来看，人们所希望的主要是健康能力的改善、加强和提升而不是直接的机能表现，相反过多的机能表现反而会导致精气神的消耗，使身体受到损伤。

从这一点来说，通过经络信息系统既可以使意识和信息的健康能力得到改善和强化，同时又可以避免机能活动带来的消耗和损伤，而其他信息系统由于会产生生理效应则无法避免这一点。从意识的角度说，如果它对信息作用的强化带来了生理效应，这种效应就必然要吸引它的注意，注意的加强反过来又会影响意识自身的修炼，可见选择其他信息系统就无法使意识和信息获得真正的锻炼和强化。

导引行气与人体经络系统中关系最密切的是奇经八脉，特别是任督二脉。一般在内炼的导引锻炼中都是先引导内气沿任督二脉作小周天运行，然后再引导内气运行于其他各经作大周天运行。从现在来看，这一点实际上也并不难理解。任督二脉本身构成了人体内气运行的中枢，一方面它们与其他各经都存在密切的联系，另一方面它们又联系着大脑和上中下三丹田这些与精气神相关的核心部位，这就有可能直接沟通意识与信息及物质的联系。所以引导内气沿任督二脉作小周天运行，不仅可以进一步加强人体各经的联系和沟通，而且还可以直接促进意识与信息及物质的沟通，强化意识对信息及物质的主导和支配作用。当小周天锻炼到一定程度后，就进一步引导气进入人体的其他经脉，以使人体的所有经脉都得到疏通，这就是所谓的大周天锻炼。

从现代的观点来看，导引行气可以起到两方面的作用：第一，通过经络信息在意识导引下的运行，不仅可以使经络信息系统因其活动而得到锻炼和强化，使经络信息系统更加协调舒畅；而且它还可以沟通和促进人体各信息系统之间的联系并使之更加协调，使各种信息系统都得到锻炼和强化。事实上，由于导引作用对体内信息流的疏导，在客观上就达到了减少机体熵的目的，增强了机体的组织性和有序性，从而促进了机体结构与功能的健康水平。第二，导引过程本身也就是意识逐步沟通它与信息的联系并不断强化它对信息的主导作用的过程，也就是通过有关意念活动和机

第二十七章 内炼调养

体活动的刺激,在脑内建立起各种与经络部位有关的感觉和运动程序的过程,所以,它不仅加强了意识与信息的联系,而且也使意识本身的能力得到了加强。由于人体经络众多,经络信息系统与其他信息系统的联系也复杂多样,一一疏通需要较多的时间,同时意识与信息之间的联系环节也是复杂繁多的,沟通这些环节,建立相应的程序也需功夫和时日,因此导引行气一般用的时间较长,许多人意识内收修炼也只能到此为止。可见,导引行气修炼体现了意识与信息的本质关系,也体现了沟通意识和信息关系的修炼方法的科学性。

导引行气修炼进行到相当程度后,就可以进入内炼的第三阶段,即还虚制形阶段。虽然在导引行气阶段也有助于沟通人体信息(气)到物质(形)的中间环节,但它最主要的作用还是在于沟通意识(神)到信息的各种中间环节。进入第三阶段后,意识与信息的各种中间环节已基本沟通,所以这时主要目的就是沟通信息与物质的各种中间环节,最终实现意识对信息和物质的直接主导和支配,使信息和物质都得到锻炼。这一阶段的锻炼比较困难,要完成所需的时间也更长。这里遇到的一个主要困难是它涉及物质,一方面意识要达到对物质的主导和支配使其得到修炼,另一方面又必须克服意识对物质的执着,从无中求有,让意识能力在无意中发展,最后实现对物质的主导和支配。这一阶段修炼到一定程度后,机体可以在意识的主导下达到形、气、神的协调一致,此时,意识由于逐步建立起了对人体的各种生理程序的启动控制机制,因而可以对人体生理过程和物质过程达到一定程度的控制。如果再发展,这种控制能力将得到不断加强,可能使人体产生某些特殊的状态和功能。再进一步发展,意识对信息和物质的主导和认识能力更为增强,整个人体就成了意识主宰下的统一体,意识可以达到对身体的完全控制。当然,能达到这个水平的人是相当罕见的。

应该指出，内炼这三个阶段的划分是相对的，它们并没有明确的界限，整个过程是一个循序渐进的连续过程，前一阶段是后一阶段的基础，不允许随便超越。许多人练功出现偏差和失败，一个重要原因就是没有把握住循序渐进的原则，当意识还未收回时就导引行气，在神、气、形的各种中间环节还没有沟通时就过用意识，结果出现形、气、神的逆乱而出现种种偏差。所以古人非常强调在练功中要顺其自然，不要妄用意识、随便超越，功到自然成。

从上述内炼过程的原理分析可以看出，在整个内炼中，意识始终是居于主导和核心地位的，如果没有意识就不可能有内炼功夫。正因如此，对内炼功夫的把握必然离不开对意识本质特性和作用规律的把握。现代科学在解释内炼功夫等人体现象时之所以显得那样无能为力，一个根本原因就是它缺乏对意识的把握，缺乏对人体作为物质、信息与意识统一体的把握。现代科学根本没有认识到意识于人体是作为一种独立的主体存在的，仍然把它看成是依附于物质的一种现象。但意识确实有不同于物质的独立性质和作用，如果认识不到这一点，永远也不可能真正认识内炼功夫的奥秘，更不可能真正认识和把握整个人体。

二、内炼的特点

内炼作为一种养生方法，有以下几个特点：

第一，内炼是一种对人体包括形气神或命与性在内的整体性的修炼。内炼的最重要原则是"精气神同炼""性命双修"，这种原则正是对人体本质存在的完整集中体现。内炼方法不是对人体某一方面的修炼或调养，它既涉及修炼人体的形和气，也涉及修炼人体的神；既修炼和调养人体的命，也修炼和调养人体的性；而且它还涉及形气神或命与性相互关系的调整和疏理，是一种真正体现人体本

第二十七章　内炼调养

质存在的完整炼养方法。

第二，内炼是一种正确体现人体形气神或命与性各方面本质关系的修炼方法。内炼不仅强调要精气神同炼、性命双修，而且还强调在修炼过程中始终要坚持"炼神为主、以神领气、以气领形"的原则。事实上，严格地说，虽然内炼涉及人体的形气神或性命的各个方面，但它在根本上还是一种以特殊意念控制为核心的修炼方法。考察各种内炼方法，在其整个修炼过程中，意识的修炼始终处于主导和核心地位。以上的修炼原则也是各种内炼修炼所始终坚持而且必须坚持的准则。如果用现代语言来诠释"炼神为主、以神领气、以气领形"的修炼原则，就是强调在修炼中要以意识的修炼为主，以意识的修炼带动信息的修炼，以信息的修炼带动物质的修炼。如果在内炼中不坚持这一原则或违背这一原则，其修炼必然是无法取得成功的，相反还可能出现一系列负面效应，甚至出现气机逆乱、走火入魔等严重问题。

第三，内炼是具有严格而科学的人体技术程序的养生修炼方法。内炼非常注重修炼过程本身的程序，而且强调正确的程序是修炼能否得以成功的关键因素。内炼虽然流派繁多，但其基本方法和程序则是一致的，就最完整的内炼方法——内丹来看，其大致方法和程序不外炼己筑基、炼精化气、炼气化神、炼神还虚；从现代的角度来看则大致是回收意识、导引行气及还虚制形三个步骤。从内炼的这几个基本步骤，我们也可以看出其修炼的程序意识，以及其程序方法的科学性。当然，许多内炼方法并不像内丹那样几个步骤都很完整，而可能只是进行前面的一两个步骤，但在总体的思想原则和技术方法上则是一致的。

三、内炼的养生作用

从对内炼机制的讨论已经表明它可以对人体产生多方面的影响

和作用，概括起来主要表现在以下几个方面：

第一，内炼可以改善人体的意识状态和机能。内炼对人体意识状态和机能的改善，是内炼其他作用产生的基础。通过内炼过程中意识的自我调整和修炼，意识可以由因关注外物所引发的功利心态转向淡化外物的超功利心态，并使对机体的控制支配作用得到加强和改进。内炼对人体意识状态的调整和机能的改善可以从内炼状态的脑电变化反映出来。实验观察表明，人体在内炼状态时脑电波额叶占优势的 a 波有序化显著增强：①额叶动谱中出现高功率的 a 尖峰；②与正常人脑波相比，额枕关系逆转，即正常人枕叶 a 波占优势，内炼者额叶 a 波占优势，有的可转入全脑共振，即额、枕叶都有 a 峰；③额叶 a 尖峰的频率值有随着练功历史增长而左移（向低频转移）的趋势，最低者为 7.5 赫；④额叶还出现 6 赫间隔的多次谐波，有些内炼师 14 赫特别明显；⑤额叶 a 尖峰的功率值有随着练功历史增长而加强的趋势。[1] 说明内炼训练确能改变人的意识机能。如果用计算机脑波扫描技术作出脑波涨落图还可发现，内炼状态时呈现超慢有序涨落（S 波），即涨落图上有明显的周期从几秒、几分到十几分以上的有序震荡。从 S 波上可以明显地反映出额叶优势，特别是左额叶的主导作用。进一步观察发现，大脑超慢电位只能从额叶和下丘脑——垂体系统中被记录到，这说明内炼状态中在意识的作用下打通了额叶与下丘脑——垂体系统的联系。总之，内炼使大脑进入了一种新的状态，改进了意识的机能，不仅使意识对机体内部的控制支配作用有了加强，而且也增强了人脑对外界电磁场的高度敏感性，打通了人脑与外界电磁场相互作用的渠道。当然，内炼对意识机能的改善不止是对机体主导和支配作用的加强，也可以改进意识的认识能力，特别是在内炼的高级阶段，这种改进可能还相当显著。

---

[1] 梅磊. 气功与脑科学 [J]. 中华气功, 1985（1）.

第二十七章　内炼调养

第二，内炼可以改善人体的信息机能。首先，内炼可以强化人体的经络信息，疏通人体的经络，使人体经络信息系统的机制得到加强和改善。其次，内炼可以加强和协调人体神经信息系统的机能，这种作用是通过意识逐渐打通与神经信息的联系来实现的，它可以对神经信息系统的各个方面都产生作用。再次，内炼还可以加强和改善人体体液信息系统的机能。这种作用可能是通过意识在内炼状态时打通额叶与下丘脑——垂体系统的联系来实现的。

第三，内炼可以改善人体物质的机能，如内炼可以使机体的物质代谢得到改善和降低。据测定，练坐功和卧功时，身体的耗氧量就明显减少，约比练功前减少30%左右，能量代谢也比练功前减少20%左右，甚至低于深睡眠时，呼吸频率和每分钟通气量也相应减少。内炼出现的代谢降低，一方面使熵的产生率相应减少，另一方面则促进了物质的有效利用。动态的物质代谢降低和机能改善显然是在意识作用于体液信息系统后出现的。

第四，内炼有沟通并协调人体物质、信息和意识相互关系的作用。一方面，内炼可以通过意识沟通它与信息和物质的各种中间环节，使它们直接联系起来并变得协调一致；另一方面，物质和信息机能的改善又能更好地发挥它们的基础作用，为机体物质、信息和意识的协调提供良好的基础。

第五，内炼还有增强人体功能系统间联系和协调能力的作用。通过内炼调养，不仅使人体的各种功能系统活动得到改善，而且各功能系统之间也更加协调，如练功者一般都会产生思维清晰、情志舒畅、呼吸调匀、心跳和缓等一系列功能系统协调的表现。这种作用的产生，除了内炼对人体物质、信息和意识机能的改善外，更重要的还是内炼使人体各功能系统间的信息联系得到了加强。

第三节　内炼三要素

根据养生学的认识，人体在本质上是形气神的统一，而内炼在实质上也就是对整个人体的修炼和调整，所以内炼涉及的基本内容也就是形气神，自然内炼所要调整的三个基本方面也就是形气神，整个内炼过程也就是围绕形气神的调整、修炼进行的。而从内炼的外部操作方法来看，对神的调整和修炼主要体现为调意，对气的调整和修炼主要体现为调气，对形的调整和修炼则体现为调身，可见，调意、调气和调身也就成为内炼的三个基本方面或三个基本要素。其实，调意、调气和调身既是内炼的目的，也是内炼首先要进行的工作，甚至可以说，调意、调气和调身也是贯穿整个内炼过程的基本方法和基本目的。

一、调意

（一）为什么要调意

所谓"调意"就是调整、调节、修炼精神、意识、情绪。调意是内炼的一个重要方面，而且是其首要方面。这是因为神意在人体中具有主导地位，只有神意调整好了，人体其他部分的调整也才可能主动地进行并调整好。前面我们已经指出，古人将人的意识分为元神和识神两个方面，"识神借元神之灵而动，元神因识神而显"，只有当识神宁静时，元神才得以显现。内炼中的调意，其目的就是弱化或排除识神活动，以减少外部因素或外物对人意识活动的吸引和干扰，使人的精神意识能进入没有外物烦扰的宁静状态，进入一种超越各种事务缠绕的、放松的恬淡虚无境界，以使精神意识得到调养，并进而有利于气血调和、脏腑安和、经络疏通，提高人体内环境的有序化，以达到防病强身、延年益寿的目的。

第二十七章　内炼调养

(二) 调意的方法

"调意"在本质上就是调整、调节外散繁乱的意识,使心绪归于宁静,以显现元神的寂静状态。调意是内炼功法中不可缺少的基本功,无论是静功、动功或是动静结合功,都必须首先进行意识的调整。调意不仅是内炼的入门功夫,而且贯穿于整个内炼的全部过程。作为入门功夫的调意,其主要目的就是收心入静,收心入静的方法很多,这里介绍几种常用的方法。

意守法:"意守"是指修炼者把意念活动集中在自身某一部位或体外某一事物上,其目的是以一念代万念,以念收心,使修炼者的意识从外散的活动中收回来,集中于一点以排除杂念、妄心,忘却外部现实世界,逐渐进入到似守非守的状态,以达忘物忘我之境界。从内炼的原理可以知道,意守的对象不宜太具体、太实在,意守也不能执着死守,应似守非守、似有似无,不拘泥、不执着、不纠结。意守过重,虽然杂念可以减少,却容易走向对外物的执着,而达不到意守的目的。所以说,意守不是死守,更不是强守。古人的体会是,不可用心守、不可无意守、顺其自然、绵绵若存、若存若亡。如此下去,体内真气发动,达到"虚极静笃"的入静境界。值得注意的是,意守是一个达到虚无境界的入门手段,不能把它作为内炼的目的。至于意守的方法,一般是眼若垂帘,内视丹田,或想象体内的某种功能景象,或守天上神灵,或守日月等。

数息法:其方法是将意念守在自己的呼吸出入上,或数息出,或数息入,一出一入为一息,从一至百,从百至千,"摄心数息,勿令散驰"。如若数不到千,心生他念,从头再数。数息日久,渐渐纯熟,自然用不着再数了,心也就随着呼吸的出入,心随息、息随心、心息相依、绵绵若存、任其自然。

默念法:即用意念默默念诵有关内容,默念的内容可以是某句灵辞、某段经文、神灵名号、祖师名相等。与此同时,倾听自己的默念声，把意识集中在默念之词句上，发之于口、闻之于耳、察之于心，逐渐做到听而不念、不念不听，达到真清静境界。

存想意守法：练功者把某个美好的自然景物作为意守的对象，比如蔚蓝的天空、初升的太阳、皎洁的月亮、美丽的花朵、青山绿水、浩瀚海洋，等等。把意念缘于景象，使心境专一、轻松愉快、心情宁静。随着杂念的排除，心纯清静，意守之景物渐渐淡化，若有若无，自然达到绵绵若存之境界。

二、调息

（一）何谓调息

一呼一吸谓之一息，古人所谓"调息"，就是调整呼吸，即运用意识对身体的作用调整呼吸，以改变常人呼吸中存在的问题和不足，使之更为匀调，以利于健康。

关于常人的呼吸，古人将之分为"四相"，即"风相""喘相""气相""息相"，并认为"息相"才是有利健康的呼吸之相。正如王畿所指出的："息有四种相：一风，二喘，三气，四息。前三为不调相，后一为调相。坐时鼻息出入觉有声，是风相也。息虽无声，而出入结滞不通，是喘相也。息虽无声，亦无结滞，而出入不细，是气相也。坐时无声，不结不粗，出入绵绵，若存若亡，神资冲融，情抱悦豫，是息相也。守风则散，守喘则戾，守气则劳，守息则密。前为假息，后为真息。欲习静坐，以调息为入门，使心有所寄，神气相守，亦权法也。调息与数息不同，数为有意，调为无意，委心虚无，不沉不乱；息调则心定，心定则息愈调，真息往来，呼吸之机，自能夺天地之造化，心息相依，是谓息息归根，命之蒂也。"[1] 从现代的观点来看，所谓风相是呼吸比较急促，能听到粗糙呼吸声的呼吸之

---

[1] 王畿.龙溪先生全集：调息法[M]// 汪茂和.中国养生宝典.北京：中国医药科技出版社，1998：2227.

第二十七章 内炼调养

相;喘相是虽然听不到呼吸声,但气体出入口鼻滞而不畅通的呼吸之相;气相是虽无声音亦无滞涩,但尚不够匀细、柔和的呼吸之相;息相则是不急不促,不粗糙、不滞涩,心平气和、身心松静,柔和而深细的呼吸之相。内炼功夫的理想呼吸为息相呼吸,调息的目的就是将常人的三种不利健康的呼吸之相调整为有利健康的息相呼吸。而调息的目的也就是通过呼吸的调整逐步达到吸气绵绵、呼气微微、神息相依、绵绵若存的深长细匀息相呼吸状态。

调整好呼吸,不但能启动人体的内气,起到调和气血、疏理气机、按摩脏腑等作用,而且有助于身体放松,易于入静。古今内炼家,不论哪一门派,都须要锻炼调息这一门功夫。

(二)调息方法

自然呼吸法:指人们平静时的自然呼吸频率和呼吸方法,其与平时呼吸的区别是,全身放松,调整意识,排除杂念,心绪宁静,意念自然发挥调整呼吸的作用。经过一段时间后,使呼吸趋于柔和、细匀、舒畅的地步,渐至感觉不到自己呼吸的境界。其方法则可像人们的习惯一样,选择鼻呼鼻吸法、鼻吸口呼法、胸式呼吸法、腹式呼吸法等,但实际上多采用混合式呼吸。自然呼吸法适合初练习内炼的人。

深息法:深息法是在自然呼吸法的基础上,逐步把呼吸锻炼达到匀细、深长、柔和。常人的呼吸每分钟为16~18次,修炼到较高程度的人,则可将呼吸降到每分钟2~3次,这是内炼者长期坚持锻炼,功到自然成的事情。

腹式呼吸法:腹式呼吸时腹部通过一鼓一缩而进行的吸气和呼气。这种呼吸法,由于膈肌上下活动幅度的增大和腹壁前后活动的加大,腹腔脏器的活动功能增加,对胃肠运动和消化功能具有显著增强效果。这种呼吸方法,一般适合鼻吸鼻呼,有如下两种情况:一种是顺腹式呼吸,吸气时腹部随着吸气动作渐渐鼓起,呼气时渐渐缩回；另一种是逆腹式呼吸，其腹部运动正好与顺腹式呼吸法相反，吸气时将腹部渐渐向内缩回，呼气时将缩回之腹部逐渐鼓起，这种逆式呼吸法对消除腹部肥胖具有调整效果。

三、调身

调身是指通过调整身体的姿势，使其放松、自然、舒适，以达到入静之目的，也为进一步调心、调息打下基础。所谓放松，是以松为主，但绝不是"懈"，因为"懈"含有懒的意思。内炼是意识清醒的松静状态，"懈"则易致昏昏欲睡。松是弛的同义词，"弛"相对于张，"松"相对于"紧"。在入静状态下，由于全身松静，使得机体的各个部分得以减轻负担，气血畅通，大脑得到休息，从而更好地调整机体各部分功能，保持健康。正如古人所说，形不正则气不顺、气不顺则意不宁、意不宁则气散乱，形正则生势、身正则气正、气正则心平，所以形正有利于入静。内炼通常所说的含胸拔背，是使心窝降下，也就是使横膈膜松弛。如果感到横膈膜（心窝）闭塞不舒，说明没有放松。拔背的目的是使脊骨不曲，臀部向后稍微凸出。这是因为脊骨的形状本来就是三折如弓，臀部略向外弯，但不可用力外凸，要自然。特别是对初炼者来说，更要注意"自然""舒适"，不宜过早地强求模仿某种姿势。

在人体中，意主气、气引形，意、气始终占主导地位，但形体又是人体活动的基础，离开形体，意、气就无所依托，所以内炼须将形体的调整和调养放在重要的地位。对此《易筋经》进行了明确的说明："（内炼）必先炼有形者，为无形之佐；培无形者，为有形之辅。是一而二，二而一者也。若专培无形而弃有形，则不可；专炼有形而弃无形，更不可。所以有形之身，必得无形之气，相依而不相违，乃成不坏之体。"[1]可见，调整身体在内炼中具有十分重要的作用。

---

[1] 王敬等. 中国古代秘传气功[M]. 北京：北京科学技术出版社，1993：16-17.

入静态"调身"的姿势大致可分为站、坐、卧三种,每个人可以根据自己的情况选用合适的方式。

调身的目的是为了收意入静,只有身心放松,才宜于入静。从形体上应当把全部肌肉、肌腱、筋膜、关节,乃至五脏六腑都要放松,以进入意识回收的自然松静状态。

形体放松要以精神宁静为基础,所以说,松与静彼此相依,心静则体松、体松易心静。其实,在内炼中,调意和调气、调身三者是同时进行而不可分割的。在运用意识调整形体各部放松的同时,放松后的机体各部信息反馈至大脑,使其得以安静。放松时一定要注意身心相结合,保持自然、松静、愉悦、泰然自若,头脑感到虚静。

第四节 内炼应遵循的基本原则

一、明确原理,掌握方法

内炼养生是一项具有其特殊复杂性的养生方法,要使内炼发挥真正的养生效果,并避免产生负面影响,首先需要对内炼养生的原理加以认识和理解,并在此基础上掌握科学的修炼方法,然后再进行内炼的修炼操作。之所以必须如此,完全是因为内炼所具有的特殊性和复杂性。如果将内炼养生与其他一些养生方法进行比较就可以发现:第一,其他的养生方法多是着重调养人体的某一或某些方面,而内炼调养是对整个人体的调养,它涉及人体形气神(性命)、脏腑、经络各个方面,显得更为复杂;第二,其他养生方法多是运用外部资源对人体进行调养,而内炼则是运用人体自身的资源在人体内部进行调养,是对人体精、气、神或命与性的炼养;第三,其他的养生方法多是自外而内,可以较清楚地加以把握,其过程也比较容易控制,而内炼则是在身体内部进行,而且涉及精气神,尤其是气和神无法从外部加以明确地把握和控制,容易出现问题;第四,其他养生方法多由养生专家或医学保健专家指导进行，出现问题也可以由专家帮助解决，而内炼虽然也要求有专家老师指导，但专家老师很难把握和控制内炼者的修炼情况，出现问题时专家老师也常常显得无能为力。

正因为内炼的这种特殊性和复杂性，所以运用内炼方法进行养生调养首先应明确内炼养生的原理，并在把握内炼养生原理的基础上进行实际的修炼操作。如果对人体这个复杂系统了解不多，甚至没有了解，对形气神、性命、脏腑、经络没有认识，对内炼的原理没有理解和把握，对内炼的操作程序和方法没有认识，要想通过内炼来达到养生的效果，无异于盲人摸象、缘木求鱼，不仅不可能得到好的效果，而且可能导致一系列的消极后果。所以，学习养生学有关人体的各种知识，学习内炼的相关知识，准确领会内炼的原理，掌握内炼的科学方法，对于内炼养生来说是十分重要的一环，也是首先需要做好的功课。

二、意气相依，科学用意

"意"是指内炼中意念的运用，也是调意的"意"；"气"指呼吸之气和内炼中感觉到的经络中运行的内气。"相依"是指此两者在关系上，不能片面强调以意为主或以气为主，而是要互相依存，气由意领、意随气行。"科学用意"就是强调要按照内炼的原理来运用意识，尤其是在对气的运行的意念引导中要做到勿忘勿助，恰到好处。对于这一点，在实际的内炼中，主要是应注意不能片面强调以意领气和意随气行。

一方面，内炼中虽然强调呼吸要"柔细匀长"，如"春蚕吐丝，绵绵不断""真人之息以踵"，但并不是要求内炼者在调息时都拉长呼吸，甚至有意识地停闭呼吸，或让气充鼓肚腹。这些都是人为有意的，都属于片面强调"以意领气"的表现，必须避免。事实上，

第二十七章　内炼调养

呼吸的深长细匀，是在内炼中心绪安宁、意念集中的基础上自然出现的。所谓"心平气和""息调则心定，心定则息调"，就是意气相依或心息相依。

另一方面，内炼中会出现各种内气运行的感觉，这种感觉有局部的胀、痒、冷、热、酸、麻，有全身的轻、飘、浮、沉，而且有在经络上的暖流感觉。这些感觉大都是片段零碎的，有的暂时出现后消失，也有的经常出现。有人把这些零星的内气流动当成元气化生充盈之象，加以追求甚至刻意追求，将兴趣集中到这上面，放弃意守，丢掉意念的炼养，这是对"以意随气"片面认识的结果，应加以避免。事实上，各种气感是内炼中自然产生的，因此在内炼中出现气感时要任其自然，适当掌握，形成内炼中的"无意"状态，按照内炼程序继续进行，不对气感产生迷恋。当气感多而影响内炼时，就把注意集中在脐部，或慢慢收功；当感觉很舒服时，也不要留恋，并及时加以调整。

三、体松心静，任其自然

体松心静、任其自然，是指在内炼中，要求身体放松、心绪宁静，避免身体紧张、心烦意乱，做到身体自然放松、心绪保持宁静。

身体放松，首先是身体紧张状态的解除。身体的紧张状态既包括因对练功不了解、不熟悉所产生的身体紧张，也包括对各种疾病和身体不适的焦虑和紧张。练功时应首先自然地进入练功状态，消除心理和生理上的紧张，解除对练功、疾病、身体素质上的各种思想顾虑，使之进入一种自然的、放松的、舒适轻松的状态。至于身体放松的方法，可以从姿势、呼吸、意念等方面着手。以姿势来说，松的要求是两眉舒展，含胸沉肩，躯干四肢自然放下，并在练功过程中适当变换姿势。以呼吸来说，顺着自然的呼吸节律和力度进行，不对呼吸形态作某种主观人为的要求，在自然条件下适当有意识地进行呼吸状态的调整。以运用意念来说，意念似有非有，对意守对象勿忘勿助，就是运用意念的松。要避免长时间关注意守部位，对出现的杂念硬加抑制，追求高度入静或某种意境，这些都是用意的重和紧，对放松是不利的。

心绪宁静，是指内炼中要求保持情绪安宁，勿生杂念，避免心猿意马。要达到内炼所要求的"静"，一般需要外部环境达到安静，比如在宁静的环境，避免喧闹和噪音，防止各种因素的干扰。当然更重要的是要达到内静，即思想意识的宁静，包括思想平静、情绪安宁、无事务扰心、无欲念生起等。总之，在内炼中，外静虽然也是重要的，但内静更为重要、更为根本，如果做不到内静，内炼就不可能进行。

练功中不能入静的原因有多种，包括准备工作做得不充分、追求感觉、硬拉呼吸、硬压杂念、姿势不自然等。但这些原因都不一定是影响入静的根本原因，可能根本的还是修炼者内心不静，只要修炼者内心静了，其他影响入静的因素就不在话下。所以古人说："地静不如身静，身静不如心静。"其实，为了避免外界的影响，可以将目、耳、口封闭，做到视而不见、听而不闻。而且随着功夫的积累，环境的干扰对练功者的影响会越来越小。当然，内炼还是应该选择环境安静的地方，尤其应避免突然的响动干扰。当然，要达到真正的内静必须有一个过程，人总是有思想活动的，练功中出现各种杂念是不奇怪的，重要的是如何渐渐地排除它而达到真正的静。

四、顺其自然，循序渐进

运用内炼进行养生，在短期内通过掌握一定的内炼知识，学会一些基本方法是可能的，而且也可以取得一定的成效。但是，要练得卓有成效，则不是在短期内所能做到的，必须有一个长期修炼的过程，而且必须是按照内炼自身的逻辑进程，循序渐进，方能取得

第二十七章　内炼调养

好的效果。在内炼过程中，一般容易出现两种偏向：一是急于求成，练得过多过猛；一是松懈散漫，放任自流。因此，一方面要强调练功者发挥主观能动作用，在功夫上有所前进，克服放任自流；另一方面又要强调按照内炼修炼的规律办事，在功夫上循序而行，克服急于求成的心态，防止出现偏差。具体地说，在内炼过程中要根据内炼规律和方法，脚踏实地、认认真真修炼，以求取得成效。要避免为了见到成效而急于求成，盲目硬练，更不能追求所谓"功夫"，道听途说，偏听偏信，一心求进，在基础未打牢、尚未入静时就急于导引，在导引功夫未成熟、经络未通时就引气，甚至追求医疗效果或特异功能，以致出现气机逆乱、走火入魔的严重后果。总之，在内炼的整个过程中都必须坚持顺其自然、循序渐进的原则，不要妄用意识，随便超越，要相信功到自然成。

五、防微杜渐，避免偏差

由于内炼方法复杂隐秘，一般人很难完整理解把握，如方法不当则可能出现各种偏差，所以在修炼时一定要注意预防偏差。尤其是要从开始、从小处着手加以预防，具体方法主要有以下几个方面：

第一，习练功法之前，必须对所要习练之功法有比较完整的认识和了解，要认真学习有关内炼知识和炼养理论、方法，切忌在对内炼理论和方法都一无所知或仅一知半解就开始盲修瞎练。

第二，学习修炼内炼功夫最好是先求师，选择在内炼理论和实践上都有较高造诣的专家做老师，请其对内炼调养进行系统的指导，并在其指导下进行系统修炼。切不可不懂装懂、乱学乱练，也不可走捷径，急于求成，个人盲目摸索。

第三，学功、练功要轻松、自然、无为，不要一味追求气感，不要追求通经络、通周天，要在自然无为中达到修炼效果，达到无不为。

第四，对练功中出现的各种景象和不适甚至偏差要沉着应对，不惊慌、不助长，冷静处理。至于在纠偏的具体方法上，首先要停止练功，同时可以采用放松法、拍打法、按摩法、导引法、点穴法等进行调理。

第五节　几种常用内炼养生功法

一、真气运行法

真气运行法是由李少波先生根据《内经》的理论和道家内丹的理论方法创立的一套功法，这套功法是近年来比较流行的养生医疗功法。

（一）基本要求

1. 姿势要求

可选择坐式、卧式、站式、行式等，其中以坐式最为普遍。坐式又有盘腿和垂腿两种，可根据个人情况选择。

2. 五官要求

口腔：口唇自然闭合，上下齿相对，将舌上卷约呈九十度，用舌尖轻轻地抵住上腭。唾液分泌较多时，将舌放下慢慢地咽下去。

眼睛：闭目内视，根据练功步骤内视相应部位。如第一步注意心窝部，就内视心窝部。

耳朵：用耳朵留意自己的呼吸，使呼吸不要发出粗糙的声音。保持从容自然，不可憋气使呼吸不畅。

呼吸：在练习真气运行法的过程中，一直要注意呼气、吸气应任其自然，不加注意，自无流弊。丹田真气充实后，自然地贯通督脉，此时即感到一呼真气入丹田，一吸真气沿督脉入脑，这是真气的自然活动状态，无须追求。当外呼吸呈现绵绵密密、若存若无的自然状态时，外呼吸就无须注意了。

第二十七章 内炼调养

（二）五步功法

第一步 呼气注意心窝部

方法：做好练功准备，放松身心，集中思想，精神内守，在呼气的同时，意念随呼气趋向心窝部。

时间：要求每日早、中、晚练习三次，每次 20 分钟。没有固定的时间也不要紧，只要抽空抓紧练功就行。

效果：由于开始不习惯或其他原因，有人会感到头晕、腰背酸痛、呼吸不自然等，这都是自然现象，坚持锻炼慢慢就会好。

第二步 意息相随丹田趋

方法：当第一步功做到每一呼气即觉心窝部发热时，就可意息相随，自心窝部开始，呼气注意丹田（指下丹田，下同）。

时间：依法每天三次，每次 25 分钟或 30 分钟，十天左右就可以气沉丹田。

效果：真气沉入丹田后，脾胃功能得到改善，肾得到真气滋养，一般都感到食欲增进、大小便功能改善。

第三步 调息凝神守丹田

方法：当第二步功做到丹田有了明显感觉，就可以把呼气有意无意地止于丹田。不要过分注意呼气往下送，以免发热太过，耗伤阴液。呼吸放自然，只将意念守在丹田部位，用文火温养。

时间：每天三次或者再多一些，每次 30 分钟以上。这一段是培养丹田实力的阶段，需要的时间较长，一个月左右可以感到小腹充实有力。

效果：由于任脉通畅、心肾相交、中气旺盛，因此心神安泰、睡眠安静。脾胃消化吸收能力增强，体重增加，精神充沛，元气充足，肾功能增强。阳痿、月经不调等病证可得到程度不同的改善。

第四步 通督勿忘复勿助

方法：原则上还是按照第三步操作，真气沿督脉上行的时候，意识应跟随上行的力量，若行到某处停下来，不要用意念去导引，做到勿忘勿助。

时间：每天练功次数可适当增加，每次的时间也应延长到40分钟或60分钟。每个人的情况不同，通督的时间和力量不可能一样。有的人一刹那就通过了，而且力量很猛、震动很大；有的人通督时间稍长，并且力量也不大，大多数在十天左右即可通督。

效果：通督之后，一呼真气入丹田，一吸真气入脑海，但不可有意追求，一呼一吸形成任督循环的小周天。在这种情况下，能感觉到"呼吸精气，独立守神"的境界，并使真气补益肾和脑，使人精力充沛、身体轻捷。肾精亏损之头晕耳鸣、失眠健忘、腰酸腿软、月经不调、性欲减退及经气不通等可得到显著改善。

第五步　元神蓄力育生机

方法：原则上还是守下丹田，丹田是长期意守的部位。通督后各个经脉相继开通，如果头顶百会穴处有活动力量，也可以意守头顶。可以灵活掌握，"有欲观窍，无欲观妙"。

时间：每天三次，或更多些，每次一小时或更长一些，总的来说时间越长越好。大约一个月左右，身体内的各种触动现象才能逐渐消失，只剩下下丹田和上丹田的力量更加集中旺盛。

效果：大脑意识功能改善，思维有形有色，功夫越深表现得越明显，对全身的生理机能亦有改善，使抗病免疫力增强，整体身体状况健康良好。坚持锻炼，就可以达到身心健康、益寿延年的效用。

以上五步是真气运行法的总体概况。在实践中，由于每个人的体质不同，具体条件又不一样，所以效果与表现也是因人而大同小异。鉴此，锻炼时既要顺乎自然、灵活运用，不能刻意拘执；又要本着一定的要求，耐心求进、持之以恒，不可自由放任。

二、六字诀养气功

六字诀是由古代道家创立的一种养生内炼功法。陶弘景《养性延命录》就记载了这种功法："凡行气，以鼻纳气，以口吐气，微而引之，名曰长息。纳气有一，吐气有六。纳气一者，谓吸也；吐气有六者，谓吹、呼、唏、呵、嘘、呬，皆出气也。凡人之息，一呼一吸，元有此数。欲为长息吐气之法,时寒可吹,时温可呼,委曲治病。吹以去风，呼以去热，唏以去烦，呵以下气，嘘以散滞，呬以解极。凡人极者，则多嘘、呬。道家行气率不欲嘘、呬；嘘、呬者，长息之心也。此男女俱存法，法出仙经。"[1] 其基本修炼方法概述如下。

整个修炼以坐式或立式为佳，体松意静，将呼吸调整正常。

（一）"嘘"字功法

口型：两唇微合，有横绷之力，舌尖向前，并向内微缩，舌的两边向中间微微卷起，牙齿露有微缝，向外吐气。

动作：两手重叠于小腹之上，左手在下，右手在上（女子则相反），内外劳宫穴相对，以下手的鱼际穴压在脐下边沿，开始呼气时并念"嘘"字。两眼随吐气念字慢慢尽力瞪圆。呼气时提肛收腹缩肾，足大趾轻轻点地。吸气时，则放松恢复自然吸气。吸气尽可用一个短暂的自然呼吸稍事休息。再读第二个"嘘"字，如此动作六次，作一次调息。

功效："嘘"字功可强肝祛疾。肝火旺、肝虚、食欲不振、消化不良以及两眼干涩、头目眩晕，练此功有效。

（二）"呵"字功法

口型：嘴半张，舌抵下腭，腮稍用力后拉，舌边靠下齿。

动作：两臂从侧前方自然抬起，动作与调息相同，手徐徐下按时呼气读"呵"字，呼气尽时两手正好按至小腹前。然后两臂下垂，

---
[1] 养性延命录：服气疗病篇第四 [M]// 道藏：第 18 册 . 北京：文物出版社，1988：481-482.

轻合嘴唇，自然吸气。此后依上述要领再做第二次，共呼六次为一遍，然后调息。

功效："呵"字功可强心祛疾。心悸、心绞痛、失眠、健忘、出汗过多等病症，练此功有效。

（三）"呼"字功法

口型：撮口如管状，唇圆似筒状，舌放平向上微卷，用力前伸。

动作：两手抬至下丹田，复上抬至中脘，左手随吐气念"呼"字之势向外翻转，向上托举，同时右手翻转向下按，上托、下按的速度与呼气一致。呼气尽时左手上托至头部前上方，右手下按至右胯旁，同时闭口用鼻自然吸气，左手上臂向内旋转变为立掌，手心朝外，从面前下落。与此同时右手小臂外旋，先手心向上，接着使指尖朝上，手心朝里上穿，两臂在胸前交叉，左手在外、右手在内。吸气尽，右手翻转上托、左手翻转下按，做第二次呼气并读"呼"字。共读六次"呼"字为一遍，然后做一次调息。

功效："呼"字功可强脾祛疾。脾虚、腹胀、腹泻、皮肤水肿、肌肉萎缩、脾胃不和、消化不良、食欲不振、便血、女子血崩、四肢疲乏等，可练此功。

（四）"呬"字功法

口型：两唇微向后收，上下齿相对，舌尖入两齿缝内，由牙齿向外发音。

动作：两臂向腹前抬起，手心朝上，手指尖相对应如捧物到胸口处，两臂旋转手心向外成立掌。同时向左右展臂宽胸推掌如鸟之张翼，并呼气读"呬"字。呼气两臂从两侧自然下落，然后再按上述要领做第二次呼气读字，共做六次。

功效："呬"字功可强肺祛疾。外感伤风、发热咳嗽、痰涎上涌、背痛怕冷、呼吸急促等，可练此功。

（五）"吹"字功法

口型：口稍张，两嘴角稍向后，舌微向上翘，微向后收。

动作：两臂从体外经腰腿向前抬起在胸前膻中穴撑圆，两手指尖相对应如抱重物，呼气读"吹"字。身体下蹲，足五趾点地，两臂随之下落，虚抱两膝，直至呼气尽。下蹲时，身体要求尽量保持正直，膝盖与脚尖上下垂直。呼气尽后两脚跟稍用力，慢慢站起，两臂自然下落于身体两侧，再作第二次呼气读字，共六次。

功效："吹"字功可强肾祛疾。腰腿无力或冷痛、目涩健忘、潮热盗汗、头晕耳鸣、男子遗精或阳痿早泄、女子梦交或宫寒、牙动摇、发脱落等，可练此功。

（六）"嘻"字功法

口型：两唇微启稍向里扣，上下相对但不闭合，舌微伸而有缩意，舌尖向下，有嬉笑自得神情，心境怡然。

动作：两臂由体侧自然抬起，手心朝上，手指尖相对如捧物之状，抱至胸口，两臂内旋翻手心向外，向上托时呼气读"嘻"，托至头部前上方，指尖相对，呼气尽。接着两臂外旋变立掌，手心朝里经面部胸前下落至乳房时，两手指尖相对应，接着转指尖向下，手贴身体沿胆经路线自然下垂手身体两侧。再按上述要领重复做第二次呼气读字，共六次。

功效："嘻"字功理三焦之气。凡三焦不畅、耳鸣、眩晕、喉痛、咽肿、胸腹胀闷、小便不利，可练此功。

三、因是子静坐法

因是子静坐法由近代蒋维乔先生创立，将道家、佛家、理学及医学中的静坐方法融为一体，着重从原理、方法、经验三个方面来系统论述静坐的养生理论和方法。因是子静坐法的一个重要特点就是强调静坐的调理功夫，整个方法的要点主要是以下几个方面。

（一）调饮食

入坐前，要求进食不能过多，避免加重胃肠负担导致心气急满而无法身心安宁地静坐；但也不能进食过少，若营养不足、身体衰弱，则无法坚持静坐。同时，要求饮食不宜过于肥、甘、厚、腻，应多食蔬菜、水果等清淡食物。另外，强调饱食后不宜静坐，应在进食后两小时后开始静坐。

（二）调睡眠

静坐前要求休息充足、睡眠足够，一般达到8个小时最为适宜。睡眠时间过多，会导致精神困顿，对静坐非常不利；睡得过少，则会造成体力恢复不足，身体倦怠、心境恍惚，也不适宜静坐。而且睡眠还必须规律充足，这样才能精神饱满，适宜静坐。每日入睡前，可在床上静坐，亦可在半夜醒后起身静坐。此时若感觉睡眠不足，也可以继续睡一会儿再起来静坐。

（三）调身

端正身体姿势，静坐前、静坐中、静坐后，都要注意调身。在坐前，应保持动作和缓、松静自然，不致使身体粗暴、僵直，影响入静。在静坐中，应宽衣解带，然后从容入坐。可采用双盘、单盘或跪式。盘坐时，将右掌心贴于小腹，左掌心贴于右掌背，前臂放于腿上。盘坐时，脊骨不可过挺，也不可弯曲，头颈端正。开口吐出腹中秽气，随即将舌头抵住上颚，用口鼻缓缓吸入清气3—7次，随后闭口，唇齿相着，舌仍要抵住上颚。再闭上双眼，保持身体端正，如久坐而觉身体有俯、仰、斜、曲，则应轻轻矫正。静坐结束时，先开口吐气10次，使身体中热气外散，缓缓摇动身体，再动肩胛、头颈，并缓慢舒放双手、双脚。随后两大指背搓热，擦左右眼皮，随即睁眼，再擦鼻头两侧；随后两掌搓热，擦两耳轮，再遍摩头部、胸腹、背、手臂、足腿，直至足心，待全身汗干后随意活动。

第二十七章　内炼调养

（四）调息

平时坐前要求注意鼻息出入，应不粗不浅，宜从喉胸渐达腹部。静坐时，应保持呼吸轻缓、长短均匀，亦可用数息法，或数出息，或数入息，从一息数至十息，随后再从一息数起。久而久之，方法纯熟，自可息息调和而心自安定。坐后应开口吐气，使身体热气发散，逐渐恢复正常状态。

（五）调心

平日坐前注意不要令心神弛散。坐时应注意两种心象：一为心中散乱而支持不定，二为心中昏沉而容易瞌睡。散乱不定者，应将一切放下，只专心一念于小腹中间，使心绪逐渐安定；昏沉瞌睡者，应提起意念，注目鼻端，以使精神振作。坐后则应不再胡思乱想、心猿意马。

四、禅定修习法

禅定修习法是佛家的修行养生方法。"禅"是梵文音译，有静虑、思维修、弃恶、功德丛林等涵义，强调心注一境、正审思虑。《瑜伽师地论》卷三十三："言静虑者，于一所缘，系念寂静，正审思虑，故名静虑。"佛家认为禅修能使人心绪宁静专注，便于深入思考义理、觉悟人生。按修习层次，禅修可以分为四种，称"四禅"或"四静虑"，分别是初禅、二禅、三禅、四禅。下面从六个方面来简要说明禅修养生的方法。

（一）修定场所

应选择不当风、不潮湿、不妨碍他人的清洁之处，如有佛堂即于佛堂中安座修习，若无佛堂亦可选择适宜之处安座修习。

座位要求：稳固，座位摇动不稳会影响入定；不可太高，高则易使心惊悸，愈低愈好，不过不宜在潮湿处打坐；垫座之物，以软草为宜，不可太厚，厚易生热；座位不能太小，导致两膝局促；座位须平坦，后部稍高，不可前部高于后部；坐处光线不可太强，亦不可太黑暗。

(二) 入坐准备

上座修定前，饮食不可过饱；手足头面洗沐清洁，涕唾排除净尽；宽衣缓带，使全身轻松舒快。

(三) 入坐姿势

1. 最好金刚跏趺，两膝与尾闾三点支持全身重量。从两膝引一直线，与两腿构成一正三角形。如是坐者，姿势安稳，全身之气自然聚敛，于定极为有益。不能金刚跏趺者，半跏趺亦可；不能半跏趺者，架马亦可，最好不要自然放松坐。

2. 身不可太向前，亦不可太向后。从发际以上四指顶门之处，垂一直线，令此线通过喉心、丹田，与地面垂直即可。脊柱不可令曲，亦不可用力。挺直坐下之时，先将腰身伸直，然后放松，保持身形自然端正状态，这样才可以久坐不疲。

3. 两肩齐平，不可左右低昂。两臂置于身之两旁，令与肩平。两手心向上，右手压左手，两手拇指端相拄，手掌边沿靠腹部，手背置两足上。

4. 头微向前倾，眼自然微闭，作垂目观鼻之状，目光注意鼻端，鼻端与心垂直。

5. 唇齿顺其自然，舌应令着上腭，保持自然鼻呼吸，不可张口呼吸。

6. 鼻息出入不可令作声，不可粗猛，不可急，应令轻细绵长，至自己亦不觉气息出入为佳。

7. 冬天坐时腿部最好覆盖被物，以保持温暖；暑天则可覆盖一层单布，以避免着凉。身体上部应稍凉，不可过暖。头之后部及颈部，不可受风。天寒应以披单覆之，但头之前部不可覆盖。

第二十七章　内炼调养

（四）入定思维

1. 思维念想自身，人生无常，像呼吸一样。一息不来，三途六道，流转何处，毫无把握。若不修定，临命终时，悔之晚矣！

2. 思维自身无始以来，流转生死，备膺众苦，以至于今，不知出离之道。今幸得遇此殊胜禅定法门，修之能断烦恼、开智慧、出生死，为何不抓紧修炼？

3. 思维父母众生，与我同在三界火宅之中，无有解脱之道。今幸遇此法，若不勤修自求证入，怎么能以此教化他人，共同走出人生的痛苦烦恼？

4. 不可起功利之心，应发自利利他之心。

5. 入定当先守戒，清净身心，然后思维人生世界的真如本性，最后获得生活智慧，得到解脱。

（五）入定步骤与境界

可将禅定分为三个阶段或层次，并分别达到三个境界。

1. 身心平衡：就是使我们有健康的身体和健全的精神心理。使身心平衡，保持人的正常健康状态。

2. 物我合一：是一般禅定所希望达到的我和世界万物合而为一的境界。达到这一境界，才能达到对真我的认识和把握。

3. 物我双亡：即对外物和自我双重超越和淡忘的境界。禅就是教你达到无、空的境界，无、空并非是没有东西，而是没有之中一切都存在。物我双亡并不同于物我合一，物我双亡是真正对物我的超越，而物我合一则是对物我差别的超越。

在上述三个阶段中，身心平衡是小我阶段，即平常所感到的正常心理状态之下的平静安稳状态；物我合一是大我阶段，此我的存在和宇宙万物的存在合而为一，不管上帝在我心里或我在上帝里面，都是大我的状态；物我双亡是无我阶段，此时既无小我，也无大我，只是清楚地、自然地、活泼地、无碍地存在，是对物和我的根本超越状态。

(六)出定

禅定修习结束后,就可出定。出定应注意以下几点:①将二手心搓热,搓拭面部,然后张目。②张目后,徐顾四周,了知我身现在何处。③作是思维,我今已出定,次复当至何处,当作何事?④慢慢摄衣整带,安详下座。

五、辟谷养生法

(一)辟谷及其养生作用

辟谷又叫却谷、却粒、绝谷、去谷、断谷、休粮,是在内炼状态下减少甚至断绝进食的养生调养方法。

辟谷之法起源于先秦,《庄子·逍遥游》描述仙人有"藐姑射之山,有神人居焉。肌肤若冰雪,绰约若处子,不食五谷,吸风饮露,乘云气,御飞龙,而游乎四海之外"[1]的记载。《淮南子·地形训》谓:"食肉者勇敢而捍,食气者神明而寿,食谷者智慧而夭,不食者不死而神。"[2]《史记·留侯世家》:"留侯性多病,即道引不食谷""乃学辟谷,道引轻身"[3]。东汉以后,辟谷成为养生、修道、修仙的一种特殊方法。修习辟谷者,代不乏人。今天社会上也有人将辟谷作为重要的养生方法向社会推广。

古代养生家认为,人食五谷杂粮,导致肠中湿腻之气积聚,身心负担加重,并产生秽气、毒气,影响人体气血津液的流通,不利于健康。所以通过辟谷,减少甚至断除食物的进入,能消除体内湿腻之气和秽气,洁净身心,减轻身心负担,让人身轻气爽,气血和畅;而且辟谷还可以让人更好地吸收天地精华,为人体补充营养,从而

---

[1] 陈鼓应.庄子今注今译[M].北京:中华书局,1983:21.
[2] 道藏:第28册[M].北京:文物出版社,1988:29.
[3] 司马迁.史记[M].长沙:岳麓书社,2001:357-359.

第二十七章　内炼调养

使人体保持健康,促进长寿。

（二）辟谷的方法

辟谷在方法上可以分为两类,一类是纯粹断食辟谷,另一类是服药辟谷,但许多时候这两种方法也可以结合起来运用。辟谷时间则有短期、中期和长期之分。短期为三五天到两星期不等,中期则为半月至百日,长期则是百日以上。辟谷在方法上有完全禁食或禁水的,有不禁水单禁食的,有可以每天吃少量水果的,长期辟谷者还有以枣子、核桃等干果调节的。具体的辟谷方法有很多,这里主要就辟谷的一般方法做简要说明。

1. 辟谷的准备

在进入正式辟谷之前,辟谷者就要在身心上为辟谷做准备。首先是在心理上做好辟谷的准备,增强辟谷保健身体、消除秽毒的信心。第二是减少饮食,可以从辟谷前几天就逐渐减少食量,让身体能更好地适应辟谷状况。第三是调整身心,入静守身,逐渐进入辟谷的修行状态。古人常用斋戒方法进行辟谷前的准备工作,调整身心。其法要求独置一室,焚香沐浴,入室静坐或静卧,少量素食,意守丹田,咽气纳津,存思身心康泰。准备工作视情况而定,短期辟谷可以做一般性准备,长期辟谷则需要做比较周详的准备。

2. 辟谷进行

辟谷第一日清晨,应排清大小便。如无大便,可服用少量胖大海或番泻叶等中药轻泻剂,以促使大便排出。

从辟谷第一日起,除睡眠外,每两小时练功15~30分钟,主要是意守丹田,体内行气导引。如有饥饿感,则以意引气至胃部转圈,或做小周天,以减轻或消除饥饿感。

在晴好天气的清晨,面向东方,呼吸吐纳,采摄日光暖气,或采摄花草树木清新之气,吸纳天地精华,以为身体营养。

3. 辟谷结束

当辟谷到期，达到目标后即可结束辟谷。于结束前，闭目入静，在心中念想辟谷除尽秽气，身体清爽，身心通泰，然后慢慢收功，结束辟谷。

结束辟谷后要逐渐恢复饮食，不可骤然暴食。

（三）辟谷养生的注意事项

第一，辟谷不能作为常用养生方法。辟谷对人体有较大的影响，而且是人体的异常状态，虽然运用好可产生明显的养生效果，但如果处理不好则会影响健康；而且技术要求比较高，难以掌握，所以不宜作为常用养生方法。

第二，辟谷应根据自身情况选择合适的辟谷方法，最好有老师指导。辟谷有很复杂的机理，必须严格按照科学的程序进行，否则容易出现问题。所以对每个辟谷者来说应注意根据自身情况选择合适的辟谷方法。初期辟谷者应选择短期和不完全禁食辟谷，待较为熟悉后再尝试中期和长期辟谷及完全禁食辟谷。

第三，辟谷必须循序渐进进行。进入辟谷状态后要顺其自然，根据自己的感觉来调整辟谷状态，绝不要有心理负担和强迫观念，逐渐推进辟谷的层次和作用，不要主观去追求辟谷的效果，功到自然成。

第四，辟谷应注意禁忌。辟谷期间可以做一些一般性的工作，但负重、过劳的事情要避免。辟谷期间忌饮酒、吸烟、饮茶、吃糖、牛奶、豆浆、柿子、香蕉、番茄、橘子、山楂、白薯、姜、葱、蒜等。同时注意，辟谷一旦出现意外，要立即停止辟谷。

第二十八章　内丹调养

在传统内炼养生方法中，内丹方法是其最完整系统的体现。内丹调养是道家在唐末宋元时期发展出的一套修仙方法，其后也成为重要的内炼养生方法，今天它也是最能体现养生学完整人体科学思想的养生方法。在养生学的各种方法中，内丹方法与其他方法还有一个根本的不同，就是它有一套完整的思想理论体系和技术操作程序，形成了独具特色的内丹学体系。这个体系也是当今内炼学的最重要组成部分，被称之为"中华绝学"。内丹调养是一个复杂的系统，涉及许多方面，本章将主要根据养生学的理论对内丹学的一些基本概念、基本理论以及基本程序做一个简要的分析和说明。

第一节　内丹修炼及其三要素

一、内丹的概念

什么是"内丹"？在养生学中，"内丹"是相对于"外丹"而言的。"外丹"是指用金石等原料炼制出来的丹药，"内丹"则是指在人体内用精气神为原料修炼出的丹药。在道学中，"内丹"与"外丹"一样也被称之为"金丹"。唐宋以前，金丹都是指外炼的丹药；宋金以后，金丹则有内外之分，但在多数情况下是指内丹。内丹方法和内丹学实际上是在借用外丹学概念和理论的基础上兴起的。早在梁陈时期，佛家天台三祖慧思，就谈到要"藉外丹之力修内丹"。《罗浮山志》记载，隋开皇年间的道士苏元朗，提出以"身为炉鼎，心为神室"的内炼方法，"自此道徒始知内丹矣"。这是内丹概念的第一次提出。唐末以后，随着内炼方法的发展和普及，"内丹"一词逐渐被人们所接受，并成为对内炼方法所应达到的目标的说明和表征。当然在对内丹的概念说明上，人们用得更多的还是"金丹"一词。在内丹学中，内丹除了"金丹"之外，还有"还丹""大丹""金液还丹""金液大丹"等名称。

在内丹学中，"金丹"主要是指凝炼精气神的功夫，当然也可以理解为精气神所凝结而成的所谓的"丹"，也就是通过对精气神的修炼而达到的一种精气神高度统一的状态、境界或结果。汪昂《勿药元诠》说："道家所谓修炼金丹者，即调养精、气、神之功夫也。故曰金丹之道，不外吾身。若修养之功夫纯熟，则精神充足而内守，心性圆明以自照，恬淡虚无，若存若亡，即是金丹成熟，非真以药物、火候修炼金丹也。"[1] 刘一明亦谓："夫所谓金丹者，金取其坚刚不坏之义；丹取其圆成无亏之义，一名生物之祖气，一名先天灵根，一名元始宝珠，总而言之，真灵至精之气"[2] "金者，坚刚永久不坏之物；丹者，圆满光净无亏之物。古仙借金丹之名，以喻本来圆明真灵之性也"[3]。可见，内丹学所谓的内丹或金丹就是将人身比作炉鼎，以精气神为药物，经过一定程序的炼养步骤，从而使人达到一种精气神高度和谐统一的状态，或使精气神在体内聚凝不散而形成的融合体。值得指出的是，在大多数内丹学家看来，所谓"内丹"或"金丹"并非是指在人体内所修炼出的实体的丹，而是指人体在内丹修炼中所达到的一种特殊的精气神高度和谐统一乃至超越形气神的状态或境界。

---

[1] 勿药元诠：精气神 [M]// 项长生. 医学全书：汪昂. 北京：中国中医药出版社，1999：309.

[2] 通关文 [M]// 胡道静. 藏外道书：第8册. 成都：巴蜀书社，1994：256-257.

[3] 象言破疑 [M]// 胡道静. 藏外道书：第8册. 成都：巴蜀书社，1994：185.

第二十八章　内丹调养

二、内丹修炼三要素

从养生学的角度来看，内丹学与外丹学的根本区别，内丹学是在养生学对人体基本认识的指导下建立起来的，它是符合养生学的人体学基本原理的。所以把握内丹修炼的原理、机制、程序和方法，就必须从养生学对人体的基本认识入手。在内丹学中，内丹学家们十分强调内丹修炼的三要素，这就是药物、炉鼎和火候。《梅华问答》说："若曰：予闻炼丹有三要，请问何为三要？洞雷曰：三要者，炉鼎、药物、火候也。炉者，行火之器。鼎者，贮药之物。药物者，我之先天真一之炁，加以精、神、魂、魄、意是也。先天一炁，以为金丹之母，使其冲透三关，以通遍身血脉。日日采取此炁以为药物，将精神魂魄意攒簇于中宫，归于炉鼎之中而封固之。日采而日炼，以此而使先天之精不化为后天有形之精，而并使其化气，身中之气，使其化神；心中之神，使其化虚，此之谓烹炼。其中有火候寓焉！火者，行火也。候者，时候也。譬之炊饭，行火而无候，非炊之不熟，即成焦炭，故必有候，候其恰好也。如此三者,炼丹中之至要,故谓之三要。"[1]

（一）药物

在内丹学中，药物是炼就内丹的原料，修炼内丹的药物就是精、气、神。《心印经》谓"上药三品，神与气精"，就是指修炼内丹的药物是精、气、神三种。不过在内丹修炼中，药物又分为外药和内药。后天之精气神为外药，《中和集》说："交感之精、呼吸之气、思虑之神，皆外药也。"[2] 内药则是先天精气神，即元精、元气、元神是也。《中和集》："先天至精、虚无空气、不坏元神，此内药也。"[3] 内丹修炼，药物是基本的原料或对象，但先天内药和后天外药的地位和作用则不同，一般都是先从后天外药入手，然后再逐渐进入先天内药，这

---

[1] 道藏男女性命双修秘功 [M]. 沈阳：辽宁古籍出版社，1994：484-485.
[2] 中和集：金丹或问 [M]// 道藏：第 4 册. 北京：文物出版社，1988：500.
[3] 中和集：金丹或问 [M]// 道藏：第 4 册. 北京：文物出版社，1988：500.

也是一个从后天返先天的过程，后天外药是入手功夫，也是初级修炼的着力点。《金丹大要》说："大凡学道，必先从外药起，然后至内药。"[1] 关于内丹的药物修炼要点，《养生纂录》指出："精气神之用有二，其体则一。以外药言之，交合之精，先要不漏；呼吸之气，更要细细至于无息；思虑之神，贵在乎安静。以内药言之，炼精炼元精，抽坎中之元阳也，元精固则交合之精自不泄矣；炼气炼元气，补离中之元阴也，元气住则呼吸之气自不出入；炼神炼元神也，坎离合体成乾也，元神凝则思虑之神泰定。"[2]

（二）炉鼎

炉鼎是修炼的器具，内丹学认为，内丹修炼的炉鼎就是人体本身，更确切地说是人的身心性命。《中和集》云："或问何为鼎炉？曰：身心为鼎炉。丹书云：先把乾坤为鼎器，次搏乌兔药来烹。乾，心也；坤，身也。今人外面安炉立鼎者，谬矣。"[3] 实际上，因为内丹理论和方法是从外丹而来，所以就借用外丹的理论和方法来加以阐述，故有炉鼎一说，不过是强调内丹修炼也有其依托结构和炼养机制。身心结构可以作为容纳精气神的器具，为盛药之器，是为鼎；而修炼中的意念作用和呼吸机制正好是修炼的动力，为生火之机，是为炉。

（三）火候

内丹修炼的火候是指修炼过程中意念运用和呼吸进行的法度，或运用意念控制呼吸和行气的程序、法则、尺度，也指意念驾驭精气生化运行和作用发挥的法度，总的说来是指内丹修炼工夫次序之准则。刘一明《象言破疑·火候说》指出："丹经子书所言火候，乃喻其修持工夫次序之准则也。盖修持功力有先后，有急缓，有进退之时候，不得宜先者而后，宜后者而先；不得宜急者而缓，宜缓者

---

[1] 金丹大要：药物妙用章 [M]// 道藏：第 24 册 . 北京：文物出版社，1988：18.

[2] 道藏：第 10 册 [M]. 北京：文物出版社，1988：716-717.

[3] 中和集：金丹或问 [M]// 道藏：第 4 册 . 北京：文物出版社，1988：500.

第二十八章　内丹调养

而急；不得宜进者而退，宜退者而进；亦如炉火烧药，有文武进退止足之时候，故修真用功次序，取象为火候也。但用功火候，不拘年月日时，刻刻行之，宜先而即先，宜后而即后，宜急而即急，宜缓而即缓，宜进而即进，宜退而即退，随时变通，毫发不得有差。"[1]在内丹学术中，火候是秘中之秘，道门中向来有"圣人传药不传火"之说，但火候又是内丹修炼中最重要的一环。《悟真篇》说："纵识朱砂与黑铅，不知火候也如闲。"[2]事实上，内丹修炼中最难理解也最难把握的就是意念的运用，它也是火候的核心内容。

火候有文火、武火之别，文火为温火、弱火，内丹中的文火为运炼的意缓慢行，反映为运炼过程中减缓意念和呼吸的方法，为沐浴温养之火，以持续轻缓的呼吸、意识任其自然无为为特征。武火为烈火、猛火、强火，内丹中的武火为运炼的意紧急运，反映为运炼过程中加强意念和呼吸的方法。《修道全指》谓："盖武火者，即呼吸之气急重吹逼，采取烹炼也；而文火者，即呼吸之气微轻导引，沐浴温养也。"[3]

第二节　内丹修炼的基本程序

关于内丹修炼的程序和步骤，由于道派不同，其所用程序和步骤亦有差异，但大的方面还是一致的。李道纯《中和集》将内丹修炼的方法和程序总结为"渐法三乘"和"最上一乘"，并对它们做了一个简要的说明："渐法三乘：下乘者，以身心为鼎炉，精气为药物，心肾为水火，五脏为五行，肝肺为龙虎，精为真种子，以年月日时行火候，咽津灌溉为沐浴，口耳目为三要，肾前脐后为玄关，五行

---

[1] 胡道静.藏外道书：第8册[M].成都：巴蜀书社，1994：175.
[2] 修真十书：悟真篇[M]//道藏：第4册.北京：文物出版社，1988：729.
[3] 中国道教协会，苏州道教协会.道教大辞典[M].北京：华夏出版社，1994：315.

混合为丹成,此乃安乐之法。其中作用百余条,若能忘情,亦可养命。中乘者,乾坤为鼎器,坎离为水火,乌兔为药物,精神魂魄意为五行,身心为龙虎,气为真种子,一年寒暑为火候,法水灌溉为沐浴,内境不出、外境不入为固济,太渊、绛宫、精房为三要,泥丸为玄关,精神混合为丹成,此中乘养命之法。其中作用数十条,与下乘大同小异,若行不息,亦可长生久视。上乘者,以天地为鼎炉,日月为水火,阴阳为化机,铅汞银砂土为五行,性情为龙虎,念为真种子,以心炼念为火候,息念为养火,含光为固济,降伏内魔为野战,身心意为三要,天心为玄关,情来归性为丹成,和气熏蒸为沐浴,乃上乘延生之道,其中与中乘相似,作用处不同。亦有十余条,上士行之,始终如一,可证仙道。最上一乘:夫最上一乘,至上至真之妙道也。以太虚为鼎,太极为炉,清静为丹基,无为为丹母,性命为铅汞,定慧为水火,窒欲惩忿为水火交,性情合一为金木并,洗心涤虑为沐浴,存诚定意为固济,戒定慧为三要,中为玄关,明心为应验,见性为凝结,三元混一为圣胎,性命打成一片为丹成,身外有身为脱胎,打破虚空为了当。此最上一乘之道,至士可以行之。功满德隆,直超圆顿;形神俱妙,与道合真。"[1]《指玄篇》则把内丹修炼的方法和程序归纳为十九诀:"一采药,收拾身心,敛藏神气;二结丹,凝气聚,念不动;三烹炼,玉符保神,金液炼形;四固济,忘形绝念,谓之固济;五武火,奋迅精神,驱除杂念;六文火,专气致柔,含光默默,温养不绝,绵绵若存;七沐浴,洗心涤虑,谓之沐浴;八丹砂,有无交入,隐显相符;九过关,果生枝上终期熟,子在胞中岂有殊;十分胎,鸡能抱卵心常听,蝉到成形壳自分;十一温养,知白守黑,神明自来;十二防危,一念外驰,火候差失;十三工夫,朝收暮采,日炼时烹;十四交媾,念念相续,同成一片;十五大还,对景无心,昼夜如一;十六圣胎,存其神于中,

---

[1] 道藏:第4册[M].北京:文物出版社,1988:491-492.

第二十八章　内丹调养

藏其气于内;十七九转,火候足时,婴儿自现;十八换鼎,子又生孙,千百亿化;十九太极,形神俱妙,与道合真。"[1] 刘一明《修真辨难》则又把其总结为十八着:"道法两用,性命双修,方是无上一乘之道,乃脚踏实地之道。脚踏实地之道,须要循序渐进,不得躐等而求。何为循序渐进? 积德立行为第一着,炼己筑基为第二着,以铅制汞为第三着,铅汞相投为第四着,温养还丹为第五着,大药发生为第六着,服食金丹为第七着,凝结圣胎为第八着,以汞养铅为第九着,抽铅添汞为第十着,防危虑险为第十一着,胎完止火为第十二着,九年面壁为第十三着,脱胎出神为第十四着,乳哺婴儿为第十五着,别安炉鼎为第十六着,神化不测为第十七着,打破虚空为第十八着。以上皆修真之要着,圣功之全能。"[2]

虽然在内丹修炼的具体方法和程序上,内丹家们的认识不尽相同,但在基本的方面则是一致的。对于内丹修炼的具体步骤和程序,内丹家们经过长期探索,总结出了内丹修炼的四个基本步骤,分别是:炼己筑基、炼精化气、炼气化神、炼神还虚。虽然也有人提出还有第五个步骤炼虚合道,但在大多数内丹家看来,炼虚合道与炼神还虚并无明显区别,且在实际修炼中也很难将这两个阶段区分开来,故一般内丹学所强调的内丹修炼步骤也都是以上四个。以下就分别对内丹修炼的这四个基本步骤加以简要讨论。

一、炼己筑基

炼己筑基是内丹修炼的入手功夫。内丹修炼的目的是要使人体的精气神合而为一,炼就金丹。要做到这一点,首先就需要调整自己的行为,回收外散的意识,使人达到精满、气足、神旺三全,以

---

[1] 修真十书:杂著指玄篇:丹法参同十九诀[M]// 道藏:第4册.北京:文物出版社, 1988:606.

[2] 修真后辩:尽心穷理[M]// 李道纯,王沐.道教五派丹法精选:第五集.北京:中医古籍出版社,1989:296-297.

为进一步的精气神修炼提供条件。所以内丹修炼的炼己筑基实际上就是为正式修炼所做的准备工作，其目的除了一般行为的调整之外，主要是收心入静。关于炼己筑基的作用、目的和要求，上阳子曰："金丹之道，先须炼己，使神全气盛也，七情不动，五贼不乱，六根大定，精难动摇，方可从事丹道之言。五贼者，即眼、耳、鼻、舌、身意，为天之五贼；色、声、香、味、触，为世之五贼；爱、欲、贪、嗔、痴，为内之五贼。天之五贼不谨于内，则内之五贼蜂起。世之五贼不除于外，则天之五贼豺生。是以眼见色，则爱起而贼精；耳听声，则欲起而摇精；鼻闻香，则贪起而耗精；口尝味，则嗔起而走精；身意遇触，则痴起而损精。五者日夜戕贼于身，其精能有几何？精去则神气随之，身则丧矣。修行人以身为国，以精气为民。精不动摇，谓之民安。神气充足，谓之国富。以求丹为战敌，必如此然后可以战胜，而得先天之炁矣。"[1]《周易参同契分章注》谓："对境忘心，炼己也。常应常静，炼己也。积德就功，炼己也。苦行其事曰炼，熟行其事曰炼。修丹之士，必先炼己，惩忿窒欲，苦行忍辱，庶入室之时，六根大定，方使纯熟，忘无所忘，乃能就事。"[2]《证道一贯真机易简录》引《脉望》云："炼己之要，首要与之相忘，色欲之念始绝。次要降伏彼心，恩爱之情可免。三要法财相济，庶得欢悦之意。四要勤修德行，乃致神明之佑。四者具备，晨夕不息，三年纯熟，对境无心，精神完固，方可入室下功，以采先天一炁。"[3]《真诠》亦云："初学且须理会安炉立鼎，慎起居，节饮食，调寒暑，省睡眠，收拾身心，惜精，惜气，惜神，使四大安和，神完气壮，则此身心方成炉鼎，可为入药之基。"[4]

---

[1] 徐兆仁. 东方修道文库：悟道真机[M]. 北京：中国人民大学出版社，1990：86.
[2] 陈致虚. 周易参同契分章注[M]. 道书全集. 北京：中国书店，1990：219.
[3] 胡道静. 藏外道书：第11册[M]. 成都：巴蜀书社，1994：466.
[4] 真诠：卷下[M]// 吕光荣. 中国气功经典：金元朝部分下. 北京：人民体育出版社，1990：413.

第二十八章　内丹调养

炼己筑基的目的在于收神入静，所以首先要做的是身心的调整安顿，身体找一安静适合修炼的场所，配置相应设施，根据修炼要求安顿身体使其不受外界干扰，进入修炼状态；精神意念则从现实生活中走出来，避免各种俗世事务的干扰，安静心意，以便更好地进入修炼状态。在炼己筑基阶段要真正做到收神入静，仅靠一般性的身心安顿还不够，还须采取一些特殊方法，内丹修炼普遍采用调息和守丹田（下丹田）两种基本方法。前面已经提到，调息就是用意识调节呼吸，使其深长细匀，这也是所谓的心息相依。收神入静为什么要用调息之法？《听心斋客问》谓："客问心息相依，曰：心依着事物已久，一旦离境，不能自立，所以用调息功夫，拴系此心，使心息相依。调字亦不是用意，只是一呼一吸系念耳，至心离境，则无人无我，更无息可调，只绵绵若存，久之，自然纯熟。"[1] 而且调息在整个内丹修炼中也有重要的特殊作用，正如《武术汇宗》所指出的："夫后天之气又为先天之气之妙用。采取烹炼，非呼吸之气，不能成功；周天度数，非呼吸之气，不能运用；抽添沐浴，非呼吸之气，不能干旋。而呼吸之气，急则伤丹；呼吸之气，缓则冷丹。呼吸之气不善调，呼吸之气不相依，则必飞丹走丹。其要在勿忘勿助，似有似无，而后呼吸，乃能冲和焉。仙佛所以有调息之说，火候之经，盖先天之气，不能不依于后天之气也。"[2] 从炼己筑基的角度来说，调息只是一种使人外驰的心神得以回收以入静的手段，但从整个内丹修炼的角度来看，调息还有强化神对气的控制调节作用，调息训练可以增强神和气的亲合力。

当意守呼吸达到一定程度后就需要进一步意守丹田，即由动守转入静守，使意识的注意力向人体更深层次转移，进入真正的收神入静状态。之所以要意守丹田，一是意守丹田可以实现意识由识神

---

[1] 李道纯，王沐.道教五派丹法精华：第四集[M].北京：中医古籍出版社，1989：529.

[2] 万籁声.武术汇宗[M].北京：中国书店，1989：301.

主导状态进入元神主导状态，从而达到入静的修炼状态；二是因为丹田是藏精之所、元气化生之处，并由此可以使修炼自然进入炼精化气阶段。意守丹田，一方面可以调养人体元气，促进元气的化生和作用，另一方面也为意识对气的修炼创造条件。现在看来，意守丹田之所以有如此重要的作用，也还在于它在经络系统中的特殊地位，意守丹田有利于元气化生和导引行气的进行。

二、炼精化气

精乃形之精华，所以"炼精化气"在钟吕丹法中也叫"炼形化气"。在内丹修炼中，炼精化气阶段又称"初关""百日关""小周天""子午周天"。张伯端云："炼精者炼元精。"[1] 所以炼精化气实际上是修炼元精以生发元气，其修炼是在炼己筑基达到精气神三全，即精满、气足、神旺的基础上进行的。关于内丹修炼这一阶段的具体修炼方法及所涉及的一些问题，《梅华问答》谓："然初学行功时，念头却不动。忽然而真阳自生，是时外肾必举。及至一举念头亦勃然而动，其所生之真阳立即化为后天。故修行人收拾念头为第一要着。是以惩忿窒欲四个字，乃性命之大关键也。……然所谓采取者，乃不采而采，不取而取。古真云：采药物于不动之中，行火候于无为之内。只要一心清净，凝然静定。其阴阳之理，静极则动，动极则静。坐至静极之际，真阳必然自生。我以静而镇之。俟其既生，我则仍凝然守心，不着于方所，致虚致寂而后已。日日如是，自然日生日积，日积日充。气满丹田，则下极火热。是时，则以微意向后推摄归尾闾。真气若足，自然直透三关，然亦有渐次而通者。伺三关通后，方可以行火候也""烹炼之法，谓之火候。古人极其郑重，以其天机极秘也。《丹经》云：'圣人传药不传火，从来火候少人知。'盖药生即火生，药生方可用火。若无药而据行火候，谓之水火煮空

---

[1] 金丹四百字：序[M]//道藏：第24册. 北京：文物出版社，1988：161.

第二十八章　内丹调养

铛。火即药也，药即火也，火生即药生。白祖云：'以火炼药而成丹，即是以神御气而成道。'若无药生而行火候，火非真火，徒劳其口鼻耳！盖一呼一吸谓之一息。身中真气一升一降，亦谓之一息。息之为言，休息也。休息则定，定则无，无则复其生生之本矣！……一吸则天地之气归我，一呼则我之气还天地。《阴符经》曰：'天地万物之盗，万物人之盗，人万物之盗，三盗既宜，三才乃安。'此三个盗字，互相为盗，其机在乎口鼻。明得其旨，则天地万物皆为我盗。不得其诀，则我被天地万物盗去矣！虽然，行火候者，行身中真气之自然升降，非行口鼻之呼吸，特假此以为机括耳！盖初学三关未通，不得不假此为入门，故必先用以调息。待三关通后，则有自然升降之天机，方始谓之火候。所谓呼吸者，一呼，口鼻之气，自内而出，身中真气由胸前下降于脐中；一吸，口鼻之气自外而入，身中真气由尾闾而从脊背上升于顶。要注意于身中，不着意于口鼻，以心寄于息，以耳听其声。司马真人云：'吐惟细细，纳惟绵绵。'总使其气不粗、不急、不疾、不徐，调之气之和平，使耳不闻其声。然心静自然息调，息调自然神凝，所谓心息相依，息调心定者也。及其息调至若有若无，则微微凝照于下丹田，自然神凝气聚，遍身和暖。白祖云：'昔遇圣师真口诀，只要凝神入气穴。'又《丹经》云：'调息要调真息息，炼神须炼不神神。'即此之谓也。真积日久，真气日益，待至充足，自然一透三关"[1]。《上品丹法节次》云："修真之士，筑基有效，不可懈弛，仍照前调鼻息，缄舌气，凝耳韵，闭谷道，四象和合，归于虚无。务使身心不动，收后天之神归于真人呼吸之处，守之勿失，与炁交合，自然虚极静笃。忽觉海底蠕蠕而光透。浑似一钩新月挂于西南之乡，如初三日月出庚方，此金气初现也。坎中有一点热气上冲心主，以意顺下由黄道穿尾闾，经夹脊，透玉枕，入泥丸，游九宫，自上颚而下，温温然如滴水之状，香似

---

[1] 胡道静．藏外道书：第 10 册 [M]．成都：巴蜀书社，1994：642-644．

醍醐，味如甘露，目送于虚，意迎于无，自归鼎内。此坎离交媾之妙也。既得坎离交媾，已自身心混合，特未妙合而凝。此时目送意迎之际，仍以致虚为体，守静为功，不计时刻，造自虚极静笃，渐归杳冥混沌、自然渊默之际，顿起雷声，中似裂帛，即是天根机动。登时丹田火热，两肾汤煎，得此证候，即自全身顿于海底，目送转间，意迎上透，三关轰轰，龙雷如火，直上云衢，旋觉潏然，翕聚泥丸，即是月窟风生。随觉眉间内涌圆光，不知不觉，经由鹊桥而下重楼，第觉味如冰片之美、薄荷之凉，沁入心脾，即是绛宫月明。旋即送归土釜，是为采药归还。"[1]《皇极阖辟证道仙经》曰："开关之法，择黄道吉日，入室静定，开天门以采先天，闭地户以守胎息，谨候神炉药生、丹田火炽、两肾汤煎，见此功效，上闭巽窍，塞兑垂帘，神息归根，以意引气，沉于尾闾，自与水中真火纽着一股，直撞三关。当此之时，切勿散漫，倒提金锁锁，以心役神，以神驭气，以气冲火，火炽金熔，默默相冲，自一息至数百息，必要冲开尾闾，火逼金过太元关，而闾口内觉刺痛，此乃尾闾开关之验。一意后冲，紧撮谷道，以鼻息在间抽吸，内提上去，如推车上高坡陡处，似撑船到急水滩头，不得停篙住手，猛烹急炼，直逼上升，再经夹脊关，仍然刺痛，此又二关开通之验。以神合气，以气凝神，舌拄上腭，目视顶门，运过玉枕，直达泥丸顶上，融融温暖，息数周天数足，以目左旋三十六转，铅与汞合，真气入脑而化为髓。再候药生，仍行前功，每日昼夜，或行五七九次，行之百日，任督自然交会。一元上下，旋转如轮，前降后升，络绎不绝。内有一股氤氲之气，如云如雾，腾腾上升，冲透三关，直达紫府；渐采渐凝，久则金气布满九宫，补脑之余，化而为甘露，异香异美，降入口中，以意送达黄庭土府，散于百络，否则送炉。如是三关透彻，百脉调合，一身快畅，上下流通，所谓'醍醐灌顶得清凉，同入混炉大道场'者

---

[1] 胡道静. 藏外道书：第10册[M]. 成都：巴蜀书社，1994：414-416.

第二十八章 内丹调养

此也。"[1]

总之，炼精化气是精气神化归神气的"三归二"的有为功夫。其具体修炼过程又有四个环节，即采药、封炉、烹炼、止火。其中，采药为静坐中元气发生，便即时采取，使其升华；封炉为采得药后送至下炉封存，不使走漏；烹炼为转动河车，运行小周天，使龙虎交媾，神气凝结；止火为至烹炼有阳光三现，内药已生，即停止运炼，以为进一步的大药修炼做准备。炼精化气的整个过程实际上是通过意守丹田，温化元精，元精化生元气，丹田元气从无到有，从少到多，是谓产药，即产即采，待元气充盈，即可停止产药，然后徐徐经过任脉向下引导，通过会阴由督脉向上过尾闾关，再往上过大椎之夹脊关，再往上过玉枕关，待三关冲透，则让气在任督二脉中自由顺畅运行，以完成炼精化气之功夫。

三、炼气化神

内丹修炼的炼气化神阶段又叫"中关""十月关""大周天""卯酉周天"。这一阶段的修炼是在炼精化气的基础上，将气与神合炼，使气归入神中，而炼就纯阳之神，是合二为一的修炼阶段。《西山群仙会真记》说："若以神炼炁，炁炼成神，非在于阳交阴会，其在于抽铅添汞，致三八之阴消，换骨炼形，使九三之阳长。三百日胎仙完而真炁生，不可再采药也。肘后飞金晶，自肾后尾闾穴升之而到夹脊，自夹脊双关升之而至上宫，不止于肾炁补脑，而午后降真火以炼丹药，致阴尽阳纯也。"[2]《皇极阖辟证道仙经》云："卯酉周天，左右旋转，收功也。……此于采药归壶后行之，则所结金丹不致耗散。大药采来归鼎，若不行卯酉周天之功，如有车无轮、有舟无舵，欲求远载，其可

---

[1] 皇极阖辟证道仙经：聚火开关章第四[M]// 胡道静．藏外道书：第10册．成都：巴蜀书社，1994：372-373．

[2] 西山群仙会真记：炼炁成神[M]// 道藏：第4册．北京：文物出版社，1988：439．

得乎？其法：先以法器顶住太玄关口，次以行气主宰，下照坤脐，良久，徐徐从左上照乾顶，少停，从右下降坤脐，为一度，如此三十六转，为进阳火；三十六度毕，去了法器，开关退火，亦用行气主宰，下照坤脐，良久，徐徐从右上照乾顶，少停，从坐下降坤腹，为一度，如此二十四，为退阴符。纯阳云：'有人问我修行法，遥指天边月一轮，'此即行气主宰之义也。此功与采药归壶之功，共是一连。采取药物于曲江之下，聚火载金于乾顶之上，乾坤交媾于九宫，周天运转而凝结，故清者凝结于顶，浊者流归于坤炉。逐日如此抽添，如此交媾，汞渐多而铅渐少，久而铅枯汞干，阴剥阳纯，结成牟尼宝珠，是为金液大还丹也。"[1]《尹真人寥阳殿问答编》谓："世人只知乾坤交媾，而不知卯酉周天，是有南北而无东西，如有车无轮、有舟无舵，其欲致远，不亦难乎？第预清净其心，空洞其念，虚寂其机，湛如油如，外用一物顶住太玄关，时至发动，寂体以随，中无后天参杂，用目守住泥丸，下照坤脐。良久，自从气穴中透出火珠一粒，自左边升起至脐左边，次到绛宫，从绛宫之左，忽折入左胁下，而后透入左肩，上左耳根，入左目，到山根；略存一顷，即转右目，从右耳根后，下右肩，绕而前转心之右，下至脐，仍还丹田，如是者，三十六次，为进阳火。又从右边升起，左边降下，二十四次，为退阴符。但初入手时，未免略略着意，到纯熟地位，自然左右俱升，且或分从治命桥前后，俱不知其然而然者。……功夫行到纯熟，气穴中自然元气升起，如喷泡然，入于脐轮，横过治命之桥——此一桥也，前通丹田，后通命门，中空如管，乃元气往来之所。忽然两肾如汤煎，若尚有阴火，小觉微痛，盖'龙战于野'之义，若阴火已铲尽者不痛也。徐徐滚上昆仑之顶，此时下而尾闾、中而二十四节都不经历，且更有一种妙处，并不由玉枕关，忽从两腮边上原始宫中，自慢慢降入山根，

---

[1] 皇极阖辟证道仙经.卯酉周天章第六[M]// 胡道静.藏外道书：第10册.成都：巴蜀书社，1994：375-376.

到鼻准，入人中，浓液凝入雀卵，从雀桥入舌下，历十二重楼，徐徐咽入中宫，则先天一立，后天退藏矣。所过之穴有阴气者未免相战，微微作痛，盖战尽群阴始完全先天也。一正至而百邪难容，一窍开则万孔生春。铅气上升，汞气下降，铅汞之气浑圆于丹鼎之外，却病延年，可成陆地神仙，金丹之道，思过半矣。"[1]

在这一阶段，当炼至神气归一时，圣胎（大药）也就产生了。与炼精化气阶段不同，这一阶段是运用大周天功夫，入定寂照之功使元神发育成长。其具体修炼则是以下丹田为炉、黄庭为鼎，以乾坤交媾为运用，以元气氤氲于上下丹田之间，行二田返覆，十月养胎。《中和集》云："丹书云：'真土制真铅，真铅制真汞。铅汞归土釜，身心寂不动。'斯言尽矣。既得真铅，则真汞何虑乎不凝？炼炁之要，贵乎运动，一阖一辟，一往一来，一升一降，无有停息。始则用意，后则自然。一呼一吸，夺一年之造化，即太上云：'玄牝之门，是谓天地根。绵绵若存，用之不勤。'正此义也。"[2] 总之，炼气化神的修炼是一种由有为到无为的修炼过程，其具体修炼步骤大致可以分为：七日炼大药，十月守关养胎、抽铅添汞，待胎完气满，移胎上田。炼气化神应做到寂寂观照，常定常觉，一切顺乎自然，使神气凝结而成圣胎。功夫至此，即可走向内丹修炼的最高一层——炼神还虚。

四、炼神还虚

炼神还虚是内丹修炼的最高级阶段，又称"上关""九年关"。关于炼神还虚，伍冲虚说："炼神也者，无神可凝之谓也。缘守中乳哺时，尚有寂照之神。此后，神不自神，复归无极，体证空虚，虽历亿劫，只以完其恒性，岂特九年面壁而已哉？九年云者，不过欲使初证神仙者，知还虚为证天仙之先务也，故于九年之中不见有

---

[1] 道藏男女性命双修秘功 [M]. 沈阳：辽宁古籍出版社，1994：154-155.
[2] 道藏：第4册 [M]. 北京：文物出版社，1988：489.

大道之可修也，亦不见有仙佛之可证也。于焉心与俱化，法与俱忘，寂之无所寂也，照之无所照也，又何神之可云乎？虽曰无神，岂不可以强名，故强名以立法，名为末后还虚云耳。"[1]《听心斋客问》云："客问出神，曰：阳生则心虚空，空无丝毫挂碍，神当自出。不从口出，从目出，目有异光；从耳出，耳有异音；从鼻出，鼻有异香。当是时六脉俱息，呼吸并止，此游于混沌未判之初，须令人守护之，不可惊动，只待分阴分阳，或一七二七，自然来复。却以大定守之，意不可散，念不可动，久之，自然见性，如月受日光，一得永得矣。然未离体也，还须养虚，待九年之功已满，忽有一人与我相似，立于吾前，乃真人也。其面向外，是阳纯矣。面我则余阴未尽。再从鼻一吸，即收回。只待面外，方可放行。初一步二步三步五步十步而止。恐其远去，认自己躯壳不得，迷入邪径，前功尽弃矣。必从近而远，渐渐认熟，则百千万里，顷刻可至，此调神出壳也。然阳神虽妙，犹未能变化，又有炼虚合道之功，到此地位，无他作用，惟大清净，止是留神在内，不令出外，如用慧一般，要含光藏辉，留一刻有一刻之变化，愈久愈妙，形自化而为炁矣。此谓脱胎神化，此谓返本还元。"[2]翁葆光谓："九载功圆，则无为之性自圆，无形之神自妙。神妙则变化无穷，隐显莫测；性圆则慧照十方，灵通无破。故能分身百亿，应显兄（无）方，而其至真之体，处于至静之域，寂然而未尝有作者，此其神性形命俱与道合真矣。"[3]《葛仙翁太极冲玄至道心传》曰："自古仙圣出神别无妙诀，即我之元神，得金液点化，温养十月，炁足神灵，脱胎自出，身外有身，光烛九天，聚则成形，散则成气。阴神不能分身化形，阳神可以万亿化身，隐显莫

---

[1] 伍冲虚. 仙佛合宗：末后还虚第九 [M]// 邓徽绩. 伍柳仙踪. 郑州：河南人民出版社，1987：298-299.

[2] 李道纯，王沐. 道教五派丹法精选：第四集 [M]. 北京：中医古籍出版社，1989：533.

[3] 悟真直指详说三乘秘要 [M]// 道藏：第2册. 北京：文物出版社，1988：1022.

第二十八章 内丹调养

测,变化无穷,步日月无影,入金石无碍,千里万里顷刻即至,过去未来一一皆知,所谓圣而不可知之谓神也。顶门初开如大斧劈脑,切勿惊骇,选黄道吉辰,天无云翳、四气清朗,向开休生,三方而出。初出须左右盘旋,回顾神室,九九数足,方布身中五脏五芽之气,列于空中,化为五色祥云,将神升腾射入祥云之中。时见天魔外道百般景色引诱吾神,若是着他一去不回,入于天魔之内,止于坐化而已。专以一意阳神,金光为主,其前景象,隐隐自退,即将元神提回中宫,混合复出,立现于前,与自己形相无异,便不可轻放,而回顾自己尸壳,犹如粪土秽污可憎,即复提回神室,待往来纯熟,始出一步,复回中宫,演习九九之数,又至二步,复回复出,九九数至三步四步五步十步至百步复回,九九数至一里三里五里十里百里千里万里,亦如前演习纯熟一年五载,方入洞府炼神还虚。"[1]《性命宗旨》亦说:"超脱为诣极玄境,无以复加之大道,正神不可以致思,化不容以拟设者。尝观白玉蟾有言:超者,出也,是出神也;脱者,脱换凡躯也。李清庵云:阳神出壳,谓之脱胎。于清风云:未至真空,阳神难出。丘长春更云:未至真空,虽阴神亦难出。可见到此地位,愈炼愈精,弥修弥粹。由道有深力,资熏日久,变质同神,变神入微,惟无我之至乃尔也。今人睡着做梦,其神无所不至者,不格于形骸也;醒则滞于此而不能远去者,形骸格之也。内炼真一,直至于心中无心,念中无念;总色空以为用,合造化以成能;知照无边,形超靡极;隐则形同于神,显则神同于气。故能入水火,贯金石,履虚不坠,触实不碍,对日月而无影,乘云雾而无踪,所谓散则成气,聚则成形,所谓形神俱妙、与道合真者此也。然必弃此凡躯方成仙质。"[2]

从上可知,炼神还虚不同于炼精化气的有为,也不同于炼气化神的

---

[1] 葛仙翁太极冲玄至道心传:阳神出演口诀[M]// 胡道静.藏外道书:第7册.成都:巴蜀书社,1994:805.

[2] 性命宗旨:脱胎还虚[M]// 胡道静.藏外道书:第9册.成都:巴蜀书社,1994:445-446.

有无之交，而是一依无为之法，行大定功夫，内观定照，乳哺温养，炼其纯阳之神性，以进入圆通无碍、出神入化之形神俱妙境界。

在内丹学中，一般认为炼神还虚即为内丹修炼的最高级阶段。但也有人认为，炼神还虚还不是最高阶段，炼虚合道才是最高阶段，如《性命圭旨》就认为，达到炼神还虚尚不够，因为还有虚空存在，"若言体太虚之体以为体，便是有个太虚在而着于体矣"，仍然是有所执着。所以它批评"命宗人，只知炼精化气，炼气化神，炼神还虚而止，竟遗了炼虚合道一段"。[1] 至于炼虚合道的修炼方法及其所达到的境界，《性命圭旨》说："今之炼神还虚者，尤落在第二义，未到老氏无上至真之道也。炼虚合道者，此圣帝第一义，即是释氏最上一乘之法也。……此法只是复炼阳神，以归还我毗卢性海耳。所以将前面分形散影之神摄归本体，又将本体之神销归天谷，又将天谷之神退藏于祖窍之中，如龙养颔下之珠，若鸡抱巢中之卵，紧紧护持，毋容再出，并前面所修所证者，一齐贬向无生国里，依灭尽定而寂灭之，似释迦掩室于摩竭，如净名杜口于毗耶。此其所以自然造化而复性命之而复虚空之之不可以已也，而复性命，而复虚空，至此已五变化矣。变不尽变，化不尽化，非通灵变化之至神也。故神百炼而愈灵，金百炼而愈精，炼之而复炼之，则一炉火焰炼虚空化作微尘，万顷冰壶照世界大如黍米。少焉，神光满穴，旸焰腾空，自内窍达于外窍，外大窍九，而九窍之中，窍窍皆有神光也。彻内彻外，透顶透底，在在皆有神光也。如百千灯照耀一室，灯灯互昭，光光相涉，而人也，物也，莫不照耀于神光之中矣。是则是已，尤非其至也。"[2]

---

[1] 性命圭旨：本体虚空超出三界 [M]// 徐兆仁．东方修道文库：天元丹法．北京：中国人民大学出版社，1990：237-238.

[2] 性命圭旨：本体虚空超出三界 [M]// 徐兆仁．东方修道文库：天元丹法．北京：中国人民大学出版社，1990：239-240.

第二十九章　雅趣调养

　　高尚的情操、高雅的志趣和情调自古以来就是古代文人、士大夫所钟情的心性修养之道，他们出入于三教之门，游走于尘宦之间，进则儒仕，退则佛道，或执着于琴棋书画，或钟情于梅兰竹菊，或寄情于山水泉林，或逍遥于恬淡无为，或歌诗以抒情言志，或挥毫以怡情悦性，皆不离修身养性。可以说，在各种艺术陶冶的雅趣中寄托人生的品位和志向，是古人调节身心、修身养性的重要方法。从现代来看，艺术的感染、情感的宣发、情绪的调节，在身心调养中有着极为重要的作用。现代人在忙碌的工作和日常生活之外，开展各种雅趣活动亦具有重要的养生功效。本章试图对雅趣活动的养生作用及各种雅趣活动对养生的独特效果及活动开展做一个简要的讨论。

第一节　雅趣调养概述

一、什么是雅趣调养

　　何谓雅趣？雅趣，也称雅兴，就是高雅的志趣和兴致，在古代主要指文人、士大夫钟情的琴棋书画等艺术活动等，而在今天则包括了文学、艺术、体育、社交、旅游等一系列活动。雅趣调养就是通过开展各种高雅志趣和兴致的活动来对人体进行的调养，是将生活艺术化、趣味化、娱乐化、社会化的身心调养方式。从我们对雅趣调养的定义可以看出，雅趣调养有以下内涵：首先，雅趣调养所涉及的活动一定是高雅的而不是低俗的。所谓高雅主要反映为具有文化内涵或文化品位,有超越功利的价值追求,并与社会的主流道德价值相一致,不是那种低级趣味的、有违社会常伦的活动;其次,雅趣调养不同于一般的必须做的养生调养。雅趣调养活动带有休闲趣味,人们可做可不做,并可选择做的项目;第三,雅趣调养具有个人的特殊性。每个人的兴趣爱好特长不一样,所以他选择的项目也不一样,不可能要求所有人都选择同样的项目。正是这种个体性,决定了每个人对雅趣活动可能有不同的选择,即使是同样的活动,对不同人的作用和效果也存在很大的差异,很难找到一个客观的标准来衡量其作用和效果。

作为一种社会活动,雅趣调养具有四个特点:①闲适的心态。雅趣调养是在闲适心态下的调养,体现了心无所累、自在自得的生活状态或境界。②高雅的兴致。雅趣调养活动所体现出的兴致是高雅的,往往反映了人们对生活美的追求和高尚情操的灵性陶冶,具体体现为至乐至美的艺术实践活动。③健康的情趣。雅趣调养所反映的生活情趣是有利健康的,它不是低级趣味的新奇体验和搞笑逗乐,更不是会对自己和他人带来伤害的恶作剧,而是有益身心健康的各种健康文明的活动。④精神情感效果。雅趣调养的养生作用主要是精神情感上的而不是物质身体上,它主要是通过对人们精神情感上的影响来达到身心调养的效果。

二、雅趣调养的基本类型

古人对雅趣调养有许多讨论,如《寿亲养老新书》就引《齐斋十乐》,将雅趣调养归纳为十个方面:"读义理书、学法帖字、澄心静坐、益友清谈、小酌半醺、浇花种竹、听琴玩鹤、焚香煎茶、登城观山、寓意弈棋。"[1] 实际上,只要兴之所至、情之所在,生活中

---

[1] 陈直原. 寿亲养老新书 [M]. 邹铉增, 续. 张成博, 等, 点校. 天津: 天津科学技术出版社, 2003 : 156.

第二十九章 雅趣调养

的雅趣无处不在，雅趣调养涉及生活中的许多方面，内容丰富多彩，形式复杂多样，很难给予一个完整的分类，现大致归纳为以下几种类型：

（一）感官愉悦型

这种类型的基本特征就是能娱乐感官，可给予人们直接的感官享受。这类调养活动主要是通过感官对相关内容的欣赏和体验来获得感官的愉悦和快乐。在各种雅趣调养中，大多数都具有这种特征，其突出者则包括音乐歌舞、书法绘画、观赏体育、游戏、影视戏剧、休闲旅游等。这种类型也是雅趣调养较为基础层次的身心调养方式。

（二）学养智慧型

这种类型的调养是将身心修养与知识的获取结合在一起，通过对学识和智慧的培养获得精神心理的满足，主要包括阅读与写作、演讲与讨论、棋牌、艺术鉴赏等活动。其特点是活动中涉及各种知识学养的获取，通过活动有利于知识素养的提升，增进处理各种问题的能力，增长人生智慧，提升个人价值。

（三）陶冶性情型

这种类型主要涉及学识涵养、修身养性、艺术欣赏等方面的活动。其特点是活动涉及性情的调整和培养，通过其具体的活动参与可以起到陶冶性情的作用。在这些活动中，可以提升人们的学识涵养，身心得到磨炼，性情得到陶冶。这种类型的活动包括阅读与写作、演讲与讨论、各种艺术创作与欣赏、垂钓等。

（四）身心活悦型

雅趣并非局限于艺术和知识领域的活动，也不是单纯的精神参与活动，还包括各种身体的活动，并在身体的活动中获得精神的满足。其特点是，活动需要身体的劳作，通过活动不仅可以起到活动筋骨的作用，也可以愉悦身心，达到身心兼养的效果。这种活动类型主要包括体育运动、宠物饲养、花草种植、游戏、旅游观光等。

（五）社交保健型

这种类型的特点是修养活动涉及人际交往，活动可以起到加强人际沟通、促进身心健康的作用。事实上，人是社会存在，人们需要社会交往来沟通情感、交流学习、培养性情等，古代的文人雅士们多喜好交游，将个体的闲游雅趣活动推及社会交往之中，在共同的交往活动中，不仅沟通了情感，也调养了身心。这种类型包括社交聚会、集体旅游、茶道、酒道、烟道、笔会、诗会、雅集等。

三、雅趣调养的养生作用

（一）愉悦身心

雅趣作为一种身心兼养的高雅艺术活动，这种调养方式首先可以满足人的身心的各种需要和兴趣爱好，使人在身心需要的满足中感受到赏心悦目的无尽愉快和欢悦。一方面，通过各种雅趣活动的开展，眼观美色、耳听美音、鼻闻美气、舌尝美味、舒展筋骨、活动肢体，感官可以获得美好愉快的享受；另一方面，通过阅读美文、欣赏美言、交流畅谈、游戏对弈，又可以让心灵获得美的体验和享受。

（二）怡神养性

在雅趣调养中，最主要的是对精神和心性的调养，也就是古人的修身养性之道。艺术欣赏、读书交流、游山玩水、品茶对弈、花草种植、垂钓都可以让人们在日常生活中的疲惫心神得到休养和调整。尤其是对中老年人来说，这些闲游雅趣活动，能放松心情、思考生活、品味人生，让渐趋衰老的身心得到怡养，增强生命活力，增长知识，获得智慧，从而达到益寿延年的养生效果。

（三）健脑益智

雅趣调养还有健脑益智的养生效果。显然，雅趣中的学习活动和艺术活动对于健脑益智是有直接功效的，而其他的许多修养方式也有间接功效，如读书、讨论、交流和益智游戏等活动可以使人的

第二十九章 雅趣调养

知识水平得到提高，智力得到锻炼，处理问题更有智慧，大脑更不易衰老；如琴棋书画乃至收藏鉴赏等艺术欣赏和创作活动，能够不断提高人们的艺术修养水平，也让参与者在艺术创造中享受了莫大的快乐，而艺术创作活动本身也是开发智力潜能的好方式。

（四）除烦去恼

轻柔的音乐、淡淡的茗茶、优美的景致和闲云野鹤般的闲适心境，能够除去心灵的羁绊和烦扰，让劳碌身心沐浴在高雅的艺术世界中，回归自然、体悟大道。通过雅趣活动，可以转移注意力，让生活中的诸多烦恼在轻松高雅的休闲活动中得以化解，消除碌碌红尘所带来的烦扰。古人认为，若能"偷得浮生半日闲"，在凡尘中得以空闲下来消遣散心，实为人生难得快意之事，红尘诸多烦恼，一时抛却云外。

（五）疏通气血、锻炼筋骨

雅趣是心有所托、身有所游的高雅活动，养生者或寄情于琴棋书画梅兰竹菊，或游走于天地自然山水泉林，都是将身心托付于此种闲游活动之中，不管是创作、垂钓、旅游、游戏，还是品茗、赏乐、观画、临笔，都是身心和乐的运动方式，养生者在此种综合运动中精气神皆能融合于自然与艺术之中而得以修养。在适当的身体运动中，全身的气血随之而疏通，筋骨随之得到活动锻炼。对于许多中老年人来说，游览观光、垂钓、花草种植、宠物饲养等都有强筋健骨的功效。

（六）增进交往、和谐关系

雅趣不仅是个人的修养方式，还是一种社会交往活动，古人有"以书会友""以琴会友"的传统，俞伯牙、钟子期因弹琴而为知音，竹林七贤因畅玄而成莫逆，皆是此种闲游雅趣调养所流传的千古佳话。庄暴见孟子曰："独乐乐，与人乐乐，孰乐？曰：不若与人。与少乐乐，与众乐乐，孰乐？曰：不若与众。"[1] 可知高雅乐趣之培养，

---

[1] 孟子 [M]// 黄侃. 黄侃手批白文十三经. 上海：上海古籍出版社，1983：7.

实在应该与人分享。其实，作为社会存在的人，也必须通过与他人的交往来增进感情，加强沟通，从而使关系更为和谐，生活更为快乐健康。在今天，读书、演讲、体育观赏、歌唱、诗会、品茗、游戏、游览等，皆是有利于人们身心健康，适合众人参与的雅趣活动。这些活动不仅有助于个人的身心健康，也是加强人际交往、和谐人际关系的重要方式，可使人在人际交往中获得精神的愉悦和满足，达到身心调养的养生功效。

第二节 音乐歌舞

一、音乐歌舞的概念

广义上的音乐歌舞就是任何一种艺术的、令人愉快的、神圣的或其他什么方式排列起来的声音和舞蹈。古代所称的"音""乐"有别，《礼记·乐记》称："凡音之起，由人心生也。人心之动，物使之然也，感于物而动，故形于声。声相应，故生变，变成方，谓之音。比音而乐之，及干戚、羽旄，谓之乐。乐者，音之所由生也。"[1]后合称"音乐"。狭义的音乐就是指用有组织的乐音表达人们的思想感情、反映社会生活的一种艺术形式。歌舞即歌唱和舞蹈。在古代，歌舞是人们娱乐的重要形式。《诗·小雅·车舝》："虽无德与女，式歌且舞。"郑玄笺："虽无其德，我与女用是歌舞相乐，喜之至也。"[2]宋代林升《题临安邸》诗："山外青山楼外楼，西湖歌舞几时休？"都说明歌舞是古人娱乐的重要方式。

古代音乐歌舞有雅俗之分，《诗经》中有"大雅""小雅"即是雅乐，是适合于祭祀、礼仪等重要场合的高雅音乐，民间的流行音乐被称为"风"，孔子认为"郑声淫"，指的是郑国、卫国一带所谓

---

[1] 礼记[M]// 黄侃. 黄侃手批白文十三经. 上海：上海古籍出版社，1983：131.
[2] 上海古籍出版社. 十三经注疏：上. 上海：上海古籍出版社，1997：482.

第二十九章　雅趣调养

的靡靡之乐。不过古代和当代的不少民间通俗的音乐歌舞也是具有艺术魅力的作品。在我国古代，古琴是古代最为高雅的乐器之一，弹琴被认为是有修养的人应该精通的，一直为历代文人所钟爱。随着音乐艺术的发展，音乐歌舞形式也在不断演变，历史上的西域音乐歌舞及现代西方的音乐歌舞对我国的音乐歌舞发展都产生了巨大的影响，并成为今天国人音乐歌舞的有机组成部分。

音乐歌舞是人们精神品格和审美情趣的反映，音乐歌舞是一种旋律、一种节奏、一种语言、一种心境，是欢乐、悲哀、忧郁、幽默、愤怒等情绪以声音和行为形式的体现。音乐歌舞的魅力可以抵达人的心灵，拨动人的神经，让人在流动的、玄想的体验中感受到生活的内在律动，体验到生活的欢乐和愉悦，并直观而深刻地影响人的身心、熏陶人的心灵，是人的生活所不可缺少的内容。所以《礼记·乐记》说："子曰：礼乐不可斯须去身。致乐以治心。……夫乐者，乐也。人情之所不能免也。乐必发于声音，形于动静，人之道也。声音动静，性术之变，尽于此矣。"[1]

二、音乐歌舞的养生作用

音乐歌舞的养生作用可归纳为以下几个方面：

（一）导养神气，宣和情志

曲调节律的变化是心灵的律动，让人喜爱的音乐歌舞是与人的心灵融为一体的。事实上，对于人的情感变化，音乐歌舞可以起到独特的作用，情感和悦是人体健康的一个重要方面，音乐歌舞正是通过意识情感的宣泄表达作用，对人的五脏之气产生疏通调理作用，从而达到养生保健的目的。

现代医学表明，音乐歌舞对情绪活动的作用，与内分泌、自主神经系统、丘脑下部、边缘系统有着密切关系，正是通过生理、心

---

[1] 上海古籍出版社．十三经注疏：下．上海：上海古籍出版社，1997：1543-1544．

理的作用，音乐歌舞对不良情绪有疏泄、调节、移情的作用。音乐歌舞是情感的语言，它使心灵的负担减轻，缓和情感的自然烈性，促使人们在优美的旋律中向安和的状态转化，达到调节疏导的作用。好的音乐歌舞还可以通过情绪的疏导把积聚、抑郁在心中的不良情绪宣达发泄出来，以恢复心理平衡。音乐的感染力还能让人们寄托情怀，怡养心神，超脱烦恼。

（二）平心静气，和乐养神

和乐平心，噪音致病。音乐歌舞作为一种调理手段，其平心释躁功能已得到公认。用和谐、适中的音乐歌舞去感化人的情志，使人达到心理上的平和状态，这种调理作用就是和乐平心作用。从欧阳修宫声数引以治幽忧之情的案例中可以看到，选用合适的曲目和形式，能起到很好的调理保健作用。对于音乐的养生作用，司马迁说："音乐者，所以动荡血脉，流通精神而和正心也。"[1] 欧阳修在《书梅圣俞稿后》中也说："凡乐，达天地之和，而与人气相接，故其疾徐奋动可以感于心，欢欣恻怆可以察于声。"他在《国学试策三道》中亦说："盖七情不能自节，待乐而节之；至性不能自和，待乐而和之。"[2] 从各种现实经验中可以看到，音乐的养生作用只有在优美动听的"和乐"中才能达到，噪音只会让人心绪不宁。

现代养生实践看来，选用优美精致的音乐歌舞确能获得养生效果，一般说来，曲调平滑流畅、柔和温婉、节奏舒缓适中、和声简单和谐、音色典雅古朴、音量轻柔舒缓的乐曲，可以使人内心倾向平和、泰然；而快节奏、重音量的音乐则更可能激发人的情绪，有利情感的发泄和表达；至于噪音，则可能搅乱人的心绪，让人烦躁不安。故"和乐"平心、噪音致病，不同音乐对不同的人会产生不同的效果，关键在于乐曲的选择，这也是我们在音乐歌舞调养

---

[1] 司马迁. 史记：乐书 [M]. 长沙：岳麓书社，2001：130.
[2] 欧阳修全集 [M]. 北京：中华书局，2001：1032，1048.

中必须注意的问题。

（三）怡情悦性、交流情感

音乐歌舞是心灵的语言，是情感的河流，音乐歌舞的魅力在于其丰富的情感内涵，是天地万物的灵动旋律与和谐节奏，优美的音乐歌舞给人以精神的快乐和享受，也给人生活的安慰和鼓舞。在古代养生中，音乐歌舞是被十分推崇的身心调养的养生方法，不管是聆听自然的天籁，还是品味古雅的琴声，抑或欣赏或参与多姿多彩的歌舞，它们都可以引领人的心灵进入一个超越现实的美感世界，美妙的音乐歌舞总能给人以莫大的愉悦享受和灵魂洗礼。

同时，音乐歌舞也是人们普遍的社会生活方式，在其中人们可以相互交流，获得共鸣，建立更为紧密的情感联系，使人际关系更为和谐。

三、作为养生的音乐歌舞的欣赏与参与

从养生的角度来看，人们既可以通过对音乐歌舞的欣赏来调养神情，也可以通过参与音乐歌舞的演奏、歌唱和舞蹈来调养身心。

（一）音乐歌舞欣赏

音乐歌舞欣赏也是一种良好的心灵调养方式。优美的音乐和舞蹈能够让人产生心灵的强烈共鸣，音乐是心灵的语言，欣赏音乐不仅是一种审美体验，也是一种灵魂深处的密语交流。在今天，音乐歌舞欣赏对每个人都不存在困难，只要选择适当的内容，到相应的场合即可。在这里，作为一种调养方式，一是要经常化；二是要选择适当的曲目，避免搅扰心情的作品；三是要个人喜欢，不喜欢的作品会让人受罪。在身心调养上，古典音乐更为适宜，现代快节奏的打击乐等则不太适宜。

（二）演奏、歌唱、舞蹈参与

在古代由于条件的限制，人们能参与的音乐歌舞是十分有限的。琴棋书画是中国传统最基本的雅趣活动，而弹奏古琴则是重要的音乐参与方式。古琴的音色低沉而悠远，并不适合大众表演性的演奏，更适合做修身养性的雅兴之乐。对今天的人们来说，演奏各种乐器来获得快感只能是少数的乐器爱好者能为之，大多数人恐怕在音乐歌舞上能参与的就是唱歌和跳舞，比如各种形式的合唱、独唱，及与舞伴一起跳现代舞、交谊舞、街舞、广场舞等，流行于各种场合的卡拉OK也不失为一种老少咸宜的自娱自乐的音乐歌舞调养方式。

第三节　戏剧影视

一、戏剧影视的概念

戏剧，指以语言、动作，舞蹈，音乐，木偶等形式达到叙事目的的舞台表演艺术的总称。文学上的戏剧概念是指为戏剧表演所创作的脚本，即剧本。戏剧的表演形式多种多样，常见的包括话剧、歌剧、舞剧、音乐剧、木偶戏等，是由演员扮演角色在舞台上当众表演故事情节的一种综合艺术。

影视即电影、电视和视频的合称。在今天，随着科学技术和社会的发展，看电影和电视尤其是电视已经成为人们业余生活的一项重要内容。在这里，从养生的角度来看，影视的内容主要是指那些具有艺术性的电视剧、电视片、电影、视频以及特殊趣味节目和一般性新闻节目等。

二、戏剧影视的养生作用

（一）了解社会

戏剧是人生和社会生活的反映，而电影、电视剧则不仅反映社会生活，更是社会生活的直观表现，虽然戏剧影视多是以一种艺术的视角，通过典型的塑造和个性的夸张来展示人生社会的面貌。戏剧往往是从一个侧面或一个点上更深刻地揭示人生和社会的各种问题，所以通过观看和欣赏戏剧影视可以使人更好地、更深刻地认识和了解人生与社会，学会更好地去理解和解决各种人生和社会问题。

（二）增长学识

戏剧影视尤其是电视，是今天人们了解世界的一个重要的窗口，通过观看各种知识性的电视节目，人们可以不出门而认识世界、了解世界、增长学识。

（三）表达感情

戏剧影视是对人生社会问题的反映，其中所反映的价值观和是非判断能够获得许多人的共鸣，所以通过戏剧影视欣赏，人们内心的道德情感和情绪也就找到了一种表达的渠道和方式，尤其是一些具有社会影响的影视，一个人可以将其所感所想，通过对影视剧的欣赏表现出来，抒发其喜怒哀乐，表达其思想情感，从而避免因无表达渠道产生的郁闷，并有利于人的身心健康。

（四）促进沟通

由于影视的大众化特征，影视的内容往往成为人们相聚时的重要谈资，在对影视内容的评论和交流中，人们之间的沟通也就可以得到加强，并使人际关系变得更为密切和谐。

三、作为养生的戏剧影视欣赏

在今天人们要欣赏戏剧会受到各种条件的限制，不过也可以创造条件尽可能去欣赏。而影视观看则不存在任何问题，只要愿意随时随地都可以进行。但今天影视内容非常丰富，人们的时间精力又有限，况且对不同的人来说，适合的东西又是有限的，所以人们必须根据自身的情况进行选择。在这里，从养生的角度来说，格调高雅、内容健康精彩、有良好的价值观指引的影视剧，应该作为基本的选择。同时要注意的是不要将太多的时间沉迷于影视之中，应有更多的其他活动。还要注意多与他人分享，多与他人交流观看影视的心得。

第四节　书法绘画

一、书法绘画的概念

书法和绘画统称书画，传统书画一般指毛笔书法和中国画，中国传统美术作品，也常常是书画兼备，相得益彰。书法是中国特有的一种传统艺术及文化，是指按照文字特点及其含义，以其书体笔法、结构和章法写字，使之成为富有美感的艺术作品。汉字最初是以图画记事的形式出现，经过几千年的发展，演变成了当今的汉字。先人在沙地上书写他们认为漂亮的汉字，这便是最早的书法，又因祖先发明了用毛笔书写，便产生了书法。随着历史的发展和文字的演变，书法超越其本身的实用功能，发展成为一种成熟的艺术形式。中国文字的点画、结构和形体与外文不同，它变化微妙、形态不一、意趣迥异。通过点画线条的强弱、浓淡、粗细等丰富变化，以书写的内容和思想感情的起伏变化，以字形字距和行间的分布，构成优美的章法布局，有的似玉龙琢雕，有的似奇峰突起，有的俊秀俏丽，有的气势豪放，这些都使书写文字带上了强烈的艺术色彩。中国书法是一门古老的艺术，从甲骨文、金文演变而为大篆、小篆、隶书，至定型于东汉、魏、晋的草书、楷书、行书诸体，书法一直散发着艺术的魅力。中国书法历史悠久，以不同的风貌反映出时代的精神，艺术青春常在。书法艺术是世界上独一无二的瑰宝，是中华文化的灿烂之花。书法艺术是最典型的体现了东方艺术之美和东方文化的特质，是我们民族永远值得自豪的艺术瑰宝。书法艺术具有世界上任何艺术都无与伦比的深厚群众基础和艺术特征。在现代，书法艺术以其无限的魅力愈加受到人们的喜爱。

绘画是一种在二维的平面上以手工方式临摹各种有形对象的艺术，主要包括中国画和西洋画两大类。在今天，作为养生的绘画主要是中国画。中国画，又称"国画"，是我国的传统绘画形式。中国画工具和材料有毛笔、墨、国画颜料、宣纸、绢等，题材可分人物、山水、花鸟等，技法可分工笔和写意，它的精神内核是"笔墨"。中国画区别于其他绘画形式，更重要的是中国画反映了中国文化所特有的艺术精神。中国画在观察认识、形象塑造和表现手法上，体现了中华民族传统的哲学观念和审美观，在对客观事物的观察认识中，采取以大观小、小中见大的方法，并在活动中去观察和认识客观事物，甚至可以直接参与到事物中去，而不是做局外观，或局限在某个固定点上。它渗透着人们的思想情感，从而使绘画具有"千载寂寥，披图可鉴"的认识作用，又起到"恶以诫世，善以示后"的教育作用。即使山水、花鸟等纯自然的客观物象，在观察、认识和表现中，也自觉地与人的社会意识和审美情趣相联系，借景抒情，托物言志，体现了中国人"天人合一"的观念。

二、书法绘画的养生作用

（一）愉悦身心

不管是创作书画还是欣赏书画，人们都可以置身于艺术的氛围之中，获得美的享受，身心得到愉悦。

（二）表达情感

书画也是人们表达情感的一种渠道，尤其是创作书画，一个人可以将其所感所想，以艺术的形式表现出来，在字画中抒发其喜怒哀乐，表达其思想情感，从而避免因无表达渠道产生的郁闷，并有利于人体的健康。

（三）活动筋骨

欣赏书画尤其是创作书画也是一种身体活动，通过这种活动，能使身体气血更为流畅，筋骨更为活络有力，体格也会更为强健。

（四）陶冶性情

欣赏和创作书画的过程是一个对书画作品的主题思想进行思考的过程，是一个考验人的耐心、恒心的过程，经过了这个过程，一个人不仅其思想意识能够得到提升和净化，性情也得到陶冶，使人的性情更为宁静、豁达、自在、包容。

三、作为养生的书法绘画的创作与欣赏

（一）书画创作

对有条件的人来说，可以开展书画创作，或一人在家每天或定期进行，或二三书友一同切磋。

（二）书画欣赏

没有条件或没有雅兴进行书画创作的人，也可以通过在图书馆、博物馆、书画廊等欣赏书画作品，感受作品的思想内容和意境，受到艺术美感的陶冶，从而使身心得到调养。

第五节　阅读、写作与演讲、讨论

一、阅读、写作与演讲、讨论的概念

阅读一般又称为读书，随着现代知识传播手段的多样化，阅读对象已经不限于传统的纸质书籍，还包括各种各样的网络书籍、电子书、音像资料等。阅读的过程是一个获取符号并加以辨认、理解、分析的过程，有时还伴随着朗读、鉴赏、记忆等行为。这些符号最常见的是语言文字，其他还有图像、音符、密码、图表等也在此列；一般获取过程为眼睛观看、耳朵听闻，也包括盲人用触觉来识别凸

字等其他获取方式。

写作则是人有意识地使用语言文字来记录资讯，表达心意，描述对象，阐述问题。一般写作都是用笔在纸上写作，不过随着科技发展，今天人们已经越来越多地使用电脑和移动电子设备来进行写作。至于写作的内容，可以是虚构的，可以是纪实的，可以是理论性的，可以是现实性的，可以是推论性的，可以是描述性的；而写作的作品形式，可以是散文、小说、诗歌、剧本等文学作品，可以是书信、说明文等应用文，可以是通讯、情况记录等纪实作品，可以是微博、微信、跟帖等社会生活感言，还可以是论文、著作等学术作品等。

演讲又叫讲演或演说，是指在公众场所，以有声语言为主要手段，以体态语言为辅助手段，针对某个具体问题，鲜明、完整地发表自己的见解和主张，阐明事理或抒发情感，进行宣传交流的一种语言交际活动。作为一种社会交际活动，演讲具有以下性质：①社会性：演讲活动发生在社会成员之间，它是一个社会成员对其他社会成员进行宣传交流活动的口语表达形式。②艺术性：演讲是优于一切现实的口语表现形式，它要求演讲者去除一般讲话中的杂乱、松散、平板的因素，以一种集中、凝练、简洁、有特性的面貌出现。③综合性：演讲只是发生在一定时间内的活动，而为这一活动，演讲者要有各方面的充分准备，同时，还需要大量的组织工作与之配合。④逻辑性：演讲者思维要缜密，语言应有条理，层次分明，结构清楚。⑤针对性：演讲应针对听众确定明确的主题，不能无的放矢、随意乱讲。⑥感染性：演讲者要有鲜明的观点、自己独到的见解和看法，以及深刻的思想等，要善于用流畅生动、深刻风趣的语言和恰当的修辞打动听众。

讨论则是由两人以上参与的，针对相关问题进行探讨和争论。讨论可以是情况交流性质的，重在澄清事实；也可以是义理论辩性质的，重在理清逻辑道理。讨论的目的是促使人们对有关情况和问题有更进一步深入的认识和理解。

二、阅读、写作与演讲、讨论的养生作用

（一）增长学识

通过阅读、写作与演讲、讨论，一个人首先可以增长知识。图书是当今人类知识的重要载体，通过图书的阅读，可以使人掌握逻辑理性方法，学到各种系统的知识，获得有关问题的学问。而写作则不仅能提高人的书面表达能力，还可以使一个人对相关问题有更完整、更深刻、更准确的认识和理解。而在演讲和讨论过程中，人们通过相互的观点交流和探讨，则可以获得对相关事物和问题的新的认识和理解，使学识水平得到提高。

（二）陶冶性情

通过阅读优秀的作品，聆听优美的演讲，一个人的情绪可以得到感染、思想境界可以得到提高、性情可以得到陶冶。事实上，一部好的小说、一首脍炙人口的诗歌、一部好的哲学宗教经典、一场感人的演讲，可以使人明确人生的道理，体悟到人生的真谛，给人以生活的智慧启迪，摆脱生活中的低级趣味，从而走向健康的生活。

（三）实现交流

在阅读、写作和演讲、讨论中，人们可以在内心与作者交流，可以与听众交流，在交流中达到了解、理解、认同、接受，从而改进人际关系，使人们的社会生活更为健康。

三、作为养生的阅读、写作与演讲、讨论的开展

（一）阅读的开展

读史可以明志，读诗可以明心，读哲学可以明思辩，读宗教可以明人生，不强求一定要读名著经典，读点闲书也是蛮好的。读闲

书如同会见闲朋友，不必为利益而结交，谈话也就无高下，闲情所至，顺水推舟可以自由自在。

如何读书才有益养生呢？其一，书要经常读。有人感慨"一日不读书，便觉语言无味，面目可憎"。故饭要天天吃，书也要天天读，持之以恒，寒暑不断，不要像一首打油诗讽刺的那样："春来不是读书天，夏日炎炎正好眠；秋有蚊虫冬又冷，收拾书包待来年。"其二，以平常心阅读。以平常心对待阅读，经常随便翻翻，不必太隆重、太讲究。喝茶时，顺手拿起放在茶几上的书翻翻，一边品茗、一边品书，让书香沁肺润腑，乐也融融；上床时，随便掏出枕边摆放的书看看，慢慢地从书的意境进入梦乡，让书的阅读作为催眠术亦无不可。平常心阅读也要求不钻牛角尖。正如陶渊明所言："好读书，不求甚解；每有会意，便欣然忘食。"陶渊明主张读书要会意，而真正的会意又很不容易，所以只好说不求甚解了。这里包含两层意思：一是表示虚心，目的在于劝诫学者不要骄傲自负，以为什么书一读就懂，实际上不一定真正体会得了书中的真意，还是老老实实承认自己只是不求甚解为好。二是说明读书的方法，不是固执一点、咬文嚼字，而要前后贯通、了解大意。

（二）演讲和讨论的开展

开展演讲主要是要利用各种场合大胆发言，尤其要珍惜各种正式的演讲机会，不断训练自己的演讲能力和演讲艺术。

讨论的开展则是在各种场合尽量创造大家就相关问题开展讨论的条件和氛围。在具体讨论中则需要主动参与，最好对有关问题有所准备，发言要抓住要领，言简意赅。同时注意要将讨论放在问题的认识和把握上，不要从动机人格来质疑问题的提出者，态度上要客观理性，不要感情用事，更不要人身攻击。

（三）写作的开展

写作在运用上首先是写作的内容应是发自心声，是作者思想情感的抒发。其次，写作应先确定主题，明确讨论的问题，然后撰写大纲，理清思路，其后才进入文章正文的写作。再次，写作初稿完成后要注意反复修改，征求意见，待满意后再行发表。

第六节　社交聚会

一、社交聚会的概念

社交即社会交往；聚会指聚焦会合。社交聚会主要指加入各种社会组织，参与各种社会活动。在这里，社会组织可以是任何社会组织，包括宗教组织、政治组织、经济组织、教育组织、兴趣组织、朋友组织、同乡组织等，但作为具有养生社交意义的组织则主要是那些没有明确现实要求和严格制度的组织，比如宗教组织、兴趣组织、朋友组织等；社会活动也可以是各种各样的社会活动，但作为具有养生社交意义的活动则是那些能满足人的精神情感需求和兴趣爱好的活动。

二、社交聚会的养生作用

人是具有社会性的，是一种社会存在，一个人离开了他人、离开了社会就不可能健康地生活下去，甚至根本就不能生活下去，所以社会交往不仅是人生活的一个基本条件，也是人的养生保健的一个重要方面。社交在养生中的作用主要有以下方面：

（一）丰富生活

社会交往首先可以丰富人的生活，尤其是精神生活，使人摆脱生活的单调乏味，让人生活得更加充实、更加有趣。

（二）消除孤独

社会交往可以消除人的孤独。在社会交往中，一个人也就正式或非正式地加入了相应的社会团体，可使他产生一种归属感和安全感，同时通过各种团体性的活动，使他与他人在思想情感上建立起密切的联系，可以使他觉得有所依靠，有人同在，不再是一个人面对世界，当然也就不再感到孤独和痛苦。

（三）建立友谊

在社会交往中，人与人之间可以建立起友谊，增进人们之间在思想情感上的联系，拉近人际关系，使人与人之间有更多的了解和理解，并相互鼓励、安慰和支持。

（四）和谐关系

在社会交往中，人与人之间会有更多的了解和理解，彼此关系会更为亲近、密切，更能做到宽容和包容，人际关系自然也会更为和谐。

三、作为养生的社交聚会的进行

一个人要有良好的社交，一是要走出去，走向社会，多与人交往；二是社会尤其是政府要创造条件，让人们有充分的自由去开展各种社会活动，包括建立各种形式的社会组织和开展各种形式的社会活动。在这里，社会对各种组织和活动的包容和宽容是非常重要的，尤其是对那些具有特殊兴趣爱好的组织和活动的包容和宽容。

第七节　棋牌

一、棋牌的概念

棋牌是棋类和牌类娱乐项目的总称，包括中国象棋、围棋、国际象棋、五子棋、跳棋、军棋、麻将、扑克牌、桥牌、纸牌等多种传统和新兴的棋牌项目。

棋牌的玩法众多，像象棋、围棋等由两人对弈；五子棋、跳棋则可以两到三人同玩；麻将、扑克等需要三人以上最好是四人同玩。

棋牌是一种游戏，也是一种竞技，大都简单易学，雅俗共赏，既有趣味，又颇具技巧，具有明显的益智健脑、健身作用。棋与琴、书、画并列，被称为我国四大娱乐瑰宝。

棋牌是集科学性、知识性、竞技性、趣味性于一体，以脑力运动为主的活动，老少咸宜，可提高人的记忆力和大脑思维的能力，培养人们良好的品德修养和紧密协作、适应环境的团队精神。

二、棋牌的养生作用

总体来说，棋牌活动之所以能达到养生的作用，是因为它能达到娱乐消遣、训练智力、消愁解闷、转移注意、振奋精神、增进友谊、联络感情、驱除孤独的效果。具体来说棋牌的养生作用主要体现在以下几个方面：

（一）训练思维，启迪智慧

玩棋牌能培养人们独立思考的能力，锻炼思维，启迪智慧。对阵双方完全是在平等的情况下调兵遣将、逐鹿沙场的，要想取得胜利必须开动脑筋，制定策略，出奇制胜。游戏中每一步都是判断、推理、计算和决策的过程，处处展示思维能力和智慧的博弈。比如围棋对弈，就需要将计算能力、默记能力、分析能力、战略战术巧妙地揉合在一起，很考验人的智力。

（二）丰富生活，增加乐趣

棋牌活动可以使一个人从现实走入另一番艺术和博弈的虚拟天地，开辟一个新的生活空间，从而使生活变得更为丰富多彩。同时，弈棋，是一种"斗智"艺术，是锻炼智力的一种娱乐活动，纹枰对坐，从容谈兵，其乐融融，把人带入丰富多彩的世界里，享受到无穷的乐趣。

（三）增进友谊，陶冶情操

三五好友或下棋，或打牌，以此会友，可增进友谊，陶冶情操。

心境的畅达，可使人的衰老延迟，这也是棋牌的一大养生功效。以弈棋为例，它除了比智力、比技巧外，还要比体力、比耐力，是养性的好方法。玩棋牌除可获得精神上的快感外，还能够修身养性，即培养高尚的棋品和牌品。棋品和牌品是人品的缩影，高尚的棋品和牌品使人跳出单纯竞赛输赢，平和地看待胜负，胜不骄、败不馁，通过高尚棋风和牌风的养成而使人的情操得到提升。

（四）提高人际交往能力

下棋打牌一般都是多人参与的社会活动，要使活动能顺利地进行下去，就必须处理好与棋友和牌友的关系，这个过程也是对一个人的人际交往能力的不断改进和提升的过程。同时，棋牌活动的许多时候需要具备战略的眼光，有整体协调的能力，这些在对峙中培养出来的协调能力在离开棋局后也是十分有益的，将它活学活用，必然有助于一个人实际生活中更好地协调人际关系、更好地适应社会环境。

三、作为养生的棋牌活动的开展

在今天，棋牌活动是一项非常有益健康的活动，所以每个人能在工作生活之余抽时间开展一些棋牌活动可以达到对身体的良好调养作用。比如周末与三五好友一起玩玩棋牌，或者参加一些棋牌的竞赛活动等，可以起到放松心身的作用。对于已经退休的老年人来说，每天抽一定的时间与好友打打牌、下下棋，不失为一种良好的生活调剂和精神调养。

当然，棋牌虽然是有益健康的娱乐活动，但一些人为此废寝忘食，过度沉迷于其中，则是不适宜的。要使下棋打牌真正起到养生而不是害生的作用，需要注意以下几点：

（一）忌时间过长

打牌下棋时间太久，势必减少活动量，使运动系统的功能减退。

在棋逢对手、竞争激烈时，全神贯注、目不斜视，颈部肌肉和颈椎长时间固定于一个姿势，造成局部循环不良，肌肉劳损，易发生紧张性头疼和颈椎病，还会减缓胃肠蠕动，导致消化不良和便秘；心肌的收缩力以及身体的免疫功能也会减弱。棋牌活动时间一般应控制在每次 1 小时左右，每天不要超过 2 次。切不可通宵达旦、废寝忘食，不仅影响休息和工作，而且损害身心健康。特别是老人，有兴致时可下一两盘，但每次不宜超过 1 小时，适度消遣即可以了。

（二）忌争执不让

有些人弈棋争强好胜，常为一兵一卒争执，甚至唇枪舌剑、互不相让，这样不仅会使身体受到损害，导致交感神经兴奋性增高、心动过速、血压骤升、心肌缺血等不良反应；而且还会伤害棋牌友之间的感情，损害人际关系，可谓得不偿失；尤其是有高血压或隐性冠心病的老人，更有可能突然发生意外，导致不幸。所以下棋打牌应超越胜负、看淡输赢，要注重它的休息娱乐功能。

（三）忌不择场地

好下棋的人，往往不择场地，或蹲在路旁，或席地而坐，或伸颈折背观其胜负，任凭尘土飞扬，风沙扑面，依然两眼注视棋盘，奋战"沙"场。另外，棋子经过与很多人的接触，容易被各种细菌污染而成为传播之源，日久天长，病从口入，就会贻害健康。所以棋牌活动最好选择清洁、卫生、明亮、舒适的场所进行。

第八节　体育观赏

一、体育观赏的概念

所谓体育观赏即通过现场观赏，或通过广播、电视、网络转播收看、收听，或通过网络、报纸报道了解有关比赛情况，或通过网络、报纸、杂志、电视等对体育比赛或相关事件进行分享、讨论，以观赏体育比赛的精彩过程和欣赏运动员艺术表现的活动。随着体育事业的发展，尤其是以奥林匹克、足球、篮球等为代表的重大体育项目事业在最近几十年的巨大发展，体育观赏已经成为不少人生活中的一项重要内容，对许多人也起到了重要的生活调节作用和养生保健作用。

二、体育观赏的养生作用

（一）丰富生活

体育观赏首先可以丰富一个人的生活内容。人们除了严肃的工作和日常的生活操劳之外，还需要各种业余生活来充实内心，消磨时光，而体育观赏则是一项丰富人的生活的重要内容。有体育赛事，爱好者就可以有事做，就可以使生活过得更为充实。

（二）移情忘忧

体育竞赛的紧张、刺激、精彩，可以让人流连忘返、乐不思蜀，从而忘记各种烦恼的人和事，使人能暂时生活在快乐之中。

（三）表达情绪

人是社会的人，都有各种喜怒哀乐的情绪，而对一个人来说，只有在各种情绪都能得到适当表达和发泄的情况下，一个人的精神健康才能得到保障。但在各种现实生活中，各种情绪却不能完全按照一个人的意愿表达和发泄，所以必须有一个与现实生活没有直接关系的表达渠道，而体育观赏不失为这样一个好的渠道。一个人可以对竞赛者的表现和结果进行评判，也可以按其个人喜好表达其对结果的喜怒哀乐，还可以充分表达对运动员个人的喜好和厌恶。这样，一个人也就借体育观赏自然地表达了自己的情感，从而起到了情绪保健的作用。

(四)促进交往

在观赏体育时,观赏者还可以与爱好者和好友一起进行,在这过程中可以对有关的过程和结果及其中的逸闻趣事进行交流、讨论,从而使人与人之间的交流得到加强,相互之间建立起更为密切的关系,使人际关系更为和谐健康。

三、作为养生的体育观赏的开展

体育观赏的开展可以有多种形式,比如一人在家中看电视转播,买报纸杂志或上网络阅读有关体育报道和分析,或者邀三两好友一起赴现场观赏,感受实战气氛等。对每个人来说,可以根据自己的情况和爱好来选择进行。不过,体育观赏有两点需要注意:一是体育观赏宜作为业余生活,不要太投入,不要通宵达旦、废寝忘食地投入观赏,以免影响身心健康;二是应与体育竞赛的当事者保持一定距离,不能将体育竞赛与自身生活联系得太密切,过分看重竞赛的输赢,更不要过分崇拜体育明星,以免出现各种过激、失当的行为。

第九节 旅游观光

一、旅游观光的概念

在这里,旅游观光就是指旅游。旅游从字义上很好理解。"旅"是旅行、外出,即为了实现某一目的而在空间上从甲地到乙地的行进过程;"游"是外出游览、观光、娱乐,即为达到某些目的所做的游行活动,二者合起来即旅游。所以,旅行偏重于行,旅游不但有行,且有观光、娱乐含义。今天人们普遍接受的旅游定义是:非定居者的旅行和暂时居留而引起的一系列现象及关系的总和。这些人不会因而永久居留,并且主要不从事赚钱的活动。一般而言,旅游是指为了休闲、商务或其他目的离开他们惯常环境,到某些地方

第二十九章　雅趣调养

并停留在那里，但连续不超过一年的活动。观光即观赏、游览某地的风光、风情。

　　现代旅游具有以下三个突出的特点：①闲暇性。旅游的闲暇性是指旅游是一种在工作、日常生活之外的业余的活动，是一种以消遣为特征的活动，尤其是对一般人的旅游来说更是如此。虽然也有某些旅游具有业务目的，如会议、考察等，但这种旅游毕竟只是少数，而且不能代表旅游的主流。②享受性。旅游活动并不是要满足旅游者的生理需要，而是要满足旅游者的精神需要。旅游实际上是一种高级的精神享受，是在物质生活条件得到基本保障后出现的一种心理享受的追求。旅游者不远千里而来，就是想领略异地的新奇风光和不同的生活方式，在异地获得平时不易得到的知识与平时不易得到的快乐。③休闲性。当今社会竞争日益激烈，生活节奏越来越快，让人精神越来越紧张，使人感到生活的压力越来越大，而旅游正好可以让人放松自己，到海滨享受阳光、沙滩、大海，到原野、森林、江河享受蓝天、白云、自然风光、天然生活，从而放下工作中的任务、生活中的烦恼，获得一种闲散和修养。

　　现代旅游有很多的形式和类型，按旅游活动的性质和人们出游的目的划分，旅游可分为六大类：①休闲、娱乐、度假类。属于这一类旅游活动的有观光旅游、度假旅游、娱乐旅游等。②探亲、访友类。这是一种以探亲、访友为主要目的的旅游活动。③商务、专业访问类。属于这一类的旅游活动有商务旅游、公务旅游、会议旅游、修学旅游、考察旅游、专项旅游等。④健康医疗类。主要是指体育旅游、保健旅游、疗养旅游、生态旅游等。⑤宗教朝圣类。主要是指宗教界人士进行的以朝圣、传经布道为主要目的的旅游活动，如佛教徒前往五台山、普陀山等地的朝拜，穆斯林的麦加朝觐等。⑥其他类。上述五类没有包括的其他旅游活动，例如探险旅游等。

二、旅游观光的养生作用

（一）增长见识

旅游可以让人看到、听到许多平常看不到、听不到的东西，给旅游者带来见识，增进对各地风土人情的了解，丰富各种人文知识，使人见多识广。

（二）锻炼身体

旅游往往很难完全靠交通工具完成行程，而需要人们通过各种身体活动来完成行程，这自然就给人们带来了一个锻炼身体的机会，尤其是许多白领，平常整日都是坐在办公室里，很少进行身体锻炼，而旅游则提供了一种难得的身体锻炼机会。而且旅游不仅可以锻炼身体，还可以磨炼意志，因为旅游活动日程紧张，生活艰苦，体力消耗大，劳累，要完成行程必然需要有坚强的意志和坚韧的精神，这对人自然是一个考验。

（三）增进合作与交往

除少数个人自助游之外，绝大多数的旅游都是团队集体出行，要使旅程顺利完成，就必须有团队意识，相互合作、相互支持、同心协力。在这过程中，人们之间自然可以增进了解，学会相互合作、相互支持，从而提升一个人的人际关系能力。

三、作为养生的旅游观光活动的开展

在今天，旅游已经成为人们生活的一项重要内容，当然也是养生保健的一种重要方式。而旅游活动的具体开展，则因人而异，应根据每个人自己的情况进行安排，可以自助旅游，也可以参团旅游，并可以根据养生保健的目的选择更为合适的旅游方式和内容。但不管是什么样的旅游，都应注意：①旅途安全。旅游有时会经过一些危险区域景点，如陡坡密林、悬崖蹊径、急流深洞等，在这些危险区域，要尽量结伴而行，千万不要独自冒险前往，并要特别注意在安全得到保障的情况下前往。②文明礼貌。任何时候、任何场合，对人都要有礼貌，事事谦逊忍让，自觉遵守公共秩序。③爱护文物。旅游者每到一地都应自觉爱护文物古迹和景区的花草树木，不在景区、古迹上乱刻乱涂。④尊重当地习俗。不同的国家和民族有不同的宗教信仰和习俗习惯，要入乡随俗，在进入其他国家和民族聚居区旅游时，要尊重当地的传统习俗和生活中的禁忌，避免因忽视宗教禁忌和民族礼俗而带来的各种麻烦。⑤注意卫生。旅游在外，品尝各地特色饮食，无疑是一种"饮食文化"的享受，但一定要注意饮食卫生，切忌暴饮暴食，损伤肠胃。同时，还要注意勤洗澡、换衣服，保持身体卫生，避免发生疾病。

第十节 游戏

一、游戏的概念

游戏是人们以直接获得快感为主要目的，个体或集体参与互动的活动。游戏有智力游戏和活动性游戏之分，前者如下棋、积木、打牌、电子游戏等，后者如追逐、接力及利用球、棒、绳等器材进行的活动。游戏除少数可由个人进行外，大多为集体活动，并有情节和规则，具有竞赛性，一些游戏还具有深厚的文化底蕴。现代开发的各种网络游戏更是兼具智力与活动两种性质，并可以由多人同时参与进行，代表了游戏的一种现代发展趋势。

二、游戏的养生作用

（一）愉悦身心

游戏带有观赏性尤其是现代视屏游戏，其形象生动活泼，声音悦耳动听，让人赏心悦目，可获得感官的巨大快乐；同时，游戏还具有参与性，参与者通过各种肢体的参与活动，可以使人的身体得到伸展活动、气血得到疏通、筋骨得到舒展。总之，通过游戏活动，一个人可以得到身心的愉悦和快乐。

（二）增益心智

游戏活动尤其是智力游戏活动是一种斗智斗勇的活动，也是一种需要运用各种知识和智力才能实现其目标的活动。在这过程中，人们自然可获得知识的拓展和智力水平的提高。

（三）锻炼身体

许多游戏都需要身体活动，而且不少游戏还需要较大的体力支出，在这过程中自然也可以使参与者的身体得到锻炼。

三、作为养生的游戏活动的开展

游戏的开展可以根据每个人的具体情况进行，如条件限制可以开展一些传统的简单游戏项目，而条件允许则可以开展电脑和网络游戏；没有玩伴的情况下宜选择个人游戏项目，如果有玩伴，则可以开展各种集体游戏项目。不管是进行什么样的游戏活动，都要注意：第一，游戏活动只宜作为业余活动，不能把它作为工作生活的主要内容；第二，游戏活动要适可而止，不要废寝忘食、通宵达旦地进行游戏活动，对身体极为不利；第三，正确对待游戏的输赢，不要过分看重输赢，要以一种超越输赢的心态来进行游戏，更注重游戏的过程而不是结果。

第十一节　宠物饲养

一、宠物饲养的概念

宠物是人们为了精神目的而非经济目的所豢养的动物。一般来说，人们豢养宠物的目的多是为了消除孤寂，或者是为了娱乐。传统上的宠物一般是哺乳纲或鸟纲的动物，因为这些动物头脑比较发达,容易和人交流。不过今天人们饲养的宠物已经超出了这个范畴,包括鱼纲、爬行纲、两栖纲甚至昆虫等,当然一般都是体型比较小的动物。

在今天,随着人们生活水平的提高和生活方式的改变,饲养宠物已经成为不少人生活中的一项重要内容,尤其是对狗、猫的饲养更成为一种时尚。从养生学的角度来看,饲养宠物也可以在一定程度上达到养生保健的作用。

二、宠物饲养的养生作用

(一)愉悦身心

人们可以通过观察宠物的各种活动获得乐趣,也可以在与宠物的嬉戏和玩耍中获得愉悦。

(二)消除孤独

现代社会家庭单位越来越小,加之工作的社会化,人们也越来越陷入生活的孤独之中。但人是社会性的存在,需要从他人那里获得思想的交流和感情的共鸣,以消除内心的孤独和寂寞。此时,饲养宠物就成为消除个人孤独的一种有效方式,人可以通过与宠物的交流、宠物的陪伴或与宠物玩耍,消除内心的孤独和寂寞。

(三)增长知识

在饲养宠物中,人们必须根据宠物的特性和习性进行,这就需要学习,在学习中,人们有关宠物的知识也就得到了增长,技能也获得了掌握。

(四)活动身体

宠物都是活的,人们要饲养好宠物就需要各种活动,如照顾它的饮食起居,还要陪伴它去活动身体,这自然也使饲养宠物者的身体得到了锻炼。

三、作为养生的宠物饲养的进行

关于宠物的饲养，可以根据个人爱好及条件适当饲养，如在乡村生活，可以饲养猫、狗等多种宠物；但如果是在城市则只能选择猫、狗等一两种加以饲养。在饲养宠物时应注意预防疾病，比如狂犬病等，以保证家人的健康。还有就是保障安全，避免宠物对人和其他东西的伤害和破坏。同时还要注意在饲养宠物过程中避免对宠物的过度感情投入，以免在宠物遭遇不测时影响身心健康。

第十二节　花草种植

一、花草种植的概念

所谓花草种植是指根据个人的爱好和条件，在自己的家居环境中种植各种可供观赏的花草植物。花草种植已经成为越来越多的人的爱好，它不仅可以改善居室环境，还可以起到养性怡情的作用。

二、花草种植的养生作用

（一）愉悦身心

人们可以通过品味所种植的各种花草获得乐趣，也可以在对花草的观赏中得到美的享受。

（二）净化环境

绿色花草对居室的污染空气具有很好的净化作用。比如芦荟、吊兰和虎尾兰可清除甲醛；常青藤、月季、蔷薇、芦苇和万年青可有效清除室内的三氯乙烯、硫化氢、苯酚、氟化氢和乙醚等；常春藤、无花果、蓬莱蕉和普通芦荟能"对付"从室外带回来的细菌和其他有害物质，还可吸纳吸尘器都难以吸到的灰尘等。

（三）增长知识

在花草种植中，人们必须根据花草的特性和习性进行，这就需要学习。在学习中,人们有关花草的知识也就得到了增长,技能也获得了掌握。

(四)活动身体

要把花草种植好,人们就需要进行各种活动,如到花草市场去挑选购买,拿回来后还要培土栽种,以后还要施肥、浇水、修剪,这些活动的开展自然也使花草种植者的身体得到了锻炼。

三、作为养生的花草种植的进行

花草的种植需要根据个人的居住环境,选择自己喜爱的和便于栽种的花草类型进行栽种。另外就是要按照花草的生长季节特性,在不同的季节选择不同的花草进行种植,以使居室在一年不同的时期都能保持绿色。一般的家庭花草种植应注意以下一些事项:①光照。光照是绿色植物进行光合作用、制造养分的最重要条件,所以,必须保障室内绿色植物的充分光照。②温度。要适当控制室内外温度以利花草生长,特别是冬季应适当升温来保证花草的正常生长。③浇水。室内盆栽花木都要及时浇水,以保证植物体蒸腾的需要。一般春季隔 3~4 天浇一次;夏季早晚各浇一次;秋季 2~3 天浇一次;冬季每周浇 1~2 次。浇水时一定要浇透。④空气湿度。室内空气湿度一般保持在 40%~60% 为宜。可通过喷雾等方式来调剂空气湿度。⑤盆土与施肥。由于树根在盆中不断增大,盆中根很多,土壤养分减少,水、肥、新鲜空气都供不应求,影响植株生长开花,必须在 1~2 年内换盆一次,从小盆移入大盆中。⑥通风。为了使空气得到交换应经常打开门窗,增强空气流通以利植物生长。

第十三节　垂钓

一、垂钓的概念

垂钓即垂竿钓鱼。随着历史的演进，在中国文化中，垂钓活动已经成为一种身心娱乐和休养活动。汉严忌的《哀时命》有"下垂钓于溪谷兮，上要求于仙者"的诗句，将垂钓与求仙相比。从唐孟浩然《临洞庭》"坐观垂钓者，徒有羡鱼情"及柳宗元《江雪》"千山鸟飞绝，万径人踪灭；孤舟蓑笠翁，独钓寒江雪"中可知，其垂钓的已经不是水中的游鱼，垂钓的是钓者的心情和意境。从大量的历史资料中，我们可以清楚地认识到，从古至今，人们在垂钓活动中领略自然风光，培养高尚的情趣，是大益之所在，也正是其养生修性的价值所在。

二、垂钓的养生作用

（一）有益身体健康

钓鱼于江河湖海，空气清新，阳光充足，噪音小，是养身保健的良好环境。江河湖海边的空气中氧气充足，可让人呼吸到新鲜空气；野外阳光充足，日光照射不仅可使人享受阳光的温暖，还可增强皮肤和内脏器官的血液循环，促进体内的新陈代谢；于空旷恬静的水域垂钓，能避免噪音的侵袭，消除两耳的疲劳，有助于听觉功能的调节。

（二）调节情绪，丰富生活

钓鱼需要全神贯注，耐心守持，可以使人情绪稳定、心情平稳，有利于消除沮丧及焦急、暴躁等不良情绪。同时，参加钓鱼活动还有助于提高生活情趣、丰富生活内容。

三、作为养生的垂钓活动的开展

在今天，由于城市化的发展，垂钓只能到郊外去，而且是到专门的鱼塘、水库等地才能进行。所以要开展垂钓活动首先要进行相应的准备工作，比如特制的渔具（包括鱼竿、鱼饵等）及其他出行用品。要注意活动的安全，最好约一两好友同行，以便路途有个照顾，也能更好地保障安全。如果有条件，可以多开展一些集体的组织性垂钓比赛或活动，或与相关的其他活动一起进行，以增加垂钓活动的内容和乐趣。

第十四节　茶道

一、茶道的概念

茶道即饮茶之道或品茶之道。在今天，饮茶有利人体健康已经成为人们的共识。有人甚至预言，茶将成为21世纪最受欢迎的健康饮料。事实上，只要科学饮茶和适量饮茶，茶对人体健康有百利而无一害。

从养生学的角度来看，茶道包括了作为养身的饮茶之道和作为养性的饮茶之道两个方面。

（一）作为养身的饮茶之道

传说神农尝百草，日遇七十二毒，得茶而解之。茶，一可解毒，二可健体，三可养生，四能清心，五能修身。茶可使人健康长寿，茶道是人类的最佳养生之道。"茶圣"陆羽活了72岁，"茶僧"皎然活了81岁，"不可一日无茶"的乾隆皇帝活了88岁。"尝尽天下之茶"的袁枚活了82岁，女茶人冰心活了99岁……不能说这些"寿星"是因为喝茶得以长寿，但他们确实都是著名的茶人。

中国人历来注重茶的保健疗病作用，将饮茶作为一种健身治疗的方法，通过针对不同的体质情况和疾病情况，选择不同的具有保健治疗作用的茶加以饮用,以消除身体的疾患。这种饮茶之道也就是作为养身的茶道。

（二）作为养性的饮茶之道

茶不仅具有养身价值,还具有养性的价值。茶的养性价值的第一方面是可以调养人的精神情绪,产生相应的心理功效。在这里,茶道与中国养生具有内在的本质联系。茶的养性价值的第二方面是饮茶可以增进人际交往、和谐人际关系,这也就是所谓的作为社会性的饮茶之道——茶道的重要功效。两人对品"得趣",众人聚品"得慧",茶的心理功效是保持人们密切关系、促进人际交往、和谐人际关系的重要媒介。中华茶文化是我国传统饮茶风习和品茗技艺的结晶,具有东方文化的深厚意蕴,历代相袭而不易。

公元9世纪中国茶传入日本,并逐渐形成独具日本特色的茶道。但中华茶文化（中华茶道）与日本茶道有着本质不同,日本茶道经过几个世纪的发展,逐渐演变成为既具宗教哲理（所谓"和、敬、清、寂"）,又有着严格繁琐的程序的文化体系；而中华茶道并不刻意追求繁文缛节,而是着意于品尝和发挥各种茶类的色香韵味,追求一种融洽宽松的气氛和怡情悦性的意境。中华茶道既重视茶的养生疗病价值,也注重饮茶的程序和仪式,把茶的保健价值、养生价值和欣赏价值三者有机结合起来,成为一种包含丰富物质和精神内容的社会活动。这也成为中华茶道能长久不衰的一个基本原因。

二、茶道的养生作用

关于茶的作用,《食鉴本草》说:"茶茗味苦、甘、平、凉,无毒。清头目,化痰饮,消谷食,除烦止渴,清神。"[1]茶的养生作用,可以分为生理保健作用和社会交往作用两个方面。

---

[1] 胡文焕集.寿养丛书全集[M].李经纬,等,点校.北京:中国中医药出版社,1997：55.

第二十九章 雅趣调养

（一）生理保健作用

在我国，茶作为养身保健品饮用，历史悠久。古籍中有不少记载。《本草》《药书》《华佗食论》《茶谱》等都记载了茶的止渴、提神、消食、利尿、治喘、去痰、明目益思、除痰去疾、消炎解毒、益寿延年等 20 多项功效。唐代大医药学家陈藏器在《本草拾遗》中称"诸药为各病之药，茶为万病之药"，几乎神化了茶的药用价值。

现代科学对茶的研究表明，凡调节人体新陈代谢的许多有益成分，茶叶中大多具备。目前已分析出茶叶的成分达 600 多种，包括生物碱类、茶多酚类、矿物质、维生素、蛋白质与氨基酸类等。饮茶具有一系列的养身保健功效，包括提神醒脑、保肝明目、除湿和胃、润肤美容、延年益寿等。同时，茶还具有减肥、降压、强心、补血、抗动脉硬化、降血糖、抗癌、抗辐射治疗等作用。

（二）社会交往作用

茶的社会交往作用主要体现在饮茶过程中可以促进交流，增进感情，增长知识。要使人与人之间建立起良好的关系，相互之间充分的交流是非常重要的。但要做到充分的交流却并不容易，它需要适当的时间、地点和场合，而品茶之时则正是人际交流、增长知识的一个很好的场合。在饮茶过程中，人们可以将所见所闻说出来与大家共享，这无疑就使人们的知识见闻得到了增长。四川人所谓"摆龙门阵"就多半是在茶馆中进行的，也说明饮茶是人们交流见闻的一种恰当的方式。其实，品茶时的交流一方面比较随意，人们可以比较自然、自在地进行，避免了正式场合给人的紧张感，可以创造一种更轻松的交流方式；另一方面，品茶可以作为一个漫长的过程，人们可以较充分地将想说的东西都说出来，达到交流的完整性和充分性。同时，品茶还可以起到调节气氛的作用，使人们的相处气氛更为自然和谐。

三、作为养生的茶道品味

茶道的品味可以是日常的，每日早上起来，泡上一杯清茶，既可起到身体调养作用，也可起到精神调养的作用。同时，尽量创造条件，与亲朋好友一起品茶、聊天，既可增进彼此联系和交往，密切感情，加强友谊，还可维护身体健康，一举多得。当然，具体的茶道开展也要根据每个人的具体情况进行，不宜一概而论。

要有好的茶道品位需要注意几点：一是要对茶道知识有一定的了解，以方便针对不同人和不同情况来品尝茶道；二是要有较充分的准备，比如茶具的购置、茶叶的预备、其他相关设施的置备等；三是要创造良好的氛围，让大家在轻松愉快的心情下品尝茶道；四是要注意卫生，使大家能在干净、清洁的环境中品茶。

第十五节　酒道

一、酒道的概念

所谓酒道，即饮酒之道。如果借用茶道主要是指社交性的饮茶之道的话，酒道也主要是指作为社交性的饮酒之道。

数千年来，人类与酒建立了密切的情谊。我国更是酒的故乡，也是酒文化的发源地，是世界上酿酒最早、饮酒最多的国家。在中国数千年的文明发展史中，酒与文化的发展基本上是同步进行的，所以传统的酒道也是中国文化的重要组成部分。

从养生修性的角度来看，酒既具有明显的健身作用，也是调节人的情绪，促进人际交往的重要媒介，对人的身心健康和人际关系的调节有显著的作用。事实上，在人的喜怒哀乐、朋友聚会、宴席宾客、节日庆贺、业务往来、会议交流、吟诗作赋、发泄郁闷，等等中，酒都是一项重要的内容，所以有"酒逢知己千杯少""无酒不成席""美酒佳肴""何以解忧,唯有杜康""酒不醉人人自醉"

等种种说法。

二、酒道的养生作用

关于酒的养生作用,《饮膳正要》说:"酒味苦、甘、辣(辛),大热有毒,主行药势,杀百邪,通血脉,厚肠胃,润皮肤,消忧愁,多饮伤神损寿,易人本性。""葡萄酒,益气调中,耐饥,强志。"[1]《食物本草》谓:"酒大热,有毒。主行药势,杀百邪,恶毒气,行诸经而不止,通血脉,厚肠胃,御风寒雾气,养脾扶肝。"[2] 概括起来,酒道的养生作用主要表现在以下三个方面:

(一)疏通经络

酒味苦、甘、辛,性温,入心、肝、肺、胃经。通血脉,养阳气,御寒气,醒脾温中。所以,饮酒可以达到通经活络、活血化瘀、增进食欲、解除疲劳、助引药力的作用。

(二)舒达情绪

酒能助进气血流通,情绪宣达,让人的郁闷得到宣泄,情绪得到表达,思想话语尽情言说,有利于人的身心健康。

(三)促进社交,建立情谊

在饭桌上酒是一种良好的媒介,它可以将两个陌生人聚集在一起,使人更自然、更尽情地表达、交流,放下平常的伪饰和做作,从而建立起更深厚的情谊,形成亲密融洽的关系。

三、作为养生的酒道品味

也许有人认为,饮酒是一件非常简单的事情,其实不然。饮酒实际上是一种境界颇高的艺术享受,有许多学问。特别是在古代,

---

[1] 忽思慧.饮膳正要[M].杨柳竹,宁越峰,注释.朱德礼,校译.赤峰:内蒙古科学技术出版社,2002:124-125.

[2] 胡文焕集.寿养丛书全集[M].李经纬,等,点校.北京:中国中医药出版社,1997:33.

人们不仅注重酒的质量,强调节制饮酒,还十分讲究饮酒的环境和方法,如什么时候能饮、什么时候不宜饮、在什么地方饮、饮什么酒、如何饮酒等,都有许多规矩和讲究。具体而言,酒道的品味应注意以下几个方面:

（一）饮时心境要好

酒不能乱饮,只有在身体和精神情绪正常的情况下才能饮用。身体不适、过分忧愁或盛怒之时都不能饮酒,否则会损害身体健康。实际上,饮酒最好是在身体健康,心情愉快时进行,并注意选择合适的时间和场合。时间最好是风和日丽并有值得纪念庆贺的欢庆节日；场合最好是幽雅、舒适,便于聚会欢庆的地方。

（二）节制饮酒

节制饮酒,一向是古人极为重视的养生之道。他们认为饮酒的目的在于"借物以为养",而不能"身为物所役",饮酒必须量力而行,适可而止。酒再好,如果不加以节制,也会损害身体的健康。现代科学也已证实古人的这种认识,饮酒过量,不仅会使人的知觉、思维、情感、智能、行为等方面失去控制,飘飘然忘乎所以,还会摧残人的肌体,导致营养障碍、精神失常、胃肠不适、肝脏损伤,甚至引起心脏病、癌症等多种病变和中毒身亡的严重后果。长期过量饮酒者的患病率极高,死亡率也大。

（三）饮必小咽

现代许多人饮酒常讲究干杯,似乎一杯杯的干才觉得痛快,才显得豪爽。其实这样饮酒是不科学的,正确的饮法应该是轻酌慢饮。喝酒不宜过多过急,否则会损伤肠胃,伤害身体。

（四）勿混饮

各种不同的酒中除都含有乙醇外,还含有其他一些互不相同的成分,其中有些成分不宜混杂。多种酒混杂饮用会产生一些有害成分,使人胃部不适、头痛等。另外,药酒也不宜用作饮宴用酒。药酒中一般含有多种中草药成分，如作宴用酒，某些药物成分可能和食物中的一些成分发生冲突，令人不适。而药物都是针对某些病理变化的，正常人服用反而会带来身体的问题。

（五）勿强灌酒

饮酒时不能强逼硬劝别人，自己也不能赌气争胜，不能喝硬要往肚里灌，这样很容易醉酒，损伤身体。

第十六节　烟道

一、烟道的概念

烟道即是吸烟之道，是一种吸食芳香类植物等烟草的行为活动。

据统计，全球有13亿人吸烟，中国3.2亿人吸烟。吸烟被世界卫生组织（WHO）称为人类"第五种威胁"（前四种是战争、饥荒、瘟疫、污染）。据报道，目前我国每天有2000余人死于吸烟，预计到2050年将增至8000人。在与吸烟有关的死亡病例中，慢性肺部疾患占45%，肺癌占15%，食道癌、胃癌、肝癌、中风、心脏病以及肺结核共占40%。如果现有的吸烟模式持续下去的话，目前的年轻人将有三分之一死于烟草，其中一半以上的人将过早死亡，其死亡就发生在35至69岁期间。

医学证实，每支烟燃烧时释放出4000多种化学物质，几十亿个颗粒，其中含有尼古丁、一氧化碳、焦油、氨、苯等69种致癌物。这些有害物质吸入人体，黏附在气管壁和肺泡上，易导致气管炎、肺气肿乃至肺癌；而一氧化碳能使血液中氧气含量明显减少，造成高血压、心脏病等心脑血管疾病；尼古丁使大脑神经产生依赖，使吸烟者精神萎靡，性功能下降。

吸烟对人体健康既有弊也有利。按照辩证法的观点，任何事物都是一分为二的，把吸烟说得一无是处，有百害而无一利，既不合逻辑，也不符合事实。古代人发现烟草就是从防病治病开始的，美洲印第安人最早总结出烟草可以治病。明代医家张景岳在《景岳全书》中对烟草的药理作用进行了明确的说明："烟，味辛，气温，性微热，升也，阳也。……其气上行则能温心肺，下行则温肝脾肾。服后能使通身温暖微汗，元阳陡壮。用以治表，善逐一切阴邪寒毒、山岚瘴气、风湿、邪闭腠理、筋骨疼痛，诚顷刻取效之神剂也；用以治里，善壮胃气，进饮食，祛阴浊寒滞，消膨胀宿食，止呕哕霍乱，除积聚诸虫，解郁结，止疼痛，行气停血瘀，举下陷后坠，通达三焦，立刻见效。……然此物性属纯阳，善行善散，惟阴滞者用之如神；若阳盛气越而多躁多火，及气虚短而多汗者，皆不宜用。"[1] 其实，许多人都可以看到，吸烟有提神、消乏和健脑的作用。从中医理论来说，烟草性温热，为纯阳之物，肯定对人体有害；但正因为其为温热纯阳之物，所以可祛除人体的寒湿邪气，促进气血的运行，从而消除相关的病症。同时，从社会学的观点来看，吸烟可以加强人际交往、调节人际关系，是社会生活的重要媒介。总之，对吸烟的认识要全面、辩证，切忌简单化。

二、烟道的养生作用

吸烟虽然总体来看不利健康，但从养生的角度来看，它仍然有其积极的作用，这种作用主要表现在以下三点：

（一）增进人际交流

在中国，吸烟已成为一种交际手段。敬烟往往是社交的序曲，能缩短人与人之间的心理距离。互相敬烟、共同吸烟，能拉近感情，产生心理上的接近，创造出一种交流的良好氛围，有利于人们之间的沟通和联系。

---

[1] 张介宾.景岳全书[M].北京：中国中医药出版社，1994：638-639.

（二）消愁除烦

通过吸烟，人们可以转移注意力，消除工作和生活中的忧愁和烦恼。其实，不少人在工作、学习、生活中受到挫折以后，便借抽烟来缓解自己的紧张情绪，消除各种烦恼。

（三）提神解乏

烟草含有对人体神经进行兴奋的成分，通过吸烟可以使神经系统兴奋，从而起到提神解乏的作用。事实上，一些人就是利用烟草的这种兴奋作用来提神，有人甚至因此上瘾，而生理上的烟瘾使得抽烟成为一种习惯和享受，许多吸烟成瘾的人不吸烟就无精神，而一抽烟，就精神焕发、思路大开。

三、作为养生的烟道品味

要发挥烟道的积极作用，避免或减少其消极作用，需要注意几点：一是少吸烟，尽量在需要时吸烟，切忌将烟当饭吸吃；二是注意将吸烟活动作为与朋友共享时光的机会，而不是共享香烟的机会；三是注意减少吸烟对他人的影响，在妇女、儿童尤其是孕妇面前尽量不要吸烟，以避免对他人的伤害。

第十七节　香道

一、香道的概念

什么是香道？有人将香道界定为：通过眼观、手触、鼻嗅等品香形式对名贵香料进行全身心的鉴赏和感悟的活动。这个界定指出了香道的重要内容，但还不够明确，强调名贵香料也显得狭隘。可以这样定义香道：所谓香道，即用香之道，或香品运用之道，也就是对各种香料或香品进行合理运用与品味以达到某种目的的活动。在香道中，用香的原材料制作的成品称为香品；而盛装或承载香品的器具则称为香具。香道涉及对香品及香具的选择和使用，还有对香品香味的品味和感受活动等一系列环节，是一项综合性的活动。

香道在中国古代很早就已产生。先秦时期，香料就被广泛应用于生活，从士大夫到普通百姓，都有随身佩戴香囊和插戴香草的习惯。在宋代，用香已经成为普通百姓追求美好生活不可或缺的一部分，生活中随处可见香的身影，街市上有"香铺""香人"，还有专门制作"印香"的商家。在唐代，海船将唐朝的"香文化"载到了日本。从此，香气缥缈于推崇雅文化的日本，历经千年而不绝。据《日本书纪》记载，推古天皇三年春（596年），有沉木漂至淡路岛，岛人不知是沉香，作为柴薪烧于灶台，香味远飘，于是献之于朝廷。随后，经贵族和学者的推动，香道成为日本古代文化中与茶道、花道并列的"艺道之花"。而"东洋三道"作为日本社会文化的重要标志流传至今。到了今天，世界各地人们对香的运用已经非常普遍，包括用于身体卫生的香水、用于饮食的香料、用于宗教仪式的香烛、用于环境清洁的香剂等，香品已经成为人们日常生活中必不可少的物品，而香道也已成为人们生活的重要内容。

从古到今，用于香道的香品有很多，并可以分为不同的类型。根据香料的自然性质分为天然香品和合成香品。天然香品是以天然香料（动植物香料或其萃取物）制作的香品；合成香品则是以化学合成香料制作的香品。根据香味特征（或所用的主体香料）分为沉香、檀香、麝香等。根据所用香料的构成分为单品香和合香。单品香即使用单一香料制成（如檀木片、沉香粉等）的香品；合香即使用两种以上香料调和搭配制成的香品。根据使用方法分为自然散发香、熏烧散发香、浸煮散发香、沐浴散发香等。根据香品外形特征分为原态香材、线香、盘香、塔香、香丸、香粉、香篆、香膏、涂香、香汤、香囊、香枕等。至于香道的类型，也可以分为个人生活香道、一般社会活动香道、环境香道和仪式香道等。其中，个人生活香道还可以分为衣物香道、食物香道、居住香道、出行香道、卫生香道等；社会活动香道可以分为集体品香香道和活动卫生香道等；环境香道则可以分为环境卫生香道和环境美化香道等；仪式香道又可以分为宗教仪式香道、纪念仪式香道和庆贺仪式香道等。

在中国古代，一些重要的香品如沉香、檀香、麝香等都是中药，此类香品原汁原味，其气味芳香，有祛秽疗病、通经活络、愉悦身心、调心安神等功效，具有重要的养生保健作用。其实，自古至今，除了少数特殊的场合，人们使用香品的主要用途就是养生保健。可见，香道从根本上说也是养生之道。

二、香道的养生作用

从养生的角度来看，香道的作用主要有以下五个方面：

（一）除秽祛毒，保健身体

香道所用香品皆为性温味辛之发散之物，能祛除污秽恶臭伤人之气，故具有保健身体的作用。事实上，人体的许多疾病都是因为环境不洁、空气污染、水体污染、土壤污染，从而导致各种秽毒邪气滋生，伤害人体，导致疾病。而芳香之物则能驱散环境中和进入身体的秽毒邪气，从而起到保健身体的作用。关于芳香之药物祛除秽毒邪气以保健身体的功效，古代医家有不少论述，如《本草纲目》就有如下的一些论述："沉香主治：风水毒肿，去恶气。"《别录》："主心腹痛，霍乱中恶，……邪鬼疰气，清人神。丁香主治：风水毒肿，霍乱心痛，去恶热。……止霍乱拥胀，风毒诸肿。……能发诸香。檀香主治：消风热肿毒。治中恶毒气，杀虫。降真香主治：烧之，辟天行时气，宅舍怪异。樟主治：恶气中恶，心腹痛鬼疰，霍乱腹胀。苏合香主治：辟恶，杀鬼精物，瘟疟蛊毒痫痓，去三虫，除邪，令人无梦魇。久服，通神明，轻身长年。樟脑主治：通关窍，利滞气，治中恶邪气，霍乱心腹痛，寒湿脚气，疥癣风瘙，龋齿，杀虫辟蠹。麝香主治：辟恶气，杀鬼精物，去三虫蛊毒，瘟疟惊痫。久服，除邪，不梦寤魇寐。"[1]《本草经疏》更是以麝香为例对芳香药物的祛除秽毒作用机理进行了明确的说明："麝香，其香芳烈，为通关利窍之上药。凡邪气着人，淹伏不起，则关窍闭塞，辛香走窜，自内达外，则毫毛骨节俱开，邪从此而出。故主辟恶气，瘟疟、中恶、心脏暴痛、胀急痞满、风毒诸证也。……取其通窍开经络、透肌骨之功耳。"[2]

（二）美化环境，和悦心境

芳香之物不仅能祛除秽毒之气，让环境更清新、更绿色、更环保，也具有美感，使人心情愉悦。同时，香道所用之香品、香具，也多是人们加工制作的艺术作品，其造型特征、摆放运用，一般都有美学讲究，也能给人美感，让人赏心悦目。总之，不管是香品运用，还是香具运用，都能增加环境的美感，让身临其境的人心境也随之和悦欣快、健康向上。

（三）提神醒脑，愉悦身心

眼好美色、耳好美音、鼻喜香味，这是人体生理上的天性。与恶臭之味会让人产生厌恶感和痛苦感不同，芳香之物皆具辛温发动之性，能让人神经兴奋、欣快，产生明显的喜好感和快乐感。特别是当与这种香味相伴随的需要得到满足的时候，其身心也能得到明显而积极的愉悦感和满足感，使心神得以表达，使情绪得以宣发，进而对人体的情绪产生积极的影响，促进整个人体身心趋向健康。关于这一点，正如《药品化义》对沉香功用所描述的："沉香纯阳而生，体重而沉，味辛走散，气雄横行，固有通天彻地之功。"[3] 当香品运用使人的身心得到抒发运动，其身心自然会趋向健康愉悦。

---

[1] 李时珍，夏魁周. 李时珍医学全书[M]. 北京：中国中医药出版社，1996：854-857，864，866，1199.

[2] 高学敏，钟赣生. 中药学：第2版下册[M]. 北京：人民卫生出版社，2019：1463.

[3] 高学敏，钟赣生. 中药学：第2版下册[M]. 北京：人民卫生出版社，2019：853.

（四）通经开窍，调理脏腑

香道所用香品，对人体还具有通经开窍、疏通经络的作用，而通过这种作用也可进一步对脏腑起到调理作用，从而促进人体各方面机能水平的调整和提高。从养生的角度来看，人体不管是形气神，还是脏腑经络，不管是结构，还是功能，都是以通为顺，芳香之物具有辛温发动之性，其运用必然有益于人体各个方面的运动调整，进而使经络疏通、脏腑和调，机能健康水平得以提高。

（五）净心安神，亲密天人

在仪式香道特别是宗教仪式香道的运用中，可以通过焚香产生一种特殊的香烟袅袅、云雾缭绕的神圣氛围。在这种氛围中，人的心灵会变得更加澄明、心情会更加平静，并能更好地感受到与天地宇宙的联系，更好地与天地宇宙沟通、交流，感受到天地宇宙的力量和旨意，并使心灵得到净化，境界得到提升，能更好地认识和理解人生的意义和价值，明了走向美好人生的目标和方向。此时，一个人的心神也会更加宁静、健康。

三、作为养生的香道运用

对人们来说，运用香道进行养生可以在生活的方方面面，也可以选择各种各样的方法。如一个人可以根据自身的情况和需要选择合适的身体卫生香道、衣物香道、家居香道、食物香道等；也可以参加各种群体性品香活动，或者是集体性或个体性的朝山进香活动等。不过，不管是哪种养生香道活动，都应注意以下几点：

首先，要选择自己喜欢的香品和香具进行香道活动。每个人对香品都有自己的感受特性，每个人的审美观也不同，所以选择自己喜欢又适合自己的香品和符合自己审美的香具是非常重要的。只有这样，在香道活动中才能产生良好的身心愉悦作用，得到养生的效果。如果成天闻着自己不喜欢的香味、看着不喜欢的香具，是不可能让一个人的身心愉悦的,只会产生不适感甚至厌恶感、痛苦感,这就不是养生而是伤生了。

其次,要尽量选择天然的香品开展香道活动。当今社会,随着科学技术的发展,也随着天然香品资源的日益耗费减少,人工香品越来越多。根据道法自然的养生原理,人工香品的养生作用是难以确认的,至少其养生作用不会那么明显。而另一方面人工香品对人体的负面影响却是不容忽视的,特别是与人体直接接触的香道活动,使用人工香品更可能产生对身体的伤害。所以,要达到香道的养生效果,应尽量使用天然香品,少用甚至不用像人造香水、人造香料、人造香气等人工香品。

第三,所用香品浓度不要太过浓郁。香道虽然具有养生作用,但它也有一个度,每个人的接受程度是不同的,而且不少香道并非自然的活动,带有某种程度上的人为性,容易出现香品使用过度,从而给人的身心带来不良影响。所以在一般情况下,香道所用香品的浓度都不宜太高,以免产生不良感受甚至长期的身心负面影响。

第四,注重香道的文化品位并多与同道分享交流。香道不仅是一种个人运用香品的活动,更是一种社会性的运用香品活动。要达到更好的香道养生效果,需要对香道文化内涵和文化品性有更多的认识和了解;同时还要多与其他人分享香道的经验和体验,多开展社会性的香道活动,以使香道的文化性和社会性得到更好的体现,产生更好的社会养生效果。

第五,注意在心绪不宁时不要用刺激性强的香品。香道活动对人体总体而言可以起到养生的积极效果,但香品毕竟是一种给人兴奋性的物品,当一个人处于暴怒烦恼、情绪波动时,最好不要使用刺激性强的香品,以免带来更严重的问题。

第二十九章 雅趣调养

第十八节 收藏

一、收藏的概念

收藏即收集保藏、保存。今天的收藏主要是指为了满足一个人的兴趣爱好而进行的各种物品的收集、品味和保藏活动。

收藏涉及的内容非常丰富，但凡人们生活中的物品，都可以作为收藏的对象。当然，最普遍的收藏品还是各种艺术品，如名家字画、瓷器、邮票等，其他还有古董、名人用品等也常作为收藏品。

二、收藏的养生作用

（一）增进学识

收藏因为涉及对藏品的鉴别，所以必须去学习、了解相关的知识，自然也会使收藏者成为在相关方面有学识的人。

（二）丰富生活

收藏需要人们去学习各种有关收藏的知识，研究收藏的各种问题，与人进行各种有关收藏的交流，分享收藏的快乐和体会，这自然就丰富了人的学识，充实了人的生活尤其是精神生活，使生活不再那样单调乏味。

（三）促进交流

在收藏过程中，收藏者不仅需要从他人那里获得各种收藏的知识，还需要通过与他人的交流完成各种收藏活动。很显然，一个人要将收藏做好，与他人的成功交流是不可缺少的，可见收藏活动本身也促进与他人的交流，从而拉近人际关系、促进人际和谐。

（四）增值财产

收藏如果目标正确、方法适当，还可以使收藏品增值，从而实现财产增值的效果。

三、作为养生的收藏活动的进行

对一个人来说,如果要将收藏作为一种养生修性的活动而不是投资活动,应注意以下几点:一是将收藏作为其兴趣爱好,只收藏其有兴趣爱好的东西,切忌根据市场增值去进行收藏;二是坚持不懈,持之以恒,必然取得成就,也必然增强其在收藏上的信心和学识;三是忌玩物丧志,影响本职。业余收藏者都有自己的本职工作,应注意不要让收藏活动影响本职工作;四是努力学习,增长学识。收藏贵在研究,只藏不学,与保管员无异。要在学习过程中提升收藏的水平和兴趣,使收藏真正成为一种有效的养生修性活动。

第十九节 摄影

一、摄影的概念

摄影是指使用某种专门设备进行影像记录的过程。在今天,人们一般使用手机和照相机进行摄影照相,以获得静态的图像;不过已有越来越多的人使用相机、手机和摄像机进行音像拍摄,以获得更完整的动态音像资料。如果说传统的照相是把日常生活中稍纵即逝的平凡事物转化为不朽的静态视觉图像的话,那么摄像则是对生活更为完整的系统记录。

在今天,随着技术的发展和人们经济水平的提高,越来越多的人将摄影作为自己业余生活的重要内容,并从中体会生活的乐趣,产生修身养性的效果。

二、摄影的养生作用

(一)记忆美好

摄影的一个主要价值就是将人们生活中的美好瞬间记录下来,让人在日后有机会去回味、去感受,从而随时享受和体味到生活的美好，使人能更多地生活在快乐和幸福中。

（二）丰富生活

整个摄影活动是一个复杂的过程，摄影前需要人们进行准备工作；摄影中需要人们去观察、去选择、去体验；摄影后还需要人们去加工、去回味、去交流、去感悟。这整个活动过程自然也就构成了摄影者的重要生活内容，使他的生活变得丰富多彩、有滋有味。

（三）促进交流

要使摄影更有成效，在摄影活动中就需要人们之间的相互交流和讨论，特别是对某些有重要意义瞬间的摄影把握，也会激起人们巨大的讨论兴趣，这些无疑会促进人们之间的交流，从而改善人际关系。

三、作为养生的摄影的进行

作为养生修性的摄影活动应强调其业余性，不要过分追求其达到的艺术效果，而是更多地注重其过程，更多地享受摄影过程的快乐和味道。摄影活动的开展既可以个人随时进行，也可以一两好友集体活动。如果能经常组织作品展览，进行作品的讨论交流更好。同时，在野外拍摄山水自然风光时要注意安全。

第三十章　疾病调养

在中国古代的医药养生家那里很早就有了养病的概念，现代养生学虽然强调将养生与医疗区隔开来，但实际上二者并不能完全分开，医疗中有养生，养生中有医疗，而人体在生病时的养生医疗活动必然需要将二者统一起来。不过考虑到当代医疗的强势和呈现出的种种弊端，本章专门讨论作为养生范畴的疾病调养问题，希望能从另一方面找到解决人体疾病问题的方法。尤其是许多中老年疾病和各种慢性疾病，如心血管疾病、肺部疾病、慢性消化道疾病、慢性泌尿与生殖系统疾病、各种癌症等，治疗效果不一定理想，甚至很不理想，而养病则不失为一种较好的解决相关疾病问题的方法。本章就是要向人们展示不同于治病的传统养病的理论和方法，及其所具有的巨大现实价值，特别是对于中老年疾病和慢性疾病患者的价值。

第一节　疾病调养的概念

一、什么是疾病调养？

疾病调养，也就是养病，是指在疾病状态下患者的身心与生活调养。"养病"的概念很早就被提了出来，《礼记·射义》就说："酒者所以养老也，所以养病也。"[1]《周礼·天官·疾医》更是明确提出："以五味五谷五药养其病。"郑玄进一步注释谓："养犹治也。病由气胜

---

[1] 上海古籍出版社．十三经注疏[M]．上海：上海古籍出版社，1997：1689．

负而生，攻其赢，养其不足者。"[1] 很显然，养病虽然是以疾病的消除或缓解为目标，但它更强调身体和生活的调养，其根本是养和调。事实上，疾病调养可以是针对病人身体和生活特殊状况的调养，也可以是针对疾病表现所进行的调理和调养，其主要方法是扶正补虚、调理身体、祛邪疗病，以达到强健身体、消除病痛、促进痊愈的目的。

二、疾病调养与疾病治疗的区别

在今天对养生的认识中，最有必要的就是将疾病调养与疾病治疗区别开来。当今社会上进行的许多养生产品推广和养生方法宣讲活动，比如养生著作、养生产品、养生节目等，其实讨论的核心问题就是疾病调养问题，这确实也属于养生的范畴；但其中也有不少针对的是疾病的治疗和预防问题，而按我们对养生与医疗的划分来看，疾病的防治问题显然不能归入养生的范畴，而应归入医疗的范畴。前面我们已经指出，养生应该主要是针对健康人群来进行，应以促进人的健康、幸福、快乐为宗旨，即使是养病，也是基于人体本身的调养，以增强和提升人体的体质为目的，防病、治病、康复只是人体调养的一种自然结果，而不应是直接的追求和目标。防病、治病、康复是医疗的目的，不是养生的目的。在这里，我们应把疾病调养与疾病治疗区别开来：

第一，疾病调养的对象是整个人体，疾病治疗则是针对局部疾病。疾病调养首先是对整个人体的调养，它是根据人体在疾病状态下的特殊情况所进行的调养，是全身性、整体性的调养；而疾病治疗则是针对身体局部病痛所进行，它以消除病痛为目的，它是基于引起疾病的特殊原因和特殊表现所采取的针对特定部位和特定情况的治疗措施、康复措施或预防措施。

第二，疾病调养的目的是维持和提升健康水平，扶正以祛邪；

---

[1] 上海古籍出版社. 十三经注疏 [M]. 上海：上海古籍出版社，1997：667.

疾病治疗的目的则是消除病因，治愈疾病，祛邪以护正。疾病调养是通过对身体的调养以提升健康水平，通过扶助正气，提升身体抵御和自愈能力，以祛除和抵御病邪，促进康复；疾病治疗则是直接针对疾病，针对病因，目的是消除病因，缓解病痛，使疾病解除，身体康复。

第三，疾病调养的基本方法是扶正为主、祛邪为辅，而疾病治疗的基本方法则是针对疾病情况，祛邪扶正，往往是祛邪为主、扶正为辅，甚至是只有祛邪，没有扶正。疾病调养主要采用补益和疏理等温和方法，而疾病治疗所采用的方法则多为解表攻下、清热解毒、活血祛瘀，西医更是基本采用杀毒、杀菌、手术、放疗、化疗等方法，主要针对外在病因，不仅作用更为猛烈，也更具有攻击性和杀伤性。

第四，疾病调养一般采用多种方法并用的综合方法，疾病治疗则可能更倾向采用单一或少数的针对病因病证的方法。疾病调养往往采用精神情志调养、饮食调养、药物调养、居处调养、运动调养、睡眠调养、雅趣调养等针对人体各个方面的多种调养方法综合调养，其作用效果来得较慢、较隐蔽，也较全面；而疾病治疗则多是采用药物、手术等针对疾病原因和病情表现的单一或少数治疗方法，其作用的特定效果来得更快、更明显，当然也更偏颇。

第五，疾病调养多强调在正常生活状态下进行调理，疾病治疗则多是在特定状态下进行。疾病调养往往是在不改变患者生活状态的情况下进行，而且强调不改变正常的生活状态，衣食住行尽量维持常态；而疾病治疗则常常需要在特殊状态下进行，如特定的医院治疗要求，身体状况、饮食、起居、活动等的特殊要求等。疾病调养是把患者当正常人对待，疾病治疗则是将患者按患病的人来对待和要求。

第二节 疾病调养的意义作用与利好

一、疾病调养的意义与作用

疾病调养是中国人长期以来面对疾病时的一个传统,同时也是中医治疗的重要辅助方法,其在临床上具有十分重要的意义。概括起来,疾病调养的重要意义主要有以下三个方面:

第一,疾病调养有助于病人的治疗和康复。

疾病调养虽然不是直接针对疾病的病因和病证,但它对人体的调理可以起到扶正祛邪的效果,通过调养,人体健康维持了,正气提升了,结构与功能更趋健全了,消除病因和病证的能力也就提升了,疾病治疗和康复的效果也就更好了。特别是饮食、起居、心态等得到好的调理,对疾病的治疗和康复具有非常重要的作用。

第二,疾病调养有助于患者健康的维护。

许多人一生病,就被当病人对待,整个生活规律和习惯就被打破,这对疾病的治疗并不一定有好处。事实上,将患者当病人对待和要求来治疗疾病虽然可能有利于治疗,但这种对待和要求也必然会产生一系列不利于人体健康和疾病治疗的问题,对整个人体的健康可能产生负面的影响。而疾病调养则能让患者保持一贯正常的生活规律和习惯,并对整个人体的各个方面进行调理保养,从而可以使患者的健康得到更好的维护,并有助于疾病的治疗和康复。

第三,疾病调养有助于病人精神健康的维护和心态的调整。

对一般人来说,生病以后最大的改变除了身体就是精神心理,特别是严重疾病的患者,精神心理状态的改变更为突出。患者自己和其他人都会把他看作病人,看成不健康、不正常的人,看成需要治疗、照顾的人。这种精神心理的改变对疾病的治疗有某种好处,但也会产生一系列的负面影响,反而不利于疾病的治疗和康复,特别是某些严重疾病，患者的一些精神心理状态甚至会产生致命的结果，如癌症患者的绝症心理就具有非常严重的负面影响。所以患者的精神调养和心态调整就显得非常重要，而疾病调养对精神心理的调养能很好地解决这个问题，特别是中国传统精神调养的一系列理论和方法更具有明显的精神心理调整作用，有助于患者保持健康的心态，更有利于疾病的治疗和康复。

二、从养病与治病的比较看养病的利好

养病的利好我们可以从以下与治疗的比较中明显地看出来：

（一）治病重局部，养病重整体

治病一般是针对局部病证和病因采取措施进行治疗，对其治疗效果的判断也更注重局部的精确指标。养病则是对整个人体的各个方面进行调养，其养病效果的判断也更注重整体表现。很显然，养病更能从整体上着眼，更有利于整体的健康，而治病则可能出现局部疾病治疗好了，却带来整体健康的损害。

（二）治病偏向身体，养病强调身心一体

今天治病的医学不管是中医还是西医，尤其是西医，所治疗的疾病基本上局限于生理上或身体上的疾病，对于精神心理的疾病则因为没有多少研究而无从下手，临床上对人体的心理疾病或心理问题往往忽视，或者就是不知道如何应对，即使是心理医生也缺乏系统的处理手段。而养病则是身心一体，强调形气神并养、性命双修、脏腑经络全面调养。显然，养病更有利于整体健康水平的提升和抗病能力的提升，治病则可能忽视患者心理的问题，导致身心不调的问题。

（三）治病重外在病因，养病重内在自身

从现有医疗手段来看，疾病治疗主要是针对外在的病因，西医尤其如此；而养病主要是针对人体本身，是对人体本身各个方面的

调养。很明显，从人体健康的内因和外因来看，治病所针对的主要是外因，养病则针对的是内因。我们知道，任何问题的产生，外因只是条件，内因才是根据，所以针对人体患病，治疗消除外在病因虽然也有其意义，但养病所针对的人体本身的各种健康因素则更为关键。

（四）治病重结构修补，养病重功能调理

在今天，治病更多采用的还是西医方法，而西医主要是基于人体的物质结构来把握和治疗疾病，强调从物质结构的修补、物质成分补充和外来毒物异物的消除来治疗疾病。而养病所采用的养生学方法主要是基于功能调理，强调对人体各部分功能的不足和失衡失调状态进行调整，以恢复功能的健全和平衡协调状态，由此来促进人体的健康、消除疾病。无疑，养病更能反映人体功能活动健康的实质，更能从根本上维持和促进人体各种功能系统的健康。

（五）治病的不良反应、风险与养病的调补作用、安全

今天治病所用药物都具有某种程度上的毒性，对身体都有一定的不良反应，即使是中药，也有其偏性，更不消说西药，其偏性更大、毒性更大，长期大量服用必然对身体产生危害作用。同时，西医的许多诊断治疗方法也对身体有不利影响，如它的介入性检查诊断方法、手术方法、放疗化疗方法等，对身体都会产生伤害，对人体健康都存在一定的甚至较大的影响。相反，养病所用的各种方法，包括食养、药养、精神调养、起居调养、导引、按摩、内炼、雅趣等，对人体主要是调理、补益作用，基本上没有什么不良反应，对人体健康可以说是有益无害，不存在健康风险，具有安全性。

（六）治病的偏颇过度与养病的中道适度

疾病治疗总是针对病因和身体的某一方面进行，所以方法往往有所偏向，而且为了追求效果，常常会在用药和治疗方法选用上倾向于加大力度或急攻病因病症，由此也就导致对身体作用的偏颇过

度。而养病强调秉持中道适度的原则，平和中正不偏，和缓调理，以维持人体的平衡协调状态。很明显，偏颇过度、急攻治疗必然不利人体健康甚至严重损害人体健康，而中道适度、和缓调养则更能保障和促进人体的健康。

（七）治病的人为与养病的自然

在今天，医院治病采用的方法多半都是人工、人为的东西，从诊断的仪器设备，到各种药物和各种治疗方法，都是科学技术的产物，西医、西药更是如此，即使是自然的中药，也多半是人工栽培、人工制剂。而养病所用的方法主要是自然的东西和手段，从自然食物、药物，到自然的生活调理，到导引、按摩、内炼等，基本上不用或很少用人工的物品和人为的手段来养病。不用说，治病的人为化必然使人体难以适应，从而影响到健康，而养病的自然化则更有利于人体的健康。

（八）治病的昂贵与养病的廉价

当今中国，昂贵的医疗费用已经成为民众沉重的负担，一场大病让一个家庭陷入贫困是许多家庭的写照。原因就在于从诊断、治疗、药物等各种医疗费用大幅上涨，而政府承担的医疗保障又严重缺乏，致使医疗成为民众的昂贵消费，使民众难以承受。相反，养病所采用的方法都是平常的方法，从普通的食物、中药，到其他活动的开销，费用要比治病低廉得多。所以，从经济角度来看，养病的经济效益要远远优于治病，它不仅可以大大减少民众的医疗负担，同时也可以为政府和社会节约大量的医疗支出。

（九）治病的困难与养病的容易

治病往往要到医院，要看医生、要买药、要住院、要护理、要费用、要人工，等等，各个环节都让人劳心劳力，困难重重。而养病可以就在家中，采用平常自然的方法，无需求助他人，自己就能解决，省心省力，比较起来轻松容易多了。

第三节 疾病调养的原则

一、诸法并用，综合调理

疾病调养是对整个人体的调养，是要维持和提升整体的健康，所以仅有单一或一两种调养方法是不够的，需要多种方法并用，对整个人体进行综合性的调养。在这中间，饮食调养、药物调养、精神情志调养、起居生活调养是必不可少的，其他的调养方法则可以根据个人情况和病情酌情选用。其中饮食调养是保证患者基本的营养需求和一般身体状态调整的需要；药物调养则是根据病情选用调理药物，以促进人体阴阳的平衡协调，同时对病证起到调理和辅助治疗的作用；精神情志调养是维持患者精神心理健康的重要一环，以使患者能正确对待疾病，有健康的精神状态和良好的心态；起居生活调养又是维持健康的日常生活方式的重要方面，以保证患者良好的作息规律和面对环境改变的良好适应。

二、养心为首，心身并养

由于绝大多数疾病都体现在身体方面，所以人们也常常把养病的重点放在身体上，但事实上精神心理的调养在养病中往往是更重要的方面。正如整个养生都应以养心为首一样，养病也应以养心为首。养病之所以要以养心为首，理由有三：其一，人患病后不仅影响身体也影响精神心理，而精神心理对人体的主导作用和巨大影响决定了如果没有一个良好的精神心理状态，会对疾病的治疗和康复产生重大的负面影响；其二，由于科学技术的近代发展和巨大成功，致使许多人在头脑中形成了科学全能的唯科学主义观念，导致一系列疾病认识的错误观念，这些错误的疾病观会严重影响疾病的治疗和康复，必须通过养心来加以纠正；其三，面对疾病必须要有正确的心态，才有利于疾病的治疗和康复，而正确的心态则需要通过精神心理调养才能形成。事实上，只有首先把精神心理调养好，身体才能调养好，进而疾病才能调养好，所以养病必须把养心放在第一位。

从另一方面看，人体又是命与性的统一、身与心的统一，所以养病还需要身心兼顾，形气神并养，性命双修，身心同调。实际上，人们在养病中都非常关心身体的调养，特别是西医学更是把全部的精力放在身体疾病的治疗上，而往往忽视精神心理的调养。许多人对身体的调养也存在偏颇，只注重饮食营养的补充和病症的药物治疗，没有从整个身体的各个方面进行调理，这是需要改变的。养病必须强调对身体各方面的整体综合调养，同时注意身心关系的调养，使身心达到和谐统一的健康状态。

三、以养为主，以治为辅

生病以后怎么办？绝大多数人的选择是治疗，除了治疗还是治疗。这种选择是有问题的、危险的。我们的主张是适当治疗，注重调养，养病为主，治病为辅。生病以后，适当的治疗是必要的，但更重要的是调养、是养病，尤其中老年人和慢性病患者更是如此。养病虽然不是治疗，但它并非不能起到治疗的作用，事实上，养病的一个根本目的就是更好地、更有效地治疗疾病，消除疾病，恢复健康。实际上，许多疾病特别是中老年疾病和各种慢性疾病，治疗过程可能比较漫长，而且效果也不一定好，更有一些疾病可能根本就无法治疗；而且疾病治疗的效果在很大程度上取决于人体本身的抗病、治疗和康复能力，在这种情况下，身心和生活的调养往往成为能否完成治疗、战胜疾病、恢复健康的一个关键因素，这也正是养病能更好地治病的原因所在。其实，通过身心调养，身体更健康了，心态更好了，知道如何正确对待和处理疾病问题了，疾病的治疗效果自然也就更好了。

对患者来说，养病的主要目的是调养好人体，以提升人体的抗病、治病和康复能力。同时，也需要防止疾病的进一步恶化和发展，减小疾病对人体的伤害及对正常生活的影响，所以养病过程中也需要适当的治疗。事实上，养病因为主要目的在于扶正、养正，祛邪在其次，所以其方法原则应是以养为主，注重人体功能的调理、健全和提升，注重对人体的气机进行疏理和调节。通过疏理和调节，以提升人体各种功能活动能力，维持各功能活动之间的协调一致。至于养病中身体调养的重点则不外补益和疏导，通过补益，能有更充足的气血津液提供给人体，使之功能更为健全；通过疏导，气机才不致阻塞，功能活动才能正常进行，各功能活动之间才能协调一致。

疾病调养的另一方面是通过适当治疗，以消除或减轻疾病病症对人体的影响，乃至消除病因、根治疾病。但养病又不能等同于治病，治病是医疗的目的，而且往往按正规的治疗方法进行，养病所用治疗方法则多体现为一种非正式的方式，而且是辅助性的。在一般情况下，养病中的治疗应主要使用药物治疗，而且主要选择中药治疗。在养病的药物治疗中又应更注重中药的调理、疏理、补益作用而不是治疗作用，适当选择有治疗作用的药物，应始终坚持以养为主、以治为辅的原则。在用药上也应该尽量使用性味相对平和、功效作用较为温和的药物，少用性味偏颇，作用迅速、猛烈的药物。

四、扶正为主，祛邪为辅

在疾病调养中，始终要坚持扶正为主、祛邪为辅的原则，与上个原则以养为主、以治为辅对应的，也可以说是另一种表述。事实上，养病与治病的最大不同就是养病注重人体正气的调养扶助，而治疗更注重祛除病邪、消除病因。所以养病要扶正为主、祛邪为辅，强调将扶正放在第一位，祛邪放在第二位，主要通过扶正辅以祛邪来进行调养,以强健身体、消除疾病;切忌将祛邪放在第一位,扶正放在第二位。这是因为,从根本上说,人体之所以产生疾病,最根本的是正气的不足,因为正气虚,邪气有机可乘,乘虚而入,伤害人体,出现疾病。所以《黄帝内经》说:"正气存内,邪不可干""邪之所凑,其气必虚。"[1]人体养生最重要的是扶助正气,用补气、补血、生津、行气、理气的药物,使人体的结构和功能更为健全,提升抵御邪气、治疗疾病的能力。如果不是这样,一味地强调祛除邪气、杀灭病原、消除病症,虽然可以达到一定的效果,但祛邪的方法也必然会对人体的正气造成损伤。因为祛邪的方法都具有消除病邪的特定偏性和身体损伤性,在消除病邪或病症的同时,也必然引起人体结构与功能的失衡和损伤,对人体带来伤害。所谓"杀人一万,自损三千"就是这个道理。所以养病必须以扶正为主、祛邪为辅,慎用少用祛邪药物和方法。其实,从养生学和中医学的角度来说,包括中西药在内的任何药物都具有偏性和毒性,所谓"是药三分毒",而且药物也是通过其偏性或毒性来治疗疾病的,药物的偏性和毒性不可能不对人体产生影响。在养病中,尤其是西医的抗菌、抗毒药物、手术、放疗、化疗等治疗方法除非必要,尽量少使用,一般不要使用。

五、整体调养,生活和调

养病应着眼于整个人体,而不只是疾病的病因、病症和相关身体局部,通过整体健康水平的维持和提升来促进疾病的治疗和康复。所以养病需要从形气神或命与性,从五脏六腑,从十二正经、奇经八脉,从四肢百骸体表体内,全方位、各层次、各方面系统整体地加以调养。切忌只用某一或某些方法,只养人体的某一或某些方面,这样养病的效果是有限的,甚至会带来负面的影响。

---

[1] 王琦,李炳文,邱德文,王庆其,彭荣琛.素问今释[M].贵阳:贵州人民出版社,1981:164,412.

第三十章 疾病调养

整体调养不仅表现在要调养人体的各个方面，还表现在要从人的整体生活来进行调养，需要保证生活的完整、自然、平常、和调，即既要有健康的物质或生理的生活，又要有充实的精神生活；而且生活要自然，反映人的本性，不带人为的强迫和造作，生活的各方面协调共融，浑然天成，和谐一体。总之，养病要达到好的效果，根本在于对整个人体的调理。其实，养病的主要目的就是调理整个人体，提升健康水平和抗病康复能力，最重要的就是对人体的气机进行疏理和调节。通过疏理和调节，以保证人体各种功能活动的健全，维持各功能活动之间的协调一致。

六、方法平稳，不过不偏

疾病调养不同于疾病治疗，在调养过程中要始终坚持方法平稳、不过不偏的中道原则。方法平稳是要求所用调养方法和治疗方法要平稳、安全、无不良反应或低不良反应，避免作用迅猛、不良反应大的药物和方法。所用方法要避免出现对人体的剧烈影响，避免导致对生活和身体的巨大改变，避免打破长期形成的一贯的生活节奏和状态，尽量做到维持人体的稳定状态，保持对疾病的平稳治疗。如使用药物就应是性味较为平和的药物，使用平性、温性、凉性、甘味、微辛、微酸、微苦、微咸的药物，避免使用大热、大寒、大苦、大酸、大辛、大咸的药物，作用迅速、猛烈的西药更要少用或不用。

不过不偏则是要求疾病调养中避免使用偏颇、偏激的调养方法和治疗方法，药物不用过补过泻药物，不用作用单一、效力迅猛的药物，不用偏颇、奇特、单一方法，不求奇效、特效，以免打破人体的阴阳平衡，影响人体的整体调理和治疗效果。总之，对那些人体难以很快适应的药物和方法要避免使用，过补过泻、大动干戈的药物和方法也要避免，以免打破人体的阴阳平衡，影响人体的健康。尤其是西药和西医的各种诊断和治疗方法，要审慎选用，因为西药和西医方法基本上都是属于人工、单一、偏颇的方法，除非特别需要不得不用，否则最好不用、少用。

七、顺其自然，循序渐进

俗话说，"病来如山倒，病去如抽丝"，养病与治病一样都有一个过程，不能期望一夜之间疾病就痊愈，养病比治病的效果可能来得更慢，更需要耐心。事实上，每个人都要生病，尤其是中年以后，身体的结构与功能都不断衰退，各方面的病痛会越来越多、越来越严重，有些疾病可以通过治疗调养消除，还有不少的疾病是不可能通过治疗消除的，只能缓解症状、维持病况。即使是那些可以通过治疗和调养治愈的疾病，也都有一个过程，大多数疾病甚至需要长期的治疗和调养。所以，养病需要顺应调养只能缓慢见效、治疗也只能缓慢见效的规律，耐心地、慢慢地、循序渐进地进行调养和治疗，逐渐缓解病痛，消除病症，恢复健康。

在养病过程中，最重要的是要顺其自然、循序渐进，耐心地调养治疗，安心地调养治疗。切忌急于求成，急功近利，更要避免病急乱投医，为了尽快显效而乱用各种治疗和养生方法。这不仅不是对疾病的正确治疗，反而是对人体的不断折腾和损伤，其对人体的损伤比疾病更为严重。不少患者病情的加重和复杂化，尤其是继发性疾病、医源性疾病和药源性疾病的产生就是这样来的。事实上，不少人就是这样把小病折腾成大病，把局部疾病折腾成全身疾病，把原发疾病折腾成继发疾病，把自然性疾病折腾成人为的医源性、药源性疾病，乃至把人折腾至死。所以在养病中一是要对人体疾病的本性和规律有所认识，顺应身体和疾病的治疗康复的规律，循序渐进地进行调养治疗，不求速效、奇效、神效；二是心态上要自然安心，以平常心对待疾病，相信自己身体的康复能力，对康复充满信心，心安理得地、平和自然地生活、调养和治疗。

第四节 疾病调养的方法

一、精神心理调养

在一般人的认识中,一个人生了病,最重要的就是去看医生治疗,而治疗就是吃药打针动手术。其实,这种对疾病的认识虽然没有错,但也可能带来一系列的问题,而且它恰恰忽视了患病以后最应该注意的一个问题——精神心理的问题。对许多疾病来说,精神心理不仅会对其演变发展产生重要影响,对其治疗也会产生重要的影响,这也就是在今天疾病调养应将精神心理调养放在最重要位置的原因。疾病的精神心理调养主要应从以下三个方面进行:

(一)疾病认知调养

疾病认知调养就是纠正人们错误的、有害的疾病认知,形成正确的、有利的疾病认知。

疾病认知主要是三个方面:

其一,对人体与疾病关系的认知。要看到人体与疾病的必然联系,只要是现实的、活生生的人,就可能患病,患病既是人体面对各种致病因素的反应,也是人体应对各种疾病问题,调整自身结构与功能的训练过程,所以人体与疾病存在必然的内在联系,是人就必然要生病,必然要面临疾病的问题。那种认为疾病可以与人的生活分离的观点是错误的,认为人可以通过某种方式完全避免生病或不患病的认识是错误的。对患者来说,切忌对人体和疾病一无所知,要意识到疾病之于人的必然性、普遍性,更要意识到疾病在我们人的生活中的自然性和平常性。

其二,对疾病产生、存在、演变规律的认知。任何人罹患任何疾病都有一个产生、发展和演变的过程,而且这个过程既有每个人的特殊性,又具有共同的规律性,都存在相应的原因和机制。对患者来说，最重要的是要了解疾病产生、发展和演变的过程性，认识其产生、发展和演变的原因和机制，把握其基本的特性和规律。对患者来说，要避免对疾病及其发展演变一无所知的盲目状态，力争对所患疾病产生、演变的基本情况和基本规律有所了解。

其三，对疾病的可防治性认知。要看到人们面对疾病并非完全无能为力，借助科学的方法也可以加以治疗，尤其是借助医学科学技术和养生科学技术还可以很有效地加以治疗。对患者来说，要避免产生人一患病就是病人的意识，特别是患了严重疾病就不能治了，就废了、完了的悲观绝望意识，要对疾病的治疗和康复保持乐观的认识。其实，疾病认知调养的根本是要使患者摆脱"病人意识"，不要把自己当病人看待，要把自己当正常的人看待，意识到疾病对于人的自然性、平常性、过程性、规律性及可治疗性。

（二）防治方法认知调养

防治方法认知调养是指消除对防治方法的错误认知，树立对防治方法的正确认知。

疾病对人来说既是必然的、普遍的，也是可以在很大程度上通过相应的方法加以预防和治疗的。防治方法认知调养主要是要确立以下四个方面的认知：

1. 对防治方法的有效性与有限性认知。正确的防治方法肯定是有效的，但也是有限的，任何防治方法都只能在某些方面产生效果，在某种程度上产生效果；对任何一种药物和治疗方法来说，在防治疾病上不可能具有百分之百的效果，或包治百病的效果。

2. 对医学方法的科学性、有效性与有限性的认知。医学是具有完整逻辑性和实证性的科学技术体系，其提出的方法不仅具有理论上的科学性和合理性，而且有技术上的可操作性和有效性，在疾病防治上的意义和价值是毋庸置疑的，但是它的作用也是有限的，它是人在有限认识能力和有限技术条件下形成的东西，只能在一定程度上起到疾病预防和治疗的作用，只能对某些疾病起到预防作用，对某一疾病在某些方面起到治疗作用，不可能对所有疾病的预防和治疗都起到绝对完满的作用和效果。

3. 对自身在疾病治疗上的内在作用和根本能力及对医学方法等外部作用和辅助能力的认知。当代社会由于医学科学的发展和巨大成功，让许多人觉得消除疾病就是靠医学方法，而忽视了人体自身的能力才是治疗疾病的关键。事实上，在治疗疾病时，人体自身是内因，医学方法是外因，内因是根据，外因是条件，只有自身保持结构与功能的健全，增强自身治疗疾病的能力，才能真正战胜疾病、恢复健康，而完全靠外在医学技术手段来防治疾病效果是十分有限的。

4. 对医学方法的有限性、有害性和可能出现的折腾性认知。医学方法虽然可以防治疾病，但它对疾病的防治作用是有限的，而且许多医学方法在防治疾病的同时还会对人体产生伤害，更由于今天医院的商业化倾向，病人在医院更可能被不断地折腾，在身体和经济上受到双重损失，所以必须确立医学方法应尽量少用、不用的意识。对患者防治方法认知调养最重要的是要确立相信医学但不迷信医学的意识，要相信医学、医生、医院和药物能在疾病防治上发挥作用，甚至是关键性的作用，但绝不能迷信医学、医生、医院和药物能绝对完满地解决疾病防治的一切问题。

（三）患病心态调养

患病心态调养就是让患者克服有害心态，确立有利心态的精神心理调养。

对一个患病尤其是重病的人来说，容易出现一些不利于身体健康和疾病治疗康复的心态，包括悲观失望心态、苦闷烦恼心态、执着纠结心态、激动异常心态、求生惧死心态等。其中，悲观失望心态表现为把自己看成一个病人，对身体的康复态度悲观，对未来生活失去希望，缺乏信心；苦闷烦恼心态表现为病痛苦闷，为生活不能正常进行而烦恼不安；执着纠结心态表现为不能从病痛中超越出来，头脑中成天想的就是疾病问题和与疾病相关的问题，失去对生活理想的追求，也无法轻松自在地正常生活；激动异常心态表现为把生病看成是人生大事，心情敏感，对病况变化容易激动，无法进行正常自然的生活；求生惧死心态表现为害怕死亡，求生欲望特别强烈，不愿意接受自己可能面临死亡的现实，不放心世间事务，不甘心走向死亡，希望尝试各种治疗方法以拯救自己的生命。

从身体的调养和疾病的防治来看，上述心态都是有害的、不利的，必须加以调整，以确立有利于养病的心态，即树立乐观信心心态、快乐愉悦心态、超越超脱心态、自然平和心态、向死而生心态。树立乐观信心心态，就是要对人生充满信心和勇气，把患病看成是人生的考验，是生活的暂时调整，对自己的身体和生活充满信心，勇敢地去面对各种人生的挑战。树立快乐愉悦心态，就是愉快地面对疾病，更多地看到生活的光明面，努力去感受生活的快乐和幸福。树立超越超脱心态就是要从现实利益和现实纠结中走出来，不被暂时的病痛所束缚，摆脱疾病的缠绕，去追求理想的生活目标。树立自然平和心态就是以自然、平常的事件来看待生病的问题，不夸大疾病对人的影响，也不忽视疾病的影响，以自然平和的态度和方式来处理各种疾病带来的问题，在态度和行为上不过，不及。树立向死而生的心态就是要超越人的生死，看到死亡是人生的必然归宿，每个人都无法摆脱，而且人的死亡并非坏事，而是走向一个更美好世界的环节，是摆脱现实痛苦烦恼的根本途径，人们应该自然、平和，甚至勇敢、愉快地面对死亡，走向死亡。而且这样对待死亡的话，人们反而可以更好地生活，许多疾病也可以得到更好地治疗和康复。

总之，疾病调养，养心为第一要义，如果不能将精神心理调养好，要保证健康、战胜疾病是不可能的。尤其是对一个身患严重疾病的人来说，更是如此。比如，对于癌症病人，其精神心理调养就是比治疗更为重要、更为关键的事情。根据作者的观察，癌症病人有很大一部分都是因为精神心理没有调养好而死亡的。其实，癌症作为医学的绝症，一旦被诊断确认，如果患者及其周围的人不能从癌症是绝症的认识中走出来，特别是患者对自己身患绝症的认定，就等于对自己的生命从思想上判了死刑，断了自己未来生活的希望和信心。俗话说，"人活一口气"，这口气就是对生活的信念、信心、希望和勇气，一个人没有了对生活的信念、信心、希望和勇气，他在精神上就已经被打垮，当然就难以继续生活下去，所以许多癌症患者在诊断出癌症后很快就走向了死亡。其实，对癌症患者来说，最重要的是要摆脱绝症意识，要相信自己、相信上天，特别是要相信自己身体的抗病治疗能力，相信上天对自己的护佑，相信自己不会被一个小小的肿瘤就夺去了性命；其次要相信医学，但不迷信医学，做适当治疗但不过度治疗，尤其是放疗、化疗等对身体会有较大不良反应的治疗更要谨慎做、少做甚至不做，要更相信人体自身的治疗和治愈作用，相信养生调养方法的调理、治疗和康复作用；再次，就是要加强精神心理的调养，特别是心态的调整，要放下心身，看到人都有一死，每个人的死亡都有其定数，不畏惧死亡、不畏惧癌症、不纠结于癌症，自然平和地面对死亡和癌症，按照固有的生活目标和方式照常生活。相信以这样的态度，癌症也会不战自溃。

二、起居调养

养病的起居调养主要是以下三个方面：

（一）保持健康的、一贯的、自然的生活起居方式

一是注意保持健康的生活起居方式，比如：选择良好的居住环境，安静、清洁、阳光充足，空气流通，气温适宜，居住房屋通风，空气清新，设施完备；有规律的作息，不超负荷工作、劳动、学习；

根据季节、气候变化安排衣物穿着；内容丰富多样的物质生活和精神生活；等等。二是注意不要轻易改变生活方式。一个人长期养成、保持的生活方式应该是最能适应他的身体特性的，也是更为健康的生活方式，不应轻易改变。因为这种改变很可能导致身体的不适应，即使适应也可能是一个较为漫长的过程，这个过程可能对身体导致伤害。在这一点上不要一味地求新、求科学、迷信专家说法，要更相信人体的自然本性。

（二）保持良好而充足的睡眠

充足的睡眠是养病的重要方面，不管是一般的感冒，还是其他慢性的疾病或严重的疾病，良好而充足的睡眠都是最好的治疗，而睡眠的不足则不仅影响身心的健康，还会导致疾病的加重。要有良好而充足的睡眠，一是要养成良好的睡眠习惯，特别是中老年患者、慢性病患者，良好的睡眠习惯尤为重要。睡眠习惯最好与自然的昼夜节律一致，日出而作，日入而息，早睡早起，适当午睡。二是注意精神情绪调整，保证睡眠质量。睡前不要去思想个人、家庭、单位、社会的烦恼事情，也不要为疾病和治疗的事情所缠绕，放下身心，安心入睡。三是对某些疾病导致难以入睡的情况可以适当服用安眠药，以促进睡眠。

（三）保持个人卫生

个人卫生不仅是身体保持健康的一个基本方面，而且也是其有一个好的社会形象，获得更多社会认同和尊重的重要因素。保持个人卫生首先是要每天洗脸、洗脚，注意身体清洁；二是定时洗澡，勤换衣物，尤其是夏天炎热，出汗多，更应注意；三是注意室内卫生，随时清洁家中和办公场所的用品。

三、饮食调养

养病的饮食调养应注意以下四个方面的问题：

第三十章 疾病调养

（一）坚固后天之本，保障基本营养需求

饮食为后天之本，在疾病调养中具有十分重要的地位，需要高度重视。养病中的饮食调养首先是坚固后天之本，保障基本的营养需求。因为疾病状态下整个身体状况不是十分理想，精神情绪、日常生活和饮食消化都可能受到影响，此时就更需要注意饮食调养，摄入足够的营养，许多时候即使不想吃东西也要努力吃、坚持吃，以保证身体的需要。如果不注意饮食，摄入营养不足，后天不固，加上疾病的折磨，人体健康无法保证，疾病则可能进一步蔓延发展，这对人体是十分不利的，尤其是长期慢性严重的疾病，更会导致严重的后果。

（二）注重营养搭配，保障特殊需求

疾病中的饮食调养除了在量上保证足够的营养之外，第二个方面就是要根据患者的特殊情况和疾病的特殊情况，注重营养的搭配，保障特殊的需求。注重营养搭配就是要注意多种营养物的搭配，各种谷物、肉类、蔬菜、水果、干果，尽量都有所摄入，保证各种营养的摄入。不能偏食、挑食。同时，也要注意特殊的营养需求，如某些疾病导致的特殊体质状况就需要从饮食上加以注意，如阴虚体质应注意从饮食上补血养阴；阳虚体质注意从饮食上温补阳气；某些特殊营养缺乏的人应注意特殊营养的补充，等等。

（三）饮食宜清淡，易消化，注重口味，刺激食欲

在疾病状态下，人体的各项机能总体上处于一个较为低下的状态，对饮食的消化能力也相对较差，所以饮食要选择清淡易消化的食物，比如谷物、水果、蔬菜等，外加少量蛋白质和脂肪，以更有效地获得各种营养，并保护好人体的消化能力。同时，为了更好摄入营养，还需要注重口味，以刺激食欲，让人能更多地吃进食物，以保证营养的供应。因为对人体来说，首先是要愉快地有效地进食，然后才谈得上消化吸收获得营养，所以通过对味道的调制，让人更

喜欢进食、更多进食、更有效进食是非常重要的。

（四）吃自然食物，不轻易改变饮食习惯

在疾病调养中的饮食应主要是自然食物，尽量不要吃人工食物，更不要以人工营养素作为主要的营养供应，以保证身体的正常饮食消化功能不受影响。另外对患者来说，疾病往往成为人们改变饮食习惯的重要因素，而且多半是由医生提议。但从养病的角度来说，这并不一定是好的做法，因为饮食习惯的改变很可能对长期养成的营养获得方式带来影响，也会对口味偏好和食物摄入量带来影响，产生不良后果。所以从养病的角度来说，最好不要轻易改变饮食习惯，最好保持平常的饮食习惯，以保证饮食活动的正常进行和营养的稳定获得，除非原有的饮食习惯确实影响到了身体健康和疾病的治疗。

四、药物调养

养病中的药物调养有以下四个方面的问题需要注意：

（一）确立药物调养的辅助地位

药物调养虽然在养病中具有重要的针对身体调养和疾病调理作用，但由于药物的偏性和对身体可能的负面影响，所以药物调养还是不宜作为养病的主要方法。其实，就养病的各种方法来说，对一般的人还是应将精神心理调养和日常生活调养作为更优先的选择，其次序应是精神情志调养第一，睡眠调养第二，饮食调养第三，起居运动调养第四，最后是药物调养、内炼调养等。

（二）药物调养宜温和、平和

养病的药物调养应以中药调养为主，少用最好不用西药。因为中药是自然药物，性质作用相对温和，人体经过长期在自然环境中生存，也更能接受和适应中药的作用，一般没有什么不良反应，不会带来严重的身体损伤和安全问题；西药则可能因其作用单一和人

第三十章　疾病调养

工制造而对人体导致伤害，或出现难以适应的问题。除非特别需要一般不用西药，即使用也要坚持慎用、少用的原则。

同时，养病所用药物应是性质作用温和、平和的药物。就药物性味来说，应是平性、温性、凉性、甘味、微辛、微酸、微苦、微咸的药物，避免使用大热、大寒、大苦、大酸、大辛、大咸的药物，也要避免大补、大泻、大汗、大攻作用的药物。

（三）药物调养在作用上应调理和补益结合

养病中的药物调养在药物作用上应调理和补益相结合，行气、活血、通络等疏理气机药物与益气、补血、生津等补益药物并用，方能取得较好的养病调理效果。药物调养尤其要避免盲目进补，特别是老年患者，体虚不受补，更应避免一味大补。许多患者久病体虚确实需要用补益之法进行调养，但过补可能导致弱不胜补，无法消受，甚至气机壅塞等。

（四）药物调养用药方式应注重安全

养病中的药物调养还需要注意用药方式的安全性，应选择安全的用药方式，不能只顾使用的方便和药效的快速。一般来说，用药方法的安全性以口服方法最为安全，因为口服通过消化道吸收，身体有一个选择和屏障的作用，且其作用发挥也有一个较长的过程，出现不良反应也有处理的时间；其次安全的是外用，药物外用是通过皮肤吸收进入身体发挥作用，这中间也有一个过程，且其作用部位也较为局限，有副作用也便于处理；安全性不是那么好的是针刺肌注，针刺肌注用药是通过将药物针刺注入肌肉，通过肌肉吸收，然后通过血液循环传递到全身发挥作用，其作用发挥也有一个过程，其出现毒副作用也有一定的处理时间，但因为药物已经进入身体，毒副作用的伤害已经形成，无法消除；安全性最差的是静脉输注，静脉输注是直接将药物输入或注入静脉血管，通过血液循环输送到全身组织器官发挥作用，其药效发生最快，但一旦出现毒副作用，能用于处理的时间也最短，如果出现严重的不良反应，往往来不及处理就已经导致身体伤害甚至死亡。所以在用药方式的选择上，应以口服方式为第一和常规选择，外用为第二选择，肌注和静脉输注为不得已情况下的选择，尤其是静脉输注最好不用。

五、运动调养

（一）运动调养的内容选择

对一个身患疾病的人来说，运动调养也常常是养病的一个重要方面，因为生命在于运动，要保持生命的活力，使人体各方面机能得到更好的训练和调整，以便更有效地实现治疗和康复的效果，就必须注意身体的运动。至于运动的内容，既可以采用一般的运动方式，也可以采用传统养生运动的方式。一般运动方式中，以散步、肢体运动、保健操、简易器械运动等为基本选择；传统养生运动则以导引、按摩最为典型，常用的有太极拳、八段锦、瑜伽以及各种肢体主动按摩和被动按摩等，同时也可以选择叩齿、咽津、提肛锻炼等方式。

（二）运动调养应注意的问题

首先，是要根据患者情况选择合适的运动方式。凡是有可能对身体导致损伤的运动方式都要避免，对疾病的治疗和康复会导致负面影响的运动方式也要避免，要选择适合患者又有助于身体保健和疾病治疗康复的运动方式。第二，不管是用什么方式进行运动调养，运动量都不能大，动作都不能过，切忌大运动量、动作过度的运动。这是因为身患疾病，正气本身就已经受到伤害，大运动量必然会导致元气进一步耗散，使身体更为虚弱，这对身体保健和治疗康复都是不利的。动作的过度会导致身体的损伤，特别是人为强迫达到某种状态，更是会导致伤害。所以养病中的运动调养运动量要保持在身体可以承受的范围，动作要保持在身体自然活动范围的状态，宁愿量小一点、时间长一点，也不要追求大运动量、大尺度动作的快速效果。第三，运动调养应注重全身运动，而不要只是局部运动。因为全身运动更能起到身体调理的整体效果，局部运动则只能作用于局部，所产生的效果也是有限的，甚至某些情况下还可能出现全身功能失调的情况，所以需要注意。

六、雅趣调养

（一）雅趣调养的内容选择

人是一种具有精神情感的社会性存在，身心健康的维持和疾病治疗的效果受到精神心理因素和社会因素的巨大影响，所以通过雅趣活动来调养身心，和谐社会关系，是养病的重要方面，必须加以高度的重视。患者的雅趣调养方法多种多样，包括阅读作品、音乐欣赏、宠物饲养、花草种植、观看影视、旅游观光、社交聚会、棋牌游戏、摄影收藏等。在这里，患者雅趣调养最重要的是要通过各种雅趣活动使身心得到愉悦、心情得到调整、情绪得到发泄、身体得到调理、气血得以疏通，从而起到健身祛病的效果。所以，对患者来说，强调选择具有正面积极性的雅趣活动方式和内容是非常重要的，阅读内容轻松愉快的作品，欣赏曲调明快欢乐的音乐，饲养能带来乐趣的宠物，种植赏心悦目的花草，观看知识性娱乐性影视，参与轻松休闲的旅行，与亲朋好友欢乐聚会，与棋友轻松对弈，参与快乐有趣的游戏，投入带来乐趣的摄影、收藏活动等。

（二）雅趣调养应注意的问题

虽然各种雅趣活动一般都有助于身心健康，但患者因为处于疾病状态，所以在进行雅趣调养时也应注意一些问题。第一，根据个人爱好选择雅趣活动。雅趣调养最重要的功效是使患者身心愉悦，所以选择的雅趣活动内容必须是患者喜欢的、有兴趣的，如果患者不喜欢，甚至厌恶，那就达不到好的效果，反而有负面影响。第二，选择对疾病治疗康复没有负面影响的雅趣活动。患者的雅趣调养虽然不是治病，但也是辅助疾病的治疗和康复，如果所进行的雅趣活动对疾病治疗康复有负面影响，显然就是不合适的。第三，避免过分的投入和大量的身体精神消耗。患者与健康人不同，总体是一种正气虚的状况，所以所进行的雅趣活动应是身心投入不大，消耗较少的活动，不要选择身体精神消耗较大的活动，要避免对活动的过分投入，更要避免对活动的如痴如醉的入迷，这对身心的调养是有害的。

七、内炼调养

（一）内炼调养的方法选择

内炼调养是最能体现中华养生传统的调养方法，所以养病运用内炼方法也具有特殊重要的意义，可以起到其他调养方法难以起到的特殊效果，甚至是意外的调养治疗效果。患者内炼调养可选择的方法很多，包括静坐、调息、站桩、导引、睡功、辟谷、内丹、禅定等，它们都可以起到某种程度上的调养和治疗效果。一般来说，普通的患者，都可以选择静坐、调息、站桩、导引、睡功等初级性的内炼功法，如社会上流行的太极拳、真气运行法、老氏静卧养生法、静功、调息功、站桩功等都可以作为选项。当功夫有了进一步的提升，基础也比较充实以后，则可以选择禅定功、辟谷功和内丹功。因为辟谷、禅定和内丹涉及更高深的义理和更复杂的技术，且更容易出现偏差，所以不宜作为普通患者的首选，否则很容易出现问题。

（二）患者内炼调养应注意的问题

内炼是一套更为复杂的身心调养方法，所以患者在运用内炼方法进行调养时必须注意一系列的问题，这些问题包括：第一，要选择合适的内炼方法。不同的内炼方法有不同的特性，所产生的作用也有所不同，同时每个人的身体特性不同，所患疾病的特性也不同，所以需要选择适合患者特殊情况尤其是特殊病情的内炼方法，方能取得理想的效果。第二，对内炼的原理与方法要有较好的认识和理解，不能道听途说、盲修瞎练。内炼包含特殊的原理和复杂的方法，必须对其机理有所把握，对技术方法有较好的掌握，方能产生好的效果，并避免负面问题的产生，所以认识和理解内炼的原理和方法是十分必要的。第三，顺其自然，循序渐进，不追求人为的治疗效果。内炼境界的提升和效果的显现有其自身的规律，不是人们主观追求所能达到的，所以运用内炼调养必须要调整好心态，要顺其自然、循序渐进，切不可刻意追求人为的治疗效果。如果过分追求治疗效果，人为导引经气运行，急功近利，很可能出现气不循经、气机逆乱，甚至走火入魔的严重问题。第四，应在专业老师指导下修炼。

第五节　疾病调养中值得注意的几个问题

一、克服养病和治病的科学迷信

在养病与治病中遵循科学的原理和方法是非常必要的，因为只有这样才符合身体与疾病的本性与规律，才能达到调养和治疗的真正效果。但人们需要明白的是，科学可以而且肯定可以产生调养和治疗的效果，但其效果也是有限的、一定的，并不是无限的、绝对的，以为医学养生科学可以达到绝对完美的效果，一切疾病和身体调养问题都可以完满解决的想法是幼稚的、错误的；这种想法是对医学和养生的迷信，而这种迷信不仅不能更好地解决疾病调养和治疗中的问题，反而会带来一系列其他的问题，包括对身体的折腾，过用各种药物和技术方法，导致对身体的损伤，引起新的医源性、药源性疾病，等等，严重者甚至因此丢掉性命。所以，破除对养生科学和医学科学的迷信，尤其是对其技术方法的迷信在养病中是非常重要的，不要成天只想到找到好的医生、好的养生专家、好的医院、好的养生机构、好的药物、好的养生方法，这只会害了自己；要相信自己的身体，相信命运的安排，安心调养和治疗，相信调养和治疗产生的有限效果的作用，能使自己战胜疾病，走向康复，这才是正确的养病态度和方法。

二、养病与治疗结合

养病不能代替治疗，养病主要是身心的调养，只能起到辅助治疗的作用，有些病可以通过养病痊愈，但还有些病必须通过适当的治疗才能痊愈。对于无法通过调养来痊愈的病，则需要在强调养病的同时不失时机地进行治疗，要将养病和治疗有机地结合起来，方能起到良好的健身治病效果。不过即使是需要治疗的疾病，仍然需要重视调养，对中老年慢性疾病更应坚持以下三个原则：

（一）养病为主，治病为辅

中老年慢性病多是因身体结构与机能衰退罹患的疾病，治疗和康复也不是一朝一夕的事情，更有一些疾病可能会伴随终生，这就决定了养病的重要性和根本性地位，治病反而只能作为次要的、治标的手段运用。由此也就需要始终把养病放在第一位，治疗放在第二位，养病为主，治病为辅。

（二）按需检查，适当治疗

要治疗就必然需要诊断，西医诊断更是离不开各种检查。适当的检查对于做出正确的诊断是必要的，但目前许多医院和医生存在过分依赖检查和热衷于检查的现象。殊不知过多的检查不仅是对人的折腾，也会导致人体的受损，特别是介入性的检查更是不可避免地会损伤身体。所以，除非必要，检查要少做，介入性的照光、拍片、CT、穿刺、活检等最好不做。

（三）谨慎治疗，保守治疗

即使是必要的治疗也要注意更多地采用谨慎的治疗方法和保守

的治疗方法。所谓谨慎治疗就是采用安全的、不存在风险的治疗方法进行治疗，不用或少用可能导致伤害和有较大不良反应的治疗方法。所谓保守治疗就是采用常用的、循序渐进的、有把握的方法进行治疗，不用新奇的、未曾用过、无把握、冒险的治疗方法。

三、传统养生与现代保健结合

养病和养生都是中国的传统，虽然它具有理论上的科学性和实践上的有效性，但我们也不得不承认，传统养生并非完美无缺，许多时候的效果也不是那么理想，而且它在理论和方法上也存在一系列的不足，而这些不足现代科学则可以在一定程度上加以弥补，而且在有些方面现代保健的理论和方法还比传统养生优越。所以，今天的养病需要将传统养生与现代保健结合起来，取长补短，以达到更好的养病效果。传统养生与现代保健的结合可以从以下两个方面进行：

第一，以传统养生的理论为根本，结合现代医学保健理论，更深入地认识和把握养病的各种问题，确立更科学、更合理、更具体、更有效的养病的思路和方法。比如现代医学的解剖学理论、生理学理论、遗传学理论、发育学理论、病理学理论、诊断学理论、治疗学理论、药物学理论，保健营养学理论、康复学理论、理疗学理论等都可以借鉴吸收，将其与传统养生学具有同一性的理论和方法借用过来，以充实、完善、补充、深化传统养病学的理论和方法，形成更为完整、科学、深入、系统的养病理论和方法，为各种养病问题的解决找到更好的思路、方法、途径、手段。

第二，以传统养生方法为主，吸收现代医学保健方法，并在传统养生理论的指导下加以改造转化运用，以充实传统养病的技术方法，以期达到更好的临床效果。比如现代医疗保健的预防保健方法、营养学方法、药物学方法、心理疗法、物理疗法、运动疗法、康复方法等等，都可以在传统养生理论与方法的框架下加以借鉴和运用，从而使养病方法更加多样化、科学化，更具有可操作性和有效性，以提高养病的效果。

四、根据个体特性进行调养

根据患者个体特性进行疾病调养主要是以下两个方面：

（一）根据个体的身体特性进行调养

个体身体特性主要包括：①体质的一般特性，如年龄、性别、胖瘦等；②体质的阴阳偏性，如阴阳盛衰、气血虚实、津液亏聚等；③生理喜好、饮食喜好、生活习惯等。养病时必须根据以上的各种身体特性来选择合适的有针对性的调养方法进行调养。

（二）根据个体的心理特性进行调养

个体心理特性主要包括：①知识水平，包括受教育程度、专业知识等；②情感特性，包括外向内向、敏感迟钝等；③价值观，反映为功利超脱或计较豁达等；④性格特性，表现为沉稳飘浮、认真粗疏、踏实浮躁、沉静活泼等。养病时需要考虑患者在以上各个方面的心理特性，并选择合适的精神调养方法进行调养。

五、根据疾病特性进行调养

根据患者所患疾病特性进行调养主要是从以下两个方面考虑：

（一）按照疾病的中医特性进行调养

按照中医特性进行调养就是要根据中医的理论和方法，分辨出疾病表现的阴阳、表里、寒热、虚实，以及其在形气神、性命、五脏六腑、十二正经、奇经八脉等所表现的证候特性，按照辨证论治的方法处方用药，进行调养。在这里，根本的是要根据中医理论和方法，辨证施治，处方用药，体现中医的本色。

第三十章 疾病调养

（二）按照疾病的西医特性进行调养

按照西医特性进行调养就是要根据西医的理论和方法，诊断病症，分析病情，找出病因，确定治疗和调养。在这里，主要是借用西医诊断方法，确定患者所患疾病，并从西医了解疾病的病因、病理及治疗、康复的方法。养病时参考西医的病理诊断，借鉴西医的治疗和康复方法，制定完备的养病方案，以期有更好的效果。

主要参考文献

传统文献：

1. 上海书店出版社. 道藏 [M]. 北京：文物出版社. 1988.
2. 胡道静. 藏外道书 [M]. 成都：巴蜀书社. 1994.
3. 道书全集 [M]. 北京：中国书店. 1990.
4. 上海古籍出版社. 十三经注疏 [M]. 上海：上海古籍出版社. 1997.
5. 二十二子 [M]. 缩印浙江书局汇刻本. 上海：上海古籍出版社. 1986.
6. 钱超尘. 中华养生经典：食疗本草 [M]. 孟诜, 张鼎, 撰. 北京：中华书局. 2011.
7. 张介宾. 类经 [M]. 人民卫生出版社. 1980.
8. 伍冲虚, 柳华阳. 伍柳仙宗 [M]. 郑州：河南人民出版社. 1987.
9. 陈直. 寿亲养老新书 [M]. 邹铉, 增续. 张成博, 点校. 天津：天津科学技术出版社. 2003.
10. 高濂. 遵生八笺 [M]. 兰州：甘肃文化出版社. 2004.
11. 张介宾. 景岳全书 [M]. 北京：中国中医药出版社. 1994.
12. 徐春甫. 古今医统大全 [M]. 崔仲平, 王耀廷, 主校. 北京：人民卫生出版社. 1991.
13. 李时珍. 李时珍医学全书 [M]. 夏魁周, 校注. 北京：中国中医药出版社. 1996.
14. 尤乘. 寿世青编 [M]. 杨柳竹, 宁越峰, 注释. 朱德礼, 校译. 赤峰：内蒙古科学技术出版社. 2002.
15. 袁开昌. 养生三要 [M]. 杨柳竹, 宁越峰, 注释. 白恒慧, 校译. 赤峰：内蒙古科学技术出版社. 2002.
16. 曹庭栋. 老老恒言 [M]. 杨柏柳, 尚桂枝, 注释. 白恒慧, 校译. 赤峰：

内蒙古科学技术出版社．2002.

17. 丹波康赖．医心方 [M]．上海：上海科学技术出版社．1998.

18. 许浚．东医宝鉴校释 [M]．高光震，校释．北京：人民卫生出版社．2001.

19. 操达志．中国养生经典 [M]．上海：上海科学技术文献出版社．2006.

20. 陈克炯，等．养生四书 [M]．武汉：崇文书局．2010.

21. 陈耀庭，李子微，刘伸宇．道家养生术 [M]．上海：复旦大学出版社．1992.

22. 张三丰．张三丰全集 [M]．方春阳，点校．杭州：浙江古籍出版社．1990.

23. 黄侃．黄侃手批白文十三经 [M]．上海：上海古籍出版社．1983.

24. 高雅峰，韩锡铎．道藏男女性命双修秘功 [M]．沈阳：辽宁古籍出版社．1994.

25. 樊友平，等．中华性学观止：中华性医学珍籍集成 [M]．广州：广东人民出版社．1997.

26. 黄龙祥．针灸名著集成 [M]．北京：华夏出版社．1996.

27. 黄龙祥．中国针灸史图鉴 [M]．青岛：青岛出版社．2003.

28. 黄自立．中医古籍医论荟萃 [M]．汕头：汕头大学出版社．2003.

29. 李长福，李慧雁．孙思邈养生全书 [M]．北京：社会科学文献出版社．2003.

30. 李零．中国方术概观：导引行气卷 [M]．北京：人民中国出版社．1993.

31. 胡文焕．寿养丛书全集 [M]．李经纬，点校．北京：中国中医药出版社．1997.

32. 守一子．道藏精华录 [M]．杭州：浙江古籍出版社．1989.

33. 宋书功．摄生总要与双修要集 [M]．海口：海南国际新闻出版中心．1995.

34. 宋书功．中国古代房室养生集要 [M]．北京：中国医药科技出版社．1991.

35. 王敬，程东旗，邱金麟．中国古代秘传气功 [M]．北京：北京科学技术出版社．2001.

36. 王明．新编诸子集成：抱朴子内篇校释：增订本 [M]．北京：中华书局．2018.

37. 李道纯．道教五派丹法精选 [M]．北京：中医古籍出版社．1989.

38. 王庆其．国医养生名篇鉴赏辞典 [M]．上海：上海辞书出版社．2013.

39. 汪茂和．中国养生宝典：第 2 版 [M]．北京：中国医药科技出版社．1998.

40. 席春生．中国传统道家养生文化经典 [M]．北京：宗教文化出版社．2004.

41. 徐兆仁．东方修道文库 [M]．北京：中国人民大学出版社．1990.

42. 张伟英．养性门 [M]．大连：大连出版社．1988.

今人著述：

1. 蔡东联. 实用营养师手册 [M]. 北京：人民卫生出版社. 2009.
2. 王志远. 道教气功百问 [M]. 台北：佛光出版社. 1992.
3. 陈鼓应. 庄子今注今译 [M]. 北京：中华书局. 1983.
4. 陈禾塬. 丹道修炼与养生学：武当丹道延寿图说 [M]. 北京：社会科学文献出版社. 2007.
5. 陈撄宁. 道教与养生 [M]. 北京：华文出版社. 1989.
6. 丁常春. 道教性命学概论 [M]. 北京：社会科学文献出版社. 2013.
7. 丁继华，等. 中国传统养生珍典 [M]. 北京：人民体育出版社. 1999.
8. 范晓清. 实用中医养生手册 [M]. 闫硕，编写. 北京：中国华侨出版社. 2006.
9. 盖建民. 道教医学 [M]. 北京：宗教文化出版社. 2001.
10. 盖建民，何振中. 道教医学精义 [M]. 詹石窗，郭汉文，主编. 北京：宗教文化出版社. 2014.
11. 盖建民. 道在养生高峰论坛暨道教研究学术前沿国际会议论文集：第四届中国（成都）道教文化节 [G]. 成都：巴蜀书社. 2015.
12. 高学敏，钟赣生. 中药学：第 2 版 [M]. 北京：人民卫生出版社. 2019.
13. 戈国龙. 道教内丹学探微 [M]. 成都：巴蜀书社. 2001.
14. 龚鹏程. 道教新论 [M]. 北京：北京大学出版社. 2009.
15. 郝勤. 龙虎丹道：道教内丹术 [M]. 成都：四川人民出版社. 1994.
16. 郝勤，杨光文. 道在养生：道教长寿术 [M]. 成都：四川人民出版社. 1994.
17. 洪丕谟. 中国古代养生术 [M]. 上海：上海三联书店. 2008.
18. 胡春申. 中华气功学 [M]. 成都：四川大学出版社. 1991.
19. 胡孚琛. 中华道教大辞典 [M]. 北京：中国社会科学出版社. 1995.
20. 胡孚琛. 魏晋神仙道教：《抱朴子内篇》研究 [M]. 北京：人民出版社. 1989.
21. 胡孚琛. 道教与丹道 [M]. 北京：中央编译出版社. 2008.
22. 胡孚琛. 丹道法诀十二讲：修订版 [M]. 北京：社会科学文献出版社. 2018.
23. 胡孚琛，吕锡琛. 道学通论：道家·道教·丹道 [M]. 北京：社会科学文献出版社. 2004.

24. 胡海牙，武国忠. 中华仙学养生全书 [M]. 北京：华夏出版社.2014.

25. 黄公伟. 道教与修道秘义指要 [M]. 台北：新文丰出版公司.1982.

26. 黄健，朱慧勤. 简明气功辞典 [M]. 上海：上海科学技术出版社.2000.

27. 黄建平. 中医学方法论 [M]. 湖南：湖南科学技术出版社.2003.

28. 黄信阳. 修道养生真诀 [M]. 北京：北京师范大学出版社.1993.

29. 黄永锋. 道教服食技术研究 [M]. 北京：东方出版社.2008.

30. 黄兆胜. 中华养生药膳大全 [M]. 广州：广东旅游出版社.2005.

31. 霍克功. 内丹解码：李西月西派内丹学研究 [M]. 北京：人民出版社.2008.

32. 姜生，汤伟侠. 中国道教科学技术史：汉魏两晋卷 [M]. 北京：科学出版社.2002.

33. 姜生，汤伟侠. 中国道教科学技术史：南北朝隋唐五代卷 [M]. 北京：科学出版社.2010.

34. 金正耀. 道教与科学 [M]. 北京：中国社会科学出版社.1991.

35. 蒋维乔. 因是子静坐养生法 [M]. 北京：中国长安出版社.2009.

36. 李崇高. 道教与科学 [M]. 北京：宗教文化出版社.2008.

37. 李任先. 中医理论研究与临床实践大系：中医预防医学 [M]. 广东：广东科技出版社.2002.

38. 李养正. 道教义理综论 [M]. 北京：宗教文化出版社.2009.

39. 李远国. 道教气功养生学 [M]. 四川：四川省社会科学院.1988.

40. 李远国. 中国道教气功养生大全 [M]. 四川：四川辞书出版社，1991.

41. 李远国. 中华传统养生丛书：气功精华集 [M]. 成都：巴蜀书社.1989.

42. 李聪甫. 传统老年医学 [M]. 长沙：湖南科学技术出版社.1986.

43. 林乾良，刘正才. 养生寿老集 [M]. 上海：上海科学技术出版社.1983.

44. 刘长林. 中国象科学观：易、道与兵、医 [M]. 北京：社会科学文献出版社.2007.

45. 刘长林，滕守尧. 易学与养生 [M]. 沈阳：沈阳出版社.1997.

46. 刘宁. 刘一明修道思想 [M]. 成都：巴蜀书社.2001.

47. 刘天君. 中医气功学 [M]. 北京：中国中医药出版社.2012.

48. 刘亚光. 现代自然科学与中医理论 [M]. 福州：福建科学技术出版社.1983.

49. 马建辉，闻德亮. 医学导论：第4版 [M]. 北京：人民卫生出版社.2013.

50. 马济人. 中国气功学 [M]. 西安：陕西科学技术出版社 .1988.

51. 马晓年. 现代性医学：第 2 版 [M]. 北京：人民军医出版社 .2004.

52. 毛德西. 老中医话说中药养生 [M]. 北京：华夏出版社 .2009.

53. 毛嘉陵. 第三只眼看中医 [M]. 北京：北京科学技术出版社 .2007.

54. 南怀瑾. 南怀瑾著作珍藏本：第 4 卷 [M]. 上海：复旦大学出版社 .2000.

55. 区结成. 当中医遇上西医：历史与省思 [M]. 北京：三联书店 .2005.

56. 千舒. 佛教养生秘笈 [M]. 北京：中国物资出版社 .2008.

57. 钱明. 健康心理学：第 2 版：本科心理 [M]. 北京：人民卫生出版社 .2013.

58. 钱学森，等. 创建人体科学：1[M]. 成都：四川教育出版社 .1989.

59. 邱鸿钟. 医学哲学探微 [M]. 广州：广东人民出版社 .2006.

60. 任修瑾. 佛教养生之道 [M]. 兰州：甘肃文化出版社 .2006.

61. 施达郎. 道教内丹养生学概论 [M]. 香港：香港道教学院 .1992.

62. 施俊. 中国传统养生学 [M]. 武汉：湖北科学技术出版社 .2008.

63. 唐云. 走进中医：对生命和疾病的全新探索 [M]. 桂林：广西师范大学出版社 .2004.

64. 田诚阳. 中华道家修炼学 [M]. 北京：宗教文化出版社 .1999.

65. 田诚阳. 仙学详述 [M]. 北京：宗教文化出版社 .1999.

66. 万籁声. 武术汇宗 [M]. 北京：中国书店 .1984.

67. 王沐. 内丹养身功法指要 [M]. 北京：东方出版社 .2008.

68. 成都中医学院，王米渠. 中医心理学 [M]. 天津：天津科学技术出版社 .1985.

69. 李德新. 中医基础理论 [M]. 北京：人民卫生出版社 .2001.

70. 王旭东. 中医养生康复学 [M]. 北京：中国中医药出版社 .2004.

71. 吴邦惠. 人体科学导论 [M]. 成都：四川大学出版社 .1998.

72. 萧劲生. 中华养生保健辞海：图文版 [M]. 北京：中国文史出版社 .2003.

73. 萧天石. 道家养生学概要 [M]. 台湾：自由出版社 .1983.

74. 颜德馨，夏翔. 中华养生大全 [M]. 上海：上海科学技术出版社 .2001.

75. 杨力. 周易与中医学：第 3 版 [M]. 北京：北京科学技术出版社 .2003.

76. 杨玉辉. 人体科学研究 [M]. 北京：科学技术文献出版社；重庆分社 .1990.

77. 杨玉辉. 揭开大脑和意识的奥秘：脑的工作原理与意识的脑机制 [M]. 重庆：西南大学出版社 .1996.

78. 杨玉辉. 道教人学研究 [M]. 北京：人民出版社 .2004.

79. 杨玉辉. 道教养生学 [M]. 北京：宗教文化出版社 .2006.

80. 杨玉辉. 道家人格研究 [M]. 成都：巴蜀书社 .2010.

81. 杨玉辉. 现代科学技术哲学 [M]. 北京：人民出版社 .2010.

82. 杨玉辉. 中华养生学 [M]. 重庆：重庆出版社 .2011.

83. 杨玉辉. 道教管理学 [M]. 北京：宗教文化出版社 .2017.

84. 玉昆子. 道家内丹修炼秘笈 [M]. 北京：华夏出版社 .2007.

85. 袁志鸿. 凝眸云水 [M]. 北京：中国青年出版社 .2014.

86. 萧天石. 道海玄微 [M]. 台湾：自由出版社 .1980.

87. 莘夷. 房室养生 [M]. 南宁：广西民族出版社 .1997.

88. 熊春锦. 道医学 [M]. 北京：团结出版社 .2009.

89. 薛公忱. 儒道佛与中医药学 [M]. 北京：中国书店 .2002.

90. 詹石窗. 道教科技与文化养生 [M]. 北京：科学出版社 .2004.

91. 詹石窗. 道教与中国养生智慧 [M]. 北京：东方出版社 .2007.

92. 张超中.《黄帝内经》的原创之思 [M]. 北京：中国医药科技出版社 .2013.

93. 张其成. 中医哲学基础 [M]. 程伟，李其忠，副主编. 北京：中国中医药出版社 .2004.

94. 张效霞. 无知与偏见：中医存废百年之争 [M]. 济南：山东科学技术出版社 .2007.

95. 张效霞. 脏腑真原 [M]. 北京：华夏出版社 .2010.

96. 张兴发. 道教内丹修炼 [M]. 北京：宗教文化出版社 .2003.

97. 张绪通. 道的养生学：科学的内动力 [M]. 雷家端，译. 四川：四川大学出版社 .1995.

98. 张学梓，钱秋海，等. 中医养生学 [M]. 北京：中国医药科技出版社 .2002.

99. 张义尚. 中医薪传 [M]. 北京：社会科学文献出版社 .2012.

100. 张义尚. 禅密薪传 [M]. 北京：社会科学文献出版社 .2012.

101. 张义尚. 丹道薪传 [M]. 北京：社会科学文献出版社 .2012.

102. 赵国求，王平. 中医基础理论现代科学基础初探 [M]. 北京：科学出版社 .2005.

103. 中国道教协会,苏州道教协会. 道教大辞典 [M]. 北京:华夏出版社 .1994.

104. 中国中医药报社. 哲眼看中医：21世纪中医药科学问题专家访谈录 [M]. 北京：北京科学技术出版社.2005.

105. 周际明. 养生学新编 [M]. 上海：东华大学出版社.2006.

106. 朱启星，杨永坚. 预防保健学 [M]. 合肥：安徽大学出版社.2002.

107. 祝守明. 道医概说 [M]. 北京：中医古籍出版社.2009.

108. 祝亚平. 道家文化与科学 [M]. 北京：中国科学技术出版社.1995.

109. 乔兰德. 健全的人格 [M]. 许金声，莫文彬，译. 北京：北京大学出版社.1989.

110. 沃林斯基. 健康社会学 [M]. 孙牧虹，译. 北京：社会科学文献出版社.1999.

111. L RICE P. 健康心理学 [M]. 胡佩诚，译. 北京：中国轻工业出版社.2000.

附录：

建立独立养学学科，发展全新调养产业

摘　要： 解决人民健康问题不仅需要医更需要养，要发挥好养的作用就必须建立独立养学学科，发展全新调养产业。养学学科包括养生学、养老学、养病学，是一个与医学平行的学科门类。调养产业就是基于养学学科的养生养老养病产业。调养产业具有丰富的内容，是一个与医疗产业平行的庞大产业体系，是现代健康产业的重要组成部分。调养产业必须依赖养学学科的学术文化教育支撑才能建立发展。建立养学学科发展调养产业具有重大的科学技术、产业经济、健康事业、文化软实力等方面的意义和价值。建立养学学科、发展调养产业需要从政策法律、研究研发、人才教育、社会规范等方面采取措施加以推动。

关键词： 健康问题；养学学科；调养产业；内容；学术文化教育支撑；意义价值；措施办法

养生是中华文化的重要内容，也是最具当代现实运用价值的内容。健康中国建设不仅需要医疗，更需要养生。所以基于传统养生理论和方法建立养生学，以养生学为基础建立养老学、养病学，形成完整的养学学科体系，以此推动包括养生养老养病产业在内的调养产业的建立和发展，这对于健康中国建设及当代中国学术教育发展具有十分重要的意义和价值。本文拟就建立发展全新养学学科与调养产业的几个问题进行简要的讨论，希望能引起社会各界的重视和参与，共同来推进这一伟大的事业。不当之处，敬请批评。

养生学

一、导言：解决人民健康和幸福生活追求问题不仅需要医更需要养

1. 由疾病走向健康：当前解决人民健康问题的根本转变

2016年中共中央国务院发布《2030健康中国规划纲要》；2019年国务院印发《国务院关于实施健康中国行动的意见》；2019年国家卫生健康委员会制定，国务院发布《健康中国行动（2019—2030年）》，这一系列重头文件的宗旨就是强调解决人民的健康问题要从以疾病为中心转向以健康为中心。

以疾病为中心显示的是将人的健康问题看成是单纯的疾病问题，疾病问题解决好了，人体就健康了，一切围绕疾病解决问题；而医疗又是解决疾病问题的主要路径，甚至是唯一的路径。

以健康为中心则是将人的健康问题看成是整个人的身心和生活健康的问题，疾病只是健康问题的一个部分，虽然它是最现实重要的部分，但是解决人的健康问题是一个全面维护提升身心健康和生活品质的问题，远不只是一个疾病的治疗康复问题。

因应这种转变，就需要强调身心健康和生活健康的重要性，需要走出将医疗作为解决人民健康问题的主要路径，甚至是唯一路径的狭隘观念；要把身心的健康、疾病的防治、生活内容的充实、生活品质的提升、生活的健康快乐幸福等身心和生活的完整表现作为人的健康的根本指标，并采用包括养生和医疗等各种方法来更好地解决人民群众的各种健康问题。

2. 医疗在解决人民健康问题上的作用及其局限性

一方面，医疗通过其药物、手术等防治方法，对疾病的病因、病症的消除具有有效的作用，因而对于保障人民的身体健康可以发挥重要的作用。

另一方面,医疗所用的药物、手术等方法又可能对人体的健康产生不良反应,损伤人体的健康;且医疗的效果是有限的,不少的疾病医疗效果并不理想,特别是老年性的一系列疾病医疗并不能达到根本治愈的作用。同时,今天的医疗基本上只能针对身体的疾病,精神心理的健康问题是无法解决的。以上这些显示出医疗明显的局限性。

3. 养生对解决人民的健康和幸福生活追求问题具有更重要作用

就人民群众的健康问题特别是幸福生活追求问题的解决方法来说,除了医疗还有养生,而且养生对健康问题特别是幸福生活追求问题的解决比医疗更有意义:

第一,养生的全身心调养能更好地维护和提升人的身心健康水平,更好地预防和消除疾病。

第二,养生的生活调养能更好地提升人的生活品质,更能使人走向健康快乐幸福的生活。

第三,养生对老年人的身心调养对养老具有比医疗更重要的意义和价值,更能促进老年人的身心健康和生活品质提升。

第四,养生对病人的身心调养能更好地提升病人的整体健康水平,能更好地促进治疗和康复。而单纯治疗则难以达到理想的效果,所以才有"三分治七分养"的说法。

4. 健康中国建设必须医养一体、医养结合、医养互补

正因为医疗与养生在人民健康问题解决上都具有重要的不可取代的作用,所以健康中国建设,解决人民的健康问题,应该医养一体、医养结合、医养互补。这应该是未来中国健康事业产业的基本格局。养生虽然是中国传统,但它在理论和方法上的科学合理性和有效性也使它具有普世的独特价值,相信未来世界的健康事业产业的基本格局也将是如此。

5. 当前健康中国建设面临的最大问题是养生未建立起独立

正规产业,养生的作用难以发挥

今天虽然人们对养生的意义价值有所认识,但如何发挥其作用认识不清。

现有养生作用发挥的渠道主要是中医、佛道文化和心理调适,但发挥作用十分有限。就产业而言,除了少量中医养生服务属于体制化提供外,其他养生服务提供很少,且处于民间、江湖的缺乏科学专业规范的状态。现有以养老院为代表的养老产业主要基于医疗和护理,不完整、局限,缺乏真正体现养老宗旨的完整系统性。而养病产业则基本没有,缺如。

现有养生养老养病产业存在的最大问题是医养不分,将养置于中医和医疗范畴,养生养老养病产业难以独立发展。

同时,现有养生养老养病产业缺乏应有的独立学科的学术文化教育支撑,缺乏深入系统的科学研究,专业人才无从培养,项目产品难以科学研发,知识无法普及,社会服务体系无法建立。

基于上述原因,传统养生资源无法深入发掘运用,社会养生养老养病产业无法独立发展,养生在健康中国建设中的应有作用也无法发挥。

6.发挥养生的作用必须建立独立养学学科,发展全新调养产业

第一,发挥养生在健康中国建设中的作用,发展养生养老养病产业,必须按照现代社会的产业逻辑及要求来进行。

第二,健康中国建设解决民众的养生养老养病问题及发展养生养老养病产业问题,必须将养生和医疗区分,在医疗之外来系统思考和解决,且应该从跨学科、跨领域、跨部门的角度来加以思考和解决。

第三,发展养生养老养病产业必须基于养学学科而不是医学学科的学术文化教育支撑。所以建立独立养学学科,发展全新调养产

业,是解决民众养生养老养病问题的根本途径,也是养生养老养病产业健康发展的不二法门,更应是健康中国建设的应有之义。

二、当代社会的养:养生养老养病

养学就是研究养也就是人的身心调养与生活调养的学问。就当代社会而言,养的内容主要是养生、养老和养病,所以这里就先对养生、养老和养病的概念做一个说明,然后再讨论养学学科和调养产业的有关问题。

(一)养生

1. 何谓养生?

养生,即调养身心与生活,它是以提升人的生活品质,使人生活得健康快乐幸福的身心与生活调养活动。

2. 养生与医疗的区别

医疗是着眼于解决人体疾病问题的活动。与疾病相关的预防、诊断、治疗、康复都属于医疗的范畴。

养生是着眼于人的健康品质和生活品质提升的身心与生活调养活动。

(二)养老

1. 何谓养老?

养老即老人身心和生活的颐养、调养、养护,其宗旨是让老人生活健康快乐幸福。

2. 养老不仅是老年疾病的医疗

养老涉及老年生活的方方面面,而不仅仅是老年疾病的预防、治疗和康复,也不仅仅是老年身体和生活的照顾。

当代养老服务体系应以养生为主要内容,以医疗和护理为基本保障。

（三）养病

1. 何谓养病？

养病，也叫疾病调养，即对病人的身心调养和生活调养，它是针对患者罹患疾病的特殊情况运用各种调养方法所进行的身心调养和生活调养。

2. 养病与治病的区别

第一，养病的对象是整个人体，治病则更倾向于局部的疾病病症。

第二，养病的目的是维持和提升整个人体的健康水平，扶正以祛邪；治病的目的则是消除病因，治愈疾病，祛邪以护正。

第三，养病的基本方法是扶正为主，祛邪为辅，而治病的基本方法则是针对疾病病因与病症，祛邪扶正，往往是祛邪为主，扶正为辅，甚至是只有祛邪，没有扶正。

第四，养病一般采用多种方法并用的综合方法，治病则可能更倾向采用单一或少数的针对病因和病症的方法。

第五，养病多强调在正常生活状态下进行调理，治病则多是在特定状态下进行。

三、养学学科及其学科内容

近年来，随着人们对健康养生及康养产业的重视，一门全新的学科门类呼之欲出，这就是养学学科。那么什么是养学学科呢？其学科构成和内容又是什么呢？以下我们就来做一个简单的说明。

（一）养学与养学学科

1. 什么是养学和养学学科

一般来说，养学是关于人体的身心和生活调养的学问。从这个角度来说，养学就是中国传统养生养老养病的学说和理论的统称。根据现代学术，养学可以定义为：全面系统地研究阐释人体身心和生活调养的理论与方法的系统理论。基于这一立场，养学则是养生学、养老学和养病学的统称。

一般情况下，养学与养学学科是同一范畴的概念，但在内涵上也有区别，养学偏重于学理，主要是一种理论学问，而养学学科则还包括社会的研究教育的体制内容。所以我们将养学学科界定为：全面系统地研究阐释人体的身心调养和生活调养的理论和方法，并进行专业养学教育的学科。

事实上，当代社会的学科不仅仅是一种学问分类，它更是一种学术研究和教育培养的社会体制。所以养学学科作为一种新的学科门类，可以看作是养学的社会体制落实。作为当代社会学科的养学学科的要素包括：社会教育部门特别是大学的养学专业的设置，及系统的养学专业人才教育培养体系的建立；社会养学科学理论与技术方法研究开发机构的建立及其研究开发成果的社会认可；养学知识与技能推广机构的建立及系统的养学知识和产品推广的社会认可；基于养学学科理论与方法的社会调养产业行业的确立及产业行业服务规范的建立与完善。事实上，只有养学学科能为社会调养产业的建立及健康发展提供根本和主要的学术文化教育支撑；而现有的医学学科不管是中医还是西医都是无法承担调养产业学术文化教育的完整支撑作用的。

2. 养学学科的基本构成

基于当代社会的养主要是养生、养老和养病，所以养学学科也主要由研究这三个领域的分支学科构成，这就是养生学、养老学和养病学。由于养老学和养病学又都是基于养生学来建立，所以养生学在整个养学学科中具有基础性核心性地位，因而也可以把养学学科看作大养生学科。未来的养学学科将是一个与医学学科平行的大学科体系或门类。如果按照现代的学科命名的话，养学学科可以称之为健康学科，或小健康学科，对应于包含医学在内的大健康学科。

(二)养生学

1. 什么是养生学?

养生学是关于养生的原理和方法的系统理论,即有关人体如何通过身心和生活调养以维持和提升健康水平,充实生活内容,提升生活品质,使人生活得更加健康快乐幸福的原理和方法的系统理论。从现代的角度来看,养生学实际上是具有中国科学与文化特色的健康学,更准确地说,是健康生活学。

2. 养生学的体系结构与内容

今天的养生学已经确立起包括哲学方法理论、养生基础理论、养生原理理论、养生方法理论及养生学社会运用阐释五个层次的完整理论体系。其中:

哲学方法理论包括:道的学说、阴阳学说、五行学说、整体观学说等。

养生基础理论包括:形气神与性命理论、脏腑理论、经络理论、人天一体与人我一体理论等。

养生原理理论包括:协调阴阳理论、道法自然理论、形气神并养理论、性命双修理论、调理脏腑理论、疏通经络理论、通达顺畅理论、虚静无为理论、后天返先天理论、和顺自然理论、人我和同理论、平和中道理论等。

养生方法理论包括:饮食调养方法理论、药物调养方法理论、精神情志调养方法理论、居处调养方法理论、四季调养方法理论、睡眠调养方法理论、运动调养方法理论、按摩调养方法理论、针灸调养方法理论、导引调养方法理论、房中调养方法理论、内炼调养方法理论、雅趣调养方法理论等。

养生学社会运用阐释包括:基于养生学的当代社会养生产业体系与养生服务体系、居家养生服务、社区养生服务、全科和专科养生院养生服务、养生学院及其研究与教育、养生科学与文化的社会传播推广、社会养生慈善公益事业、健康诊断与养效判定、养生的一般步骤和程序等。

可以看出，养生学具有完全不同于中医学和现代医学的自身独立的完整体系。

（三）养老学

1. 什么是养老学？

所谓养老学，即全面系统地研究老人身心与生活调养、颐养，以使老人生活健康快乐幸福的系统理论。

养老学的宗旨不仅仅是让老年人活着或健康地活着，而是健康快乐幸福地活着，可见养老学就是具有中国科学与文化特色的老人健康学，或老人健康生活学。很显然，就现代社会养老服务体系的内容来说，包括了养生、医疗和护理三个基本方面，并且是一个以养生为主要内容，以医疗和护理为基本保障的完整体系。所以当代养老学也应该是一个以阐释老年养生问题为主要内容，及一般情况下老年疾病问题处理和老年生活护理问题解决为基本内容的完整体系。

2. 养老学的体系结构与内容

根据作者的研究考察，养老学结构与内容大致如下：

绪论 养老学概说

（1）当代社会严峻的养老问题及其解决之道

（2）养老学：具有中国科学与文化特色的老人健康学

（3）养老学科：全面系统地研究和解决当代社会养老问题的学科

（4）建立独立养老学科，推动养老产业行业健康发展

上篇 理论方法篇

（1）老人生活的基本需要

（2）养老的宗旨、基本原则与基本内容

（3）养老的基本原理

（4）养老的基本方法

（5）老人一般生活护理

（6）老人的身体调养

（7）老人的精神心理调养

（8）老人的社会生活调养

（9）老人疾病的医疗保障

（10）老人疾病的调养

（11）老人的临终关怀

下篇 社会运用篇

（1）基于养老学的养老产业体系与服务体系

（2）居家养老服务

（3）社区养老服务

（4）全科和专科养老院养老服务

（5）社会资源及其养老运用

（6）养老学院及其研究与教育

（7）养老科学与文化的社会传播推广

（8）社会养老慈善公益事业

（9）老人的健康诊断与养效判定

（四）养病学

1. 何谓养病学

所谓养病学，即全面系统地研究病人的身心与生活调养，以提升病人的生活质量，促进疾病的治疗康复，使病人生活得健康快乐幸福的系统理论。

养病学的宗旨不是辅助医疗、治疗疾病，而是让病人通过身心和生活调养，更健康快乐幸福地生活，可见养病学就是具有中国科学与文化特色的病人健康学，或病人健康生活学。很明显，养病是病人的身心和生活调养，或者说病人的养生，而考虑到是病人调养的特殊性，所以就现代社会养病服务体系的内容来说，必然包括了养生、医疗和护理三个基本方面，也必然是一个以养生为主要内容，以医疗和护理为基本保障的完整体系。所以当代养病学也应该是一个以阐释病人养生为主要内容，及养病中需要的医疗问题处理和病人生活护理问题解决为基本内容的完整体系。

2. 养病学的体系结构

根据作者的研究考察，养病学结构与内容大致如下：

绪论 养病学概说

（1）养病及其重要价值

（2）养病学：具有中国科学与文化特色的病人健康学

（3）养病学科：全面系统地研究和解决当代社会养病问题的学科

（4）建立独立养病学科，推动养病产业行业健康发展

第一篇 理论方法篇

（1）病人生活的基本需要

（2）养病的宗旨、基本原则与基本内容

（3）养病的基本原理

（4）养病的基本方法

（5）病人的一般生活护理

（6）病人的身体调养

（7）病人的精神心理调养

（8）病人的社会生活调养

（9）病人疾病的医疗保障

第二篇 社会运用篇

（1）基于养病学的当代社会养病产业体系与养病服务体系

（2）居家养病服务

（3）社区养病服务

（4）全科和专科养病院养病服务

（5）社会资源及其养病运用

（6）养病学院及其研究与教育

（7）养病科学与文化的社会传播推广

（8）社会养病慈善公益事业

（9）病人的健康诊断与养效判定

（10）养病的一般步骤和程序

第三篇 临床运用篇

（1）心血管疾病的调养

（2）呼吸道疾病的调养

（3）肝胆疾病的调养

（4）消化道疾病的调养

（5）泌尿系统疾病的调养

（6）生殖系统疾病的调养

（7）肿瘤的调养

（8）运动系统疾病的调养

（9）糖尿病的调养

（10）神经系统疾病的调养

（11）内分泌系统疾病的调养

四、基于养学学科的调养产业内容

当代社会的各行各业，其建立和发展都需要依托学科的学术文化教育支撑，并形成包括学术文化研究推广、专业人才教育培养、实物和服务产品研发、实物和服务产品生产、社会专业服务在内的全产业链，形成成熟健康的产业形态。调养产业也是如此，也必须如此！

很明显，调养产业也可以称为养学产业，正如现代医疗产业也是医学产业一样。基于养学学科的当代调养产业包括养生产业、养老产业和养病产业，其全产业链的具体内容如下：

附录：建立独立养学学科，发展全新调养产业

（一）基于养生学的养生产业内容

从养生学的角度来看，养生产业内容丰富多彩，主要包括以下一系列内容：

1. 养生学术文化教育产业：即进行养生学术理论研究、技术开发、教育培训的产业。包括建立养生研究院、养生学校、养生学院、养学院、养科大学、养生文化博物馆，开展各种养生教学研究交流活动及养生项目产品研究开发等的各种事业产业。

2. 旅游养生产业：即以观光旅游为手段，身心调养为主要内容的养生文化旅游产业，包括传统养生文化游、都市养生游、乡村休闲养生游等。

3. 饮食养生产业：以养生食品生产、消费和养生饮食活动为主要内容的饮食养生产业。包括养生食品的生产销售产业，及品尝各地特色养生美食、特色养生药膳、饮食养生活动体验等。

4. 药物养生产业：即各种养生药物产品的生产、销售及运用的产业。就当前的情况来看，养生药物主要是传统中药，但现代保健药也可以通过养生的理论与方法规范纳入。

5. 艺术养生产业：以养生艺术作品如音乐书法、绘画、文学、摄影、电影、电视剧等的欣赏、体验、交流及创作、展览、交易为主要内容的产业。艺术养生产业内容很广，比如像音乐养生产业就包括养生音乐作品的创作、制作与销售，养生音乐活动与音乐会的举办等内容。

6. 运动养生产业：包括传统导引养生产业和现代运动养生产业两个大的部分。传统导引养生产业包括太极拳、八段锦、易筋经、形意拳、瑜伽等的学习训练及活动组织等产业；现代运动养生产业则包括田径、球类、游泳、散步、器械运动等的学习训练及活动组织等产业。

7. 游戏养生产业：包括具有养生功效的传统棋牌游戏、活动游

戏及现代电子游戏等各类游戏产业。

8. 兴趣爱好养生产业：包括宠物饲养、花草种植、收藏、摄影等养生产业。

9. 按摩针灸养生产业：以传统按摩、针灸为主要内容的养生产业，包括按摩养生产业、足浴养生产业、针灸养生产业等。

10. 内炼养生产业：包括道家养生功法产业、健身气功产业、禅定养生产业、辟谷养生产业等。

11. 精神心理养生产业：包括传统养心活动产业和现代心理咨询、情绪调控等心理调养产业。

12. 养生综合体产业：将各种养生活动与项目集于一体的养生综合体产业，如都市养生广场、养生小镇、综合养生馆、养生院、养生酒店、养生节、养生博览会等。

（二）基于养老学的养老产业内容

基于养老学的养老产业的内容主要有：

1. 养老学术文化教育产业

2. 养老知识教育传播产业；

3. 老人养心产业

4. 老人观光旅游产业

5. 老人文化生活服务产业

6. 老人生活护理陪伴产业

7. 老人疾病调养产业

8. 老人疾病医疗保障产业

9. 居家养老产业

10. 社区养老产业

11. 养老院产业

（三）基于养病学的养病产业内容

基于养病学的养病产业的内容主要有：

1. 养病学术文化教育产业
2. 养病知识教育传播产业
3. 一般慢病调养产业
4. 特殊慢病调养产业
5. 养病旅游产业
6. 养病医疗保障产业
7. 居家养病产业
8. 社区养病产业
9. 养病院产业

五、养学学科对调养产业的学术文化教育支撑作用

在当代社会，任何一个产业或行业，必须基于学科的学术文化教育支撑才能建立起来，并得到健康的发展，包括养生产业、养老产业和养病产业的调养产业也是如此。养学学科对调养产业的学术文化教育支撑作用主要是以下几个方面：

首先，养生养老养病产业的确立离不开养学学科。

养生养老养病产业要像医疗产业那样作为一门独立的产业类型，就必须在养学学科的学术文化指引下来建立，以便明确哪些是养生养老养病的内容，哪些不是养生养老养病的内容，确立起养生养老养病产业的特定领域和产品内容，并得到社会的认可。可以设想，如果没有医学学科，今天的医疗产业还能存在吗？同样，没有养学学科，又如何能够建立起独立的养生养老养病产业或调养产业呢？

其次，养生养老养病产业各种产品和服务的科学原理阐明离不开养学学科。

当今时代一个重要特性就是科学思想和方法深入人心，人们必须遵循科学按照科学的理论和方法来处理各种问题。所以当今社会

的各行各业,不仅需要拿出独特的产品和服务,还需要对其产品和服务的机理给予科学合理的说明,而不能仅仅诉诸于个人经验的有效。这显然就需要依赖特定的学科,并通过其特定学科的科学研究来阐明其各种产品和服务的原理和机制。比如医疗产品和服务的机理必须通过医学科学研究来阐明。很显然,养生养老养病产品和服务的机理也需要通过科学研究来阐明,而这个科学研究就是养学学科的科学研究。

第三,养生养老养病产业各种产品和服务的研究开发离不开养学学科。

当代社会任何一个产业都是通过其特定的产品和服务来展现其独特社会价值的,它还必须通过不断的产品和服务项目研发来提升其服务水平,推进其现代发展;养生养老养病产业也应如此。就像今天的医疗产业会根据当今社会疾病的变化不断研发新的药物和治疗方法一样,养生养老养病产业也需要通过养学理论和方法的研究,研究开发出各种养生养老养病产品和服务项目,以满足广大民众的健康需求。很难想象,没有养学学科的支撑,仅靠个人或医学学科能研发出满足广大民众多方面养生养老养病需求的产品和服务项目。

第四,养生养老养病产业各类专业人才的教育培养离不开养学学科。

当代社会各行各业的从业人员,再也不像古代社会那样通过师傅带徒弟或自学的方式培养,而是通过学校特别是高等学校的专业教育培养。学校教育培养的专业人才,不仅知识学习更全面系统,技能掌握更科学有效,而且培养效率也会更高,明显优越于传统的专业人才的培养模式。这也就是为什么今天的医生都是由医学院校培养而不是采用老医生带徒培养模式的原因。很显然,未来养生养老养病行业的从业人员特别是各种专业养生师、养老师、养病师,也必须通过养科大学、养学院或养生学院、养老学院、养病学院来进行培养，而且需要像医生的培养一样采用大学专科、本科、硕士、博士的层次进行，以及不同专业的全科、专科模式教育培养。对于今天的养生养老养病专业服务人员，不应允许集中培训十天半月或几个月就上岗的情况出现，这是对广大民众的生命的价值、健康的价值不尊重的表现。

第五，养生养老养病产业和行业标准、服务规范的制定离不开养学学科。

当代社会各行各业尤其是与人的身体和生活相关的产业和行业，必须遵循科学、专业、规范的准则。科学是指其提供的产品和服务必须体现科学的作用机理和效用；专业则是要求其从业人员具有专业资质，并以专业的知识和技能为民众服务；规范则是强调其产品和服务具有明确的规则、程序和标准，不允许仅仅依据从业人员个人认知和经验提供产品和服务。很显然，今天的养生养老养病产业和行业，其产品和服务的规则、程序、标准的制定必须在养学学科的理论和方法指导之下进行；这就像医疗产业和行业是在医学理论和方法指导之下来制定各种医疗的规则、程序、标准一样。

六、养学学科与调养产业建立发展的重大意义和价值

在今天，养学学科与调养产业的建立发展具有十分重大的意义和价值，主要是以下四个方面：

第一，可以开创一门独立的学科门类，为我国和世界的健康学术文化教育事业做出独特的贡献。

众所周知，中国虽然有悠久的历史，但近代以来我国对世界科学学术的贡献却不大；作为独立的科学学科，也只有中医学一门，还是医学的一个小分支。如果建立起养学学科，则不仅可以开创一

个全新的具有中国科学与文化特色的学科门类,而且在有关健康的学术研究、学科教育、文化传播、产业推广等方面,都具有引领作用,可以为人体科学特别是人类健康科学事业做出巨大的贡献。此外,养学学科的建立发展还有助于中医学的发展,形成这两门中国科学与文化特色学科和产业的互动。

第二,可以开辟一个全新的调养产业领域,为人类提供一系列新的养生养老养病服务产品和项目,更好地解决人类的各种健康生活问题与疾病问题。

在当代社会,人类的健康问题基本上是依赖医疗来解决,而医疗解决存在一系列的局限性。建立养学学科,发展调养产业则可以开辟一个全新的调养产业领域,也就是真正有别于医学健康产业行业的养学健康产业行业,为人类解决健康问题提供一系列新的思路和方法,特别是对当代人类极为关注的养生养老养病问题,可以提供包括传统养生在内的一系列有效的思路和方法。而在医学健康产业之外,平行建立养学健康产业,可以形成真正的医养结合、医养互补、医养一体格局,更好地解决人类的健康问题特别是疾病问题。

第三,可以为我国开创一个新的经济增长点和经济支柱,有效地促进我国经济的发展。

今天的中国,虽然经济发展取得了巨大的成绩,但仍然面临严峻的问题,而调养产业的建立和发展则可以为我们开辟一个新的巨大产业领域,并可以成为我国新的经济增长点和支柱产业,有效地促进我国经济的发展。而且由于调养产业具有中国科学与文化特色,其他国家很难复制和超越,所以其建立发展也可以大大提升我国在全球经济中的分量、地位和影响力。

第四,可以有效地提升我国的文化软实力。

养学学科的建立发展,不仅可以促进我国的学术文化事业的发展,而且可以彻底改变我国在世界科学技术、学术文化和学科教育方面的弱势局面；而调养产业的发展则可以为世界人民的健康事业做出巨大而特殊的贡献，得到全世界人民的欢迎，这自然可以大大提升我国科学文化和健康事业在世界人民心中的地位和影响力，从而提升我国的文化软实力。

七、推动养学学科和调养产业建立发展应采取的措施

在今天的中国，建立和发展养学学科与调养产业需要从以下几个方面着手：

第一，建立独立养学学科和养学高等教育体系，加强养学学科建设，开展独立养学理论和方法研究，设置养学专业，进行独立养学学科教育。

没有养学学科就没有调养产业。要从国家政策和法律层面尽快建立养生学科、养老学科和养病学科，或养学学科门类，开展专业养学学科研究和建设，在综合大学建立养生学院、养老学院、养病学院或养学院，或独立建立养生学院、养老学院、养病学院或养学院、养科大学，开设养生学、养老学、养病学专业及其二级学科专业，组织养生学、养老学、养病学各学科教材编写，招收养生学、养老学、养病学专科、本科、硕士、博士、博士后学生，进行符合当代社会要求的高素质养生学、养老学、养病学各类专业人才教育培养。

第二，建立专业养生养老养病研究开发机构或养学研究机构，开展养生养老养病理论和技术产品的研究开发。

支持和鼓励社会机构特别是大学建立养学研究开发机构和专业养生养老养病研究开发机构，如养学研究院、养生养老养病科学研究院、养生养老养病技术研究院，及各种专业性养生养老养病研究与技术开发研究所等，开展养生养老养病理论和技术研究，及各种养生养老养病产品和服务项目的开发，推出符合科学规范标准、具

有当代特性的各种养生养老养病的有形产品和服务项目，以满足民众的各种养生养老养病需求。

第三，国家从政策和法律层面确立正式的养生养老养病或养学行业产业领域，建立科学专业规范的养生养老养病服务体系。

国家应基于养学学科制定明确的有关养生养老养病的政策和法律法规，明确区别于医疗的独立正式的养生养老养病行业产业领域，确立行业产业的规范和标准，逐步建立像医疗一样的科学专业规范的社会养生养老养病服务体系。养生养老养病产业行业对于产品和服务项目的规则和标准要明确规定、哪些可以做、哪些不能做、能做的如何做、以什么程序步骤做、做到什么程度、出现问题时如何应对解决等。

第四，建立各种养生养老养病产业行业组织，根据养学学科的理论和方法，加强行业规范建设，开展各种养生养老养病科学文化活动，推进养生养老养病产业行业的建立和健康发展。

政府支持有资质有条件的机构牵头成立全国和地方性的养生学会、养老学会、养病学会和养生产业协会、养老产业协会、养病产业协会，或养学学会和调养产业协会等学术行业组织，开展各种养学科学学术活动及行业交流活动，推进养学学术文化事业的发展及行业规范标准的制定。同时，政府和相应机构加强对社会养生养老养病活动和各种养生养老养病服务的规范和引导。

第五，加强养学学科科普宣传，规范社会养生养老养病宣讲活动，禁止各种养生养老养病产品的宣传性广告。

当今市面上各种养生养老养病的虚假性宣传盛行，对民众有巨大的诱惑和误导，这是不利于养生养老养病产业的正常健康发展的，应加强管理和规范。同时应加强养生学、养老学、养病学的理论知识和技术方法的科普性宣传推广，让民众掌握科学的养生养老养病知识和方法；像医疗行业一样禁止各种宣传性广告，养生养老养病产品与方法使用交给养生养老养病专家去决定。

第六，鼓励和支持开办各种养生养老养病服务机构。

为更快地推进养生养老养病产业的建立和发展，应实行政策倾斜和税收优惠，鼓励和支持开办各种养生养老养病服务机构，包括全科和专科养生院、养老院、养病院、社区养生养老养病机构，及其他特色养生养老养病服务机构，为社会大众提供各种专业性的养生养老养病服务。

第七，开展养生养老养病从业人员资格社会养学考试认定，并实行养生养老养病从业人员入门资格审查制度。

养生养老养病是一个关系到广大民众健康的重要领域，必须保证其科学、专业、有效、安全，所以对从业人员也必须高标准要求。要像医疗行业一样，实行从业人员资格社会养学考试认定和入门资格审查制度，以保证养生养老养病从业人员的专业素质和能力。在当下还不具备普遍的社会资格考试认定的情况下，可以采用高职教育模式，集中养学知识学习及特定养学专业技能训练，然后设立专门机构负责考试考核，通过者获得养学职业资质。条件具备后，按医师资质的考试认定方式进行养学知识和技能考试，合格后获得养师或养生师、养老师、养病师的资质认定，获得养学职业从业资质者方能从事养学职业。

主要参考文献

1. 杨玉辉. 道教养生学 [M]. 北京：宗教文化出版社，2006.
2. 杨玉辉. 中华养生学 [M]. 重庆：重庆出版社，2011.
3. 杨玉辉. 养生学（繁体本）[M]. 台湾：龙冈数位文化，2019.
4. 杨玉辉. 现代科学技术哲学 [M]. 北京：人民出版社，2010.
5. 张学梓，钱秋海，郑翠娥. 中医养生学 [M]. 北京：中国医药科技出版社，2002.
6. 王旭东. 中医养生康复学 [M]. 北京：中国中医药出版社，2004.

后　记

　　博大精深的养生文化是中华文化的精髓，也是中华文化最完整系统的体现，也是中华文化最具当代实践运用价值的部分，基于此，多年前我就将养生文化研究作为学术目标和方向。从本科学习中医学开始关注学习养生文化，后来考察研究气功、人体科学，逐步进入养生文化的各种内容，再后来博士研究道家，更是涉及养生文化的全面考察研究，并逐步形成自己对养生学的系统认识。作为养生文化研究成果的阶段性展示，2006年出版《道教养生学》，2011年又出版《中华养生学》，不过真正将养生学作为一门学科来加以思考、研究和建构，则是最近几年的事情。其缘由也是因为养生文化受到社会各界越来越多的关注，其社会运用价值也越来越凸显。然而在养生文化的社会推广中也反映出一系列较为严重的问题，特别是一些社会养生乱象让人诟病，也让广大民众面对养生无所适从。这其中最重要的一个原因就是缺乏学术文化教育对社会养生事业的支撑，目前既缺乏完整系统科学的养生学著作，也没有系统的养生专业人才培养，社会上的各种养生活动都是那些没有养生专业教育培养的人来组织开展，其问题的出现就成为必然。很显然，不管是现有的中医学还是道家文化，都无法完成当代社会养生事业的学术文化教育支撑，唯有确立独立的养生学科，才有可能完成这种支撑。由此也使我下定决心编写出真正完整系统科学的《养生学》，进而推动建立养生学科，以为社会养生事业的发展奠定学术文化教育基础。于是在几年前又开始着手《养生学》的撰写工作。虽然有《道教养生学》和《中华养生学》的基础，但《养生学》的目标定位与前两本的纯粹学术理论定位显然是不同的，它需要有更完整系统的理论体系，更科学规范的内容阐释，并体现更具操作性的学科蓝图，更具实践价值的养生专业人才教育内容。正是按照这样的要求，所以在理论体系的完整性上《养生学》进行了内容的充实、调整和完备，在内容的阐释上更强调其科学合理性和规范性，在养生学科的阐释上更突出了其在多方面的独特性和学科构成的丰富性和完整性，在当代价值上更系统阐释了其在健康理论研究、健康生活实践、养生产业及中华文化等方面的独特重要价值，特别是其所展示的养生专业人才教育培养价值。

经过五年的努力，《养生学》终于完成并即将正式出版，也算完成了一项重要的任务。不过这还只是一个阶段性的目标，要使养生学科成为独立的正式学科，使其真正成为社会养生事业的学术文化教育支撑，还有艰巨的工作要做，还需要社会各界人士一起来支持，共同努力、共同推动。其实养生学科不仅是社会养生事业的学术文化教育支撑，也是养老事业和养病事业的重要学术文化教育支撑。事实上，高质量的养老和养病必然需要将养生作为其主要和基本的内容，特别是中华养生的许多内容更是中国社会养老和养病所不可或缺的重要组成部分，养老事业与养病事业的健康发展也离不开养生学科。让我们期待《养生学》的出版能为养生学科的建立，及社会养生事业、养老事业、养病事业的确立和发展起到有力的推动作用。

《养生学》得以顺利完成并出版，是与学界前辈和同仁及社会各界朋友的关心、支持和帮助分不开的，在这里，我要特别表达对多年来的养生学研究及本书写作及出版过程中提供支持和帮助的人们的感谢。在这里，首先我要感谢学界前辈，他们在我的学术生涯

后 记

的重要阶段给予了宝贵的知识教育和学术指导，他们包括我本科时期成都中医学院的郑守曾等各科老师，博士阶段四川大学的卿希泰老师、李刚老师、陈兵老师，博士后阶段西南师范大学的黄希庭老师，还有其他教过我课程的许多老师，在这里我要表达我对他们的谢意和敬意！近年来，老子道学文化研究会创会会长、中国社会科学院哲学研究所胡孚琛研究员大力提携、鼎力支持并细心指导我的学术研究工作，为我的多本道学和养生学著作作序，让我感动不已，铭记在心，我要对他表达特别的感谢！此外，四川大学道教与宗教文化研究所所长盖建民教授，四川大学老子研究院院长詹石窗教授，四川大学道教与宗教文化研究所朱越利教授，上海社会科学院哲学研究所陈耀庭教授，华东师范大学哲学系刘仲宇教授，重庆国学院院长刘明华教授，中国道教协会副会长、北京东岳庙住持袁志鸿道长，中国道教协会副秘书长、重庆老君洞监院邓信德道长，重庆佛学院院长、重庆华岩文教基金会理事长、重庆华岩寺方丈道坚法师，文化学者李寿昆教授，中国行政管理学会副秘书长张学栋先生，《中医蓝皮书》主编、北京中医药大学中医文化研究与传播中心毛嘉陵主任，中国科学技术信息研究所张超中研究员，四川大学道教与宗教文化研究所张钦教授，北京工业大学创意产业研究所所长兼北京大学文化产业研究院研究员王国华教授，北京师范大学刘孝廷教授、强昱教授，旅美学者王忠欣博士，澳门管理学院院长郑庆云博士，英国威尔士三一圣大卫大学道学研究中心主任赵艳霞教授等，对我这些年的养生学研究工作给予了巨大的帮助和关心，在此我要对他们表示衷心的感谢！尤其是张超中研究员、王国华教授、郑庆云博士还为本书赐序，推荐本书，在此更要表达我特别的谢意和敬意！西南大学中国书法研究所所长曹建教授为本书题写书名，我要对他表示感谢！此外，刘康乐博士为我这些年的养生学研究和著作完成，特别是本书的前期编写做了大量的工作，这里我也要表达对他的感谢！本书出版还包含了曹志杰、王玉峰两位编辑的心血，没有他们的辛勤工作，本书不可能高质量地顺利完成出版，对此我也要对他表示感谢！

杨玉辉
2017 年 3 月 15 日于西南大学学府小区

  《养生学》简体本的出版因一些原因推迟到现在。正好这两三年我对养生养老养病的学科与产业问题进行了更深入系统的研究思考，提出了建立独立养学学科，发展全新调养产业的构想，且就其中的一系列相关问题与社会各界人士进行了许多的交流讨论，得到普遍的认可和肯定，认为这为当代社会养生养老养病问题的根本解决提供了有重大理论和实践价值的路径和方向。为了让读者对我的这一新的研究进展有所了解，故借《养生学》付梓之际，将"建立独立养学学科，发展全新调养产业"一文附录于后，并请各位专家批评指正！同时也恳请社会各界人士大力支持我们的养生养老养病事业，共同推动养学学科和调养产业的建立发展，为健康中国建设，为人类的健康事业做出贡献！

杨玉辉又记
2021 年 8 月 5 日